胃肠胰腺神经内分泌肿瘤综合治疗

主编 纪建松

科学出版社

北 京

内 容 简 介

　　本书是一部聚焦胃肠胰腺神经内分泌肿瘤的专业医学著作,书中详细阐述了胃肠胰腺神经内分泌肿瘤的综合诊治现状、内镜治疗、外科治疗、新辅助及术后辅助治疗等,在诊断方面,从临床表现、病理诊断进展等多角度展开,为精准诊疗奠定基础。同时,对神经内分泌肿瘤基因检测价值进行剖析,紧跟前沿医学发展。读者能从书中汲取丰富知识,推动胃肠胰腺神经内分泌肿瘤诊疗水平的提升。

　　本书适合肿瘤相关医疗工作者、科研人员及相关领域从业者阅读参考。

图书在版编目(CIP)数据

胃肠胰腺神经内分泌肿瘤综合治疗 / 纪建松主编. --北京:科学出版社,
2025. 7. --ISBN 978-7-03-081486-9

Ⅰ. R736

中国国家版本馆CIP数据核字第2025KM7081号

责任编辑:高玉婷 / 责任校对:张　娟
责任印制:师艳茹 / 封面设计:龙　岩

科 学 出 版 社 出版
北京东黄城根北街 16 号
邮政编码:100717
http://www.sciencep.com

北京中科印刷有限公司印刷
科学出版社发行　各地新华书店经销

*

2025 年 7 月第　一　版　开本:720×1000　1/16
2025 年 7 月第一次印刷　印张:13
字数:310 000
定价:128.00 元
(如有印装质量问题,我社负责调换)

编者名单

主　编　纪建松

副主编　涂建飞　赵中伟　谢艳茹　方世记　吴敏华

编　者　（以姓氏笔画为序）

王子婕　毛卫波　毛剑婷　卢陈英　叶成兰　叶忠伟
兰　慧　华英杰　刘雪妮　江姜乐　杜雪丹　吴　丹
沈增超　张　坤　张　逸　张鑫杰　陈　丽　罗德胜
郑丽云　施　骅　姜　川　黄剑辉　程适妙　鲍黎明
樊　滢　潘俊娣

前　言

在现代医学蓬勃发展的大时代背景下，医学科学领域正以日新月异的速度不断突破与创新，前沿成果层出不穷。神经内分泌肿瘤领域作为肿瘤医学研究的重要分支，正经历着一场全方位、深层次的革新，其发展动态备受全球医学界瞩目。

神经内分泌肿瘤起源于神经内分泌细胞，这些细胞广泛分布于人体多个器官和系统，在正常生理状态下，承担着分泌激素、调节机体生理功能的关键职责。一旦这些细胞发生异常转化，形成神经内分泌肿瘤，其独特的生物学行为和广泛的临床异质性，给全球医学工作者带来了巨大挑战。从发病机制而言，神经内分泌肿瘤涉及复杂的分子生物学过程，如肿瘤细胞内异常的信号转导通路、基因表达调控紊乱等。不同部位、不同分级的神经内分泌肿瘤，其分子特征和生物学行为差异显著，这使得对其发病机制的研究成为一项极具挑战性的任务。

随着医学研究的持续深入，基础科研领域不断运用前沿技术和理论对神经内分泌肿瘤的分子机制进行精细解析。基因编辑技术如 *CRISPR/Cas9* 的出现，为研究肿瘤相关基因的功能提供了有力工具，科研人员能够精准地敲除或编辑特定基因，探究其在肿瘤发生发展中的作用。单细胞测序技术则让我们能够从单个细胞层面解析肿瘤细胞的异质性，揭示肿瘤细胞群体中不同亚群的分子特征，为精准治疗提供更精准的靶点。

在临床实践方面，创新理念和先进设备的应用推动着诊疗技术的快速迭代升级。在诊断环节，影像技术的革新为神经内分泌肿瘤的早期发现和精准定位提供了保障。除了传统的 CT、MRI 等影像学手段，新兴的生长抑素受体显像技术，如 ^{68}Ga-DOTATATE PET-CT，能够利用神经内分泌肿瘤细胞表面高表达的生长抑素受体，实现对肿瘤的高灵敏性、高特异性显像，极大地提高了微小肿瘤和转移性病灶的检出率。病理诊断技术也在不断进步，新一代免疫组化技术能够更精准地检测肿瘤细胞的标志物表达，辅助病理医师对肿瘤进行准确的分类和分级。

神经内分泌肿瘤的治疗模式正从传统单一模式迅速向多学科协作、精准化评估、个体化定制的方向转变。多学科诊疗（MDT）模式在这一转变过程中发挥了核心作用。MDT 团队整合了外科、内科、影像科、病理科等多个学科的专业力量。外科医师凭借其精湛的手术技巧，针对不同部位、不同分期的肿瘤，制订个性化的手术方案，通过根治性手术切除肿瘤组织，为患者争取治愈的可能；内科医师则依据肿瘤的病理类型、分子特征和患者的个体情况，合理运用化疗、靶向治疗、免疫治疗、介入治疗等内科治疗手段，有效控制肿瘤的生长和扩散；影像科医师通过高质量的影像检查和精准的影像诊断，为临床治疗提供关键的影像学信息，辅助治疗方案的制订与评估；病理科医师则通过对肿瘤组织的细致分析，明确肿瘤的病理类型、分级分期及分子标志物表达情况，为临床治疗提供坚实的病理学依据。

本书汇聚了众多医学专家的智慧与心血，是神经内分泌肿瘤领域知识的集大成者。本书全面且深入地阐述了神经内分泌肿瘤从发病机制的深度剖析、病理诊断的前沿技术应用，到手术的精细化操作规范、药物的研发思路与临床应用、介入治疗的创新策略、放疗的精准定位与剂量调控等全方位治疗手段的最新进展。通过跨学科的深度交流与合作，本书对国际前沿研究成果和临床实践经验进行了系统梳理，以专业、权威、全面的视角，呈现了神经内分泌肿瘤综合治疗的完整体系。无论是经验丰富的资深专家，还是初入医学领域的医学生，都能从书中获取丰富的知识，获得新的启发与专业指导。

期望借助本书，搭建起一座连接神经内分泌肿瘤基础研究与临床实践的桥梁，进一步推动国际学术交流与合作。相信在全球医学工作者的共同努力下，一定能够攻克神经内分泌肿瘤这一医学难题，不断改善患者的预后，让更多患者重获健康与希望，为人类健康事业书写新的辉煌篇章。

纪建松

温州医科大学附属第五医院、丽水市中心医院党委书记

目　　录

第 1 章

总　论

第一节　胃肠胰腺神经内分泌肿瘤的流行病学

神经内分泌肿瘤（neuroendocrine neoplasm，NEN）包含分化好的神经内分泌肿瘤（neuroendocrine tumor，NET）和分化差的神经内分泌癌（neuroendocrine carcinoma，NEC）。胃肠胰腺神经内分泌肿瘤（gastroenteropancreatic neuroendocrine neoplasm，GEP-NEN）是一类起源于胃肠胰腺系统神经内分泌细胞的肿瘤。这类肿瘤源于具有多向分化潜能的干细胞，细胞内特征性表达嗜铬粒蛋白 A（CgA）、突触素（Syn）等神经内分泌标志物，能够合成并分泌胰高血糖素、胰岛素、胃泌素、促肾上腺皮质激素（ACTH）等具有生物活性的胺类或多肽激素。近年来其发病率呈现出显著的上升趋势。GEP-NEN 的发病率与多种影响因素密切相关，包括遗传因素、环境暴露、生活方式等。随着诊断技术的进步，尤其是分子影像技术和生物标志物的应用，对 GEP-NEN 的早期诊断和分期具有重要价值，进而影响了流行病学数据的收集与分析。个体化和多模态治疗策略在提升患者预后和生存率方面显现出明显的优势。不同分期和不同治疗选择对患者生存率产生重要影响，生存率的改善与临床治疗进展密切相关。及时有效的治疗方法能显著降低 GEP-NEN 患者的死亡率，而且通过公共卫生干预和患者教育可以进一步减少由此肿瘤导致的死亡。进一步研究 GEP-NEN 的分子机制、优化治疗方案、提高患者生活质量意义重大，开展针对性的预防措施和早期筛查项目非常必要。

一、引言

GEP-NEN 是一类发生在胃肠胰腺系统的神经内分泌细胞上的肿瘤，近年来其发病率呈现出显著的上升趋势。这一现象引起了医学界的广泛关注，GEP-NEN 的发病率上升不仅对患者个体健康构成威胁，也给公共卫生安全带来挑战。因此，深入探讨 GEP-NEN 的流行病学特征、风险因素、诊断技术进步对流行病学的影响、治疗策略及效果、生存率、死亡原因及防控措施等方面显得尤为重要。

二、GEP-NEN 的流行性及其影响因素

（一）全球发病率与趋势

在对 GEP-NEN 的全球发病率与趋势进行深入分析时，我们可以明显观察到，在过去的几十年里，GEP-NEN 的发病率有了显著的增长。统计数据显示，自 20 世纪 80 年代末期至今，GEP-NEN 的年发病率从 1/10 万逐渐增加到现在的 5/10 万。这一增长趋势在不同国家和地区均有所体现，但具体增长速率因地理位置、经济发展水平及医疗健康系统的差异而异。此外，值得注意的是，随着医疗检测手段的进步，尤其是高分辨率成像技术和生物标志物检测方法的普及，更多前期无症状或症状不明显的 GEP-NEN 患者得以被及早发现，在一定程度上促进了发病率统计数字的增长。近 40 年来，随着内镜和生物标志物等技术的进步，NEN 的诊断水平不断提高。美国监测、流行病学与最终结果数据库数据显示，NEN 的发病率和患病率明显上升，其发病率在过去 40 年内上升了 6 倍；截至 2012 年，NEN 发病率为 6.98/10 万，其中 p-NEN（胰腺神经内分泌肿瘤）的发病率为 0.48/10 万，GI-NEN（空回肠神经内分泌肿瘤）的发病率为 3.08/10 万，胃肠胰腺神经内分泌肿瘤（GEP-NEN）的发病率为 0.4/10 万，GEP-NEN 占 NEN 的 55% ～ 70%。英国公共卫生署数据显示，2018 年 NEN 发病率约为 9/10 万，p-NEN 和 r-NEN（直肠神经内分泌肿瘤）的发病率上升较为明显，虽然 GI-NEN 仅占胃肠道恶性肿瘤的 2%，但是其患病率仅次于结直肠癌，超过 17/10 万，居胃肠道肿瘤的第二位。日本国家癌症登记中心数据显示，2016 年 GEP-NEN 发病率为 3.532/10 万，其中最常见的原发部位为直肠（53%），其次是胰腺（20%）和胃（13%）。国内 23 家中心共同统计了 2000 ～ 2010 年我国 GEP-NEN 的流行病学情况，共收集了 2010 例患者，常见的原发部位是胰腺（31.5%）、直肠（29.6%）和胃（27.0%），而小肠（5.6%）和结肠（3.0%）NEN 所占比例相对较小。

东西方 NEN 的好发部位存在较大差异。美国 GEP-NEN 最常见的原发部位是小肠，其次是直肠、胰腺和胃。但亚洲小肠原发 NEN 却罕见，如日本小肠 NEN 仅占所有 GEP-NEN 的 1%。英国 GEP-NEN 虽然最常见的原发部位也是小肠，但是阑尾位列第三位，发病率为 0.95/10 万。

全球范围内，GEP-NEN 的发病率增长与人口老龄化趋势有关。随着平均寿命的延长，老年人群中可能患有 GEP-NEN 的比例随之增加。然而，由于 GEP-NEN 的发病机制复杂多变，这种趋势并不能完全解释发病率提升原因。研究者们指出，环境因素的变化，如食品添加剂的普及、化学污染的增加等，可能潜在地影响着 GEP-NEN 的发病率。鉴于此，开展国际合作的流行病学研究，对

比不同地区的发病率数据，有助于我们更好地理解这类肿瘤的全球分布特征及其潜在病因。

（二）年龄、性别和种族影响因素分析

进一步剖析 GEP-NEN 的流行性，年龄、性别及种族等因素的影响不容忽视。众所周知，年龄是影响多种肿瘤发病率的重要因素，GEP-NEN 亦然。数据显示，GEP-NEN 主要发生在中老年人群，尤其是 50～60 岁的个体中。然而，这并不意味着年轻人群完全免疫于此类肿瘤，在年轻患者中 GEP-NEN 往往呈现更为侵袭性的特征，其生物学行为和临床进展可能更为迅速。性别方面，有研究表明，在某些类型的 GEP-NEN 中，男性患者的发病率略高于女性患者，尽管这种差异并不显著。这可能与性激素水平、生活习惯和职业暴露等性别相关因素有关。

种族差异在 GEP-NEN 的流行病学特征和临床表现中具有显著影响。例如，在亚洲人群中，某些类型 GEP-NEN 的发病率显著高于欧美人群。这种差异可能与遗传背景、饮食习惯、环境因素等多种因素相关。种族特有的遗传标记、代谢途径的差异，以及对某些环境致病因素的敏感性均可能是影响种族差异的关键。由此可见，任何针对 GEP-NEN 的预防、筛查和治疗方案都需要考虑到年龄、性别和种族等因素的影响，以实现更精准的医疗服务。

（三）地区间差异探讨

探讨地区间 GEP-NEN 发病率的差异，对于理解这一疾病的流行病学特征具有重要意义。不同地区的经济发展水平、医疗资源配置、居民健康意识水平及医疗保健制度等因素均可能影响 GEP-NEN 的发病情况。例如，在发展中国家，由于医疗资源有限和健康检查意识相对薄弱，许多 GEP-NEN 患者可能在疾病晚期才被发现，发病率的统计可能偏低。相反，在发达国家，人们更有可能通过定期的健康检查及早发现疾病，从而提高了此类肿瘤的检出率。

此外，地理环境和生活方式的差异也是影响 GEP-NEN 发病率的重要因素。例如，某些地区的居民可能长期接触工业污染物或农药，而另一地区的饮食结构以高脂肪、高蛋白为主，这些因素均与 GEP-NEN 的发生有关。因此，开展地区间的比较研究，系统收集和分析不同地区的流行病学数据，有助于揭示 GEP-NEN 的发病规律，并进一步明确环境或生活方式相关的风险因素。

在本章中，我们深入探讨了全球 GEP-NEN 发病率的增长趋势，分析了年龄、性别和种族等个体差异因素对 GEP-NEN 流行性的影响，并讨论了地区间差异对发病率的潜在作用。这些分析为我们提供了关于 GEP-NEN 流行病学特征的宝贵见解，为未来的研究方向和公共健康策略的制订提供了理论基础。

三、风险因素分析

（一）遗传倾向及遗传背景研究

GEP-NEN 的发病率与遗传因素密切相关。许多研究表明，遗传倾向在 GEP-NEN 的发展中扮演着重要角色。家族性 GEP-NEN 的发病率较高，且遗传性 GEP-NEN 通常表现出更具侵袭性的生物学行为。遗传背景研究发现，多种基因突变与 GEP-NEN 的发病相关。例如，*MEN1*、*VHL*、*TSC1*、*TSC2* 等遗传突变与 GEP-NEN 的发生密切相关，这些基因的异常表达直接导致了神经内分泌细胞的异常增殖和肿瘤形成。

研究表明，某些单核苷酸多态性（SNP）与 GEP-NEN 的遗传易感性密切相关。SNP 在 GEP-NEN 的易感性中起到了重要作用，特定 SNP 的存在与 GEP-NEN 的风险明显增加相关。近年来，基因组学研究的进展使我们对 GEP-NEN 的遗传背景有了更深入的了解，这为个体化风险评估和早期预防提供了重要依据。

因此，遗传倾向及遗传背景研究对于 GEP-NEN 的风险评估和预防具有重要意义，进一步的研究有助于发现更多与 GEP-NEN 遗传相关的基因和 SNP，为个体化预防和干预提供更为精准的依据。

（二）生活方式相关因素

除了遗传因素外，生活方式也被认为是 GEP-NEN 发病的重要风险因素之一。饮食习惯是其中的关键因素之一。大量的研究表明，高脂肪、高糖饮食与 GEP-NEN 的发病率呈正相关。高盐饮食也被发现与 GEP-NEN 的发病风险增加相关，这可能与高盐饮食引起的胃肠道黏膜损伤和慢性炎症有关。

此外，吸烟和酗酒也是 GEP-NEN 的危险因素。吸烟可以导致神经内分泌细胞的 DNA 损伤，增加 GEP-NEN 的发病风险。而酗酒则可能通过影响肝脏代谢和内分泌系统的平衡，进而增加 GEP-NEN 的发病风险。

健康的生活方式，包括均衡饮食、戒烟限酒等，对于预防 GEP-NEN 的发生具有重要的意义。因此，公众健康教育和生活方式干预在 GEP-NEN 的防控中起着不可或缺的作用。

（三）环境及潜在风险因素研究

环境因素也被认为是 GEP-NEN 发病的重要影响因素之一。工作环境中的化学物质暴露被发现与 GEP-NEN 的发病率呈正相关。例如，长期接触亚硝胺类化合物的工人患 GEP-NEN 的风险明显增加。此外，一些有机溶剂、重金属等化学物质也被怀疑与 GEP-NEN 的发病相关。

在城市化和工业化进程加快的今天，环境污染成了一个备受关注的问题。空气污染、水污染等环境问题不仅对人类的健康构成威胁，也可能与 GEP-NEN

的发病率增加相关。因此，加强环境监测和控制，减少化学物质对人体的暴露，对于 GEP-NEN 的防控具有重要的意义。

风险因素分析是 GEP-NEN 流行病学研究的重要组成部分，遗传倾向、生活方式和环境因素都对 GEP-NEN 的发病率有着重要影响。深入研究风险因素，有助于提高对 GEP-NEN 的风险评估和预防策略的准确性，为公共卫生干预和个体化治疗提供更为精准的依据。

四、诊断技术的进步及其对流行病学的影响

（一）传统诊断技术的限制

在 GEP-NEN 的历史诊断进程中，传统技术包括了内镜检查、超声内镜、X 线造影，以及一些基于血液和尿液生化标志物的检测方法。这些技术在早期的肿瘤诊断工作中起到了不可或缺的作用，但在识别微小病变、确切分期及评估肿瘤生物学行为方面存在一定的局限性。例如，内镜检查虽能直接观察到病变，但对于深部组织的病变就显得力不从心。超声内镜虽然优化了内镜检查的深度限制，但其对于肿瘤的精确定性诊断并不足够敏感。而 X 线造影技术，虽然在大体积肿瘤的识别方面较为有效，但对于早期或者微小的 GEP-NEN 则检出率不高。

传统的血液和尿液生化标志物（如胃泌素、胰高血糖素等），虽然在临床上有一定的应用价值，但它们的特异性和敏感性并不能满足临床对于早期诊断和预后评估的需求。这些标志物的表达水平受多种因素影响，不仅包括肿瘤本身的生物学特性，还可能受到患者的其他生理或病理状态的干扰。此外，受限于检测技术的精度与范围，传统生化标志物往往在肿瘤发展到一定阶段后才能被检测到，导致了诊断的延迟。

传统诊断技术在 GEP-NEN 的确诊、分期及生物学行为评估方面存在多维度局限性，这不仅限制了临床医师对疾病的精准认知，更影响了流行病学数据的真实性和完整性。因此，在这一时期，关于 GEP-NEN 的流行病学研究在数据上往往显示出一定的局限性。这些多维度局限性推动新一轮诊断技术的迭代与发展，为流行病学数据采集及分析奠定基础。

（二）新兴诊断技术的发展

对于 GEP-NEN 的诊断技术而言，近年来的飞跃主要体现在分子影像学和生物标志物的检测技术上。分子影像学技术，例如正电子发射计算机断层扫描（PET-CT），结合了放射性核素标记的分子探针与高分辨率成像技术，为 GEP-NEN 的早期诊断和精确分期提供了新的可能性。PET-CT 不仅能够发现微小的病灶，还可以通过分析肿瘤的代谢活性提供更多的生物学信息。此外，针对神

经内分泌肿瘤的特殊性，^{68}Ga 标记的生物活性肽类探针（如 ^{68}Ga-DOTATATE）在 PET 成像中的应用更是提高了对 GEP-NEN 的识别率和特异性。

在生物标志物的研究与应用方面，随着分子生物学和基因组学的快速发展，新的分子标志物不断被发现和利用。比如，染色质免疫沉淀测序（ChIP-seq）和全基因组关联研究（GWAS）等技术的应用，帮助科研人员揭示了 GEP-NEN 的基因表达特征和遗传易感性。基于这些研究发现的标志物，如基因突变、甲基化模式、非编码 RNA 等，被进一步用于临床诊断中，提高了对疾病的诊断灵敏度和特异度。

新的诊断手段改善了传统技术的不足，对于 GEP-NEN 的检出率、确诊率和分期精度都带来了显著提升。与此同时，它们也为流行病学的研究提供了更为准确和全面的数据。通过对新的诊断数据的收集与分析，研究人员能够更加准确地评估 GEP-NEN 的发病率、分布特点及与其他疾病的相关性，从而为疾病的防控和治疗提供科学依据。

（三）诊断进步对统计数据的影响

诊断技术的进步对流行病学数据产生了深远的影响。由于新技术的引入，尤其是分子影像学和生物标志物检测的广泛应用，GEP-NEN 的检出率有了显著提高。这不仅使得早期肿瘤的诊断成为可能，也为肿瘤的早期干预和治疗提供了时间窗口。同时，精确的分期技术为流行病学研究者对疾病的分布和进展有一个更清晰的了解。

在统计数据的收集方面，新兴的诊断技术使得数据更为精确，减少了由于诊断不准确或分级错误而造成的数据偏差。例如，PET-CT 在确定肿瘤位置和大小方面的高敏感性和高特异性，使得流行病学数据更加真实地反映了 GEP-NEN 在人群中的实际分布情况。此外，新兴生物标志物的应用，尤其是那些与肿瘤发生密切相关的分子标志物，为流行病学研究提供了新的维度，使得研究者可以从分子层面理解肿瘤的发病机制和流行趋势。

随着诊断技术的不断进步，流行病学数据的收集和分析趋向于精细化和系统化。数据的多维度、高精度特性，为公共卫生政策制定者提供了精确的决策依据。例如，基于精确的流行病学数据，可以更好地确定高风险人群，制订针对性的筛查和预防策略，从而提高 GEP-NEN 的防控效果。

综合来看，诊断技术的进步不仅仅是医学诊断领域的一次革新，它的影响波及了流行病学的各个方面。随着诊断技术的不断发展和完善，对 GEP-NEN 的流行病学研究将更加深入和全面，这将极大地优化疾病的防控策略，提高患者的生存率和生活质量。

五、治疗策略及其效果分析

（一）传统治疗手段的评估

在对 GEP-NEN 患者进行治疗的众多策略中，传统治疗手段一直扮演着不可或缺的角色。手术切除作为最为古老的治疗方法之一，在此类肿瘤的治疗中仍占据重要位置。详细审视手术切除的治疗效果，我们发现，对于早期发现、局限于原发部位的 GEP-NEN，手术切除能够显著提高患者的 5 年生存率。然而，值得注意的是，手术治疗通常伴随着一定的并发症风险，如出血、感染及肠梗阻等，并且对于晚期或已经转移的肿瘤，手术的效益则大打折扣。

在非手术治疗方面，药物治疗一直是重要的组成部分，包括生物疗法和化学疗法。生物疗法中，生长抑素类似物的应用已经成为治疗功能性 GEP-NEN 的标准治疗选项。它们通过模拟天然生长抑素的效果，抑制肿瘤细胞的生长和激素分泌，有效控制症状，改善患者的生活质量。然而，生长抑素类似物并不适用于所有 GEP-NEN 患者，其治疗效果在非功能性肿瘤中的表现尚需进一步的临床研究来明确。

化学疗法尽管在某些类型的 GEP-NEN 中显示出一定的疗效，但其普遍存在的副作用及对患者生活质量的负面影响使其作为一种长期治疗手段的可行性受到质疑。特别是对于那些对药物不敏感的肿瘤，化学疗法的效果更是有限。

放射治疗也是传统治疗手段中重要的一环。对于不能手术切除或者已经发生转移的 GEP-NEN，放射治疗能够在一定程度上控制肿瘤的局部进展，缓解症状。但是，放射治疗的范围和剂量往往需要严格控制，以减少对周围正常组织的损伤。

综合分析传统治疗手段的治疗效果，我们可以看到，尽管这些方法在历史上为 GEP-NEN 的治疗做出了贡献，但它们面临着疗效有限、不良反应较大、适用患者范围受限等挑战。因此，为了提高治疗效果，降低患者的痛苦，新型治疗方法的研发和应用成为研究的重点之一。

（二）新型治疗方法的应用效果

随着医学科技的迅速发展，新型治疗手段为 GEP-NEN 患者提供了更多的选择。分子靶向治疗的兴起，尤其是酪氨酸激酶抑制剂和 mTOR 抑制剂的应用，为 GEP-NEN 的治疗带来了新的希望。分子靶向药物通过特异性作用于肿瘤细胞的特定信号通路，抑制肿瘤的生长和扩散，相对于传统化学疗法，它们更加精准，不良反应较小。

此外，放射性核素肽受体介导治疗（PRRT）也是新近发展起来的一种治疗方法。通过将放射性核素标记到肽分子上，然后这些标记的肽分子与肿瘤细胞表面的受体结合，使放射性核素直接作用于肿瘤细胞，从而达到治疗目的。PRRT 在治疗晚期或转移性 GEP-NEN 中显示出良好的疗效，相比传统放射治疗，PRRT 具有更高的选择性和更低的毒副作用。

免疫治疗，特别是检查点抑制剂在 GEP-NEN 中的研究尚处于初步阶段，但鉴于其在其他类型肿瘤中显示出的显著效果，已成为 GEP-NEN 潜在的治疗选择之一。免疫治疗通过激活患者自身的免疫系统来识别并攻击肿瘤细胞，这一策略的成功运用将为 GEP-NEN 治疗提供一个全新的方向。

对于这些新型治疗方法的应用效果进行分析，我们可以得出结论，它们相较于传统治疗手段，不仅提升了治疗效果，而且在提高患者生活质量方面也有着显著的优势。然而，这些新型治疗方法的长效性、最佳应用时机、与其他治疗手段的联用效果等还需要大量的临床研究来进一步验证和完善。

（三）综合治疗对患者预后的影响

面对 GEP-NEN 的复杂性，单一治疗手段往往难以取得理想的治疗效果，因此，构建综合治疗模式是患者预后的关键策略。综合治疗包含手术、放射、药物治疗及新兴的分子靶向治疗、PRRT 等方法的有机结合。通过对治疗手段的合理搭配和顺序安排，综合治疗旨在最大限度地提升治疗效果，同时尽可能降低对患者日常生活质量的负面影响。

在实践中，综合治疗策略通常是根据患者的个体差异、肿瘤的特性和分期来制订的。例如，对于早期的 GEP-NEN 患者，手术切除后可能会辅以药物治疗以防复发；而对于晚期患者，则可能会采用药物治疗和 PRRT 相结合的方案来提高生存率。实证研究显示，这种个体化和多模态的治疗策略能够显著提升患者的整体生存率，并且对生活质量的影响较小。

在考虑综合治疗对患者预后的影响时，我们必须深入分析各种治疗手段的相互作用和长期效果。有研究表明，综合治疗能够在一定程度上减少肿瘤的复发和转移，延长患者的无病生存期。此外，综合治疗方案能够为患者提供更加精准的治疗路径，减少不必要的治疗和相关的不良反应，从而在维持疗效的同时，提高患者的生活质量。

综合治疗对患者预后的积极影响，凸显了在 GEP-NEN 治疗中采用多学科协作模式的重要性。通过各专业领域医师的紧密合作，可以为患者提供更全面的治疗计划，并根据病情的实时变化做出及时调整。这种以患者为中心的治疗模式，已经成为当今 GEP-NEN 临床治疗的趋势。

在未来，综合治疗策略的发展还需要结合不断进步的医学研究，对不同治疗手段的相互作用机制和最佳组合方法进行深入探究。通过更精细的研究，我们可以期待为 GEP-NEN 患者提供更为个性化、高效的治疗方案，从而进一步改善预后和生活质量。

六、生存率研究

（一）不同分级 / 分期下患者生存分析

GEP-NEN 患者的生存率受到多种因素的影响，其中肿瘤的分级和分期是决定患者预后的关键变量之一。在对 GEP-NEN 患者的生存分析中，研究人员通常将患者按照肿瘤的不同分级和期别进行分类，以便更深入地理解疾病的临床进展特点及其对生存的影响。在本节中，我们将详细探究在不同分级和分期下的 GEP-NEN 患者的生存情况，并尝试解析这些参数如何影响患者的生存期。

通过对大量患者的数据进行回顾性分析，我们可以明显观察到，低分级（G1）、低病理分期（如Ⅰ期和Ⅱ期）的患者相比于高分级（G2、G3）及高病理分期（如Ⅲ期和Ⅳ期）的患者，具有更高的 5 年和 10 年生存率。这一点在统计学上具有显著意义，意味着肿瘤的分级和分期是判断患者预后的重要标准。低分级的 GEP-NEN 通常具有较慢的增长速度和较低的侵袭性，而高分级的 GEP-NEN 则表现出更快的增长速度和更高的侵袭性。因此，低分级肿瘤的早期诊断对于提高患者的生存率尤为关键。

此外，本节还将着重探讨各个分级和分期下患者生存率的差异。综合多个临床研究的结果，我们发现，即便在同一分级或分期内，患者的生存情况也存在较大的个体差异。这可能与患者的个体差异、治疗选择、肿瘤位置及其他伴随疾病等因素有关。因此，将患者的临床数据进行细分，对不同子群体的生存情况进行对比分析，可以帮助我们更好地了解肿瘤分级和分期对患者生存率的具体影响。

（二）影响生存率的关键因子

在深入研究 GEP-NEN 患者的生存率时，除了分级和分期这两个直接的临床参数之外，还有一系列关键因子对生存率有着至关重要的影响。这些因素包括但不限于患者的年龄、性别、基础健康状况、肿瘤的具体位置、生物标志物的表达水平、患者接受的治疗类型及其有效性等。在本节中，我们将对这些关键因子进行详尽的分析，并探讨它们如何共同作用于患者的生存率。

年龄作为一个不可逆转的因素，与 GEP-NEN 患者的生存率呈现出显著相关性。年长的患者往往伴随有更多的合并症和较低的生理储备，这可能影响到他们接受治疗的类型和强度，进而影响到生存率。性别差异也是影响生存率的一个因素，研究表明，在某些类型的 GEP-NEN 中，男性患者与女性患者的生存情况存在差异。

另外，肿瘤的具体位置是决定患者预后的另一个重要因素。例如，胰腺神经内分泌肿瘤通常预后较差，而阑尾神经内分泌肿瘤的患者生存率则相对较高。这些差异可能源自不同解剖位置的肿瘤生物学行为的差异，也可能与诊断和治疗策略的不同有关。

此外，生物标志物的表达水平，例如染色体不稳定性、肿瘤增殖指数（如Ki-67 指数）等，也被证实与 GEP-NEN 患者的生存率密切相关。高 Ki-67 指数通常指示肿瘤增殖快、恶性程度高，与较差的生存预后相关。因此，定期监测和评估这些生物标志物对预测患者的生存率和指导治疗决策具有重要价值。

患者接受的治疗类型及其有效性也是影响生存率的关键因子。如手术切除、药物治疗、放射治疗和靶向治疗等不同的治疗方法对患者的预后有不同的影响。患者的治疗反应和治疗后复发率同样是决定生存率的因素。因此，在分析 GEP-NEN 患者生存率时，必须综合考虑这些复杂的治疗相关因素。

（三）生存数据的统计学处理

对 GEP-NEN 患者生存数据进行统计学处理是一项复杂而精细的工作。本节将详尽地描述生存数据的统计学处理过程，包括数据收集、生存时间的计算方法、统计模型的选择和应用，以及结果的解释等多个方面。

在开始统计学处理之前，首先需要收集完整的生存数据，包括患者的基线信息、诊断时间、治疗方案、随访时间、生存状况等。数据的完整性和准确性对于后续分析的可靠性至关重要。生存时间的计算通常从诊断或治疗开始到患者死亡或最后一次随访为止，如果患者在研究期间未发生死亡事件，则其生存时间被视为右删失数据，这种数据的处理需要特别的统计方法。

在统计学模型的选择上，Kaplan-Meier 生存曲线是最常用的方法之一，它可用于估计不同时间点的生存率并绘制生存函数曲线。Cox 比例风险模型则可以用来评估多个协变量对生存时间的影响。通过这些模型，研究人员能够对影响生存率的各种因素进行量化分析，并评估它们的统计学意义。在处理复杂的生存数据时，可能还需要应用到更高级的统计技术，如风险比的计算、多变量分析、竞争风险模型等，这些方法可以帮助我们更准确地解读生存数据。

在对生存数据进行统计分析后，研究人员将得到一系列的结果，包括生存率的估计值、协变量的风险比及相关的置信区间和 P 值等。这些结果需要经过严格的评估，以确保它们在生物学上和临床上的合理性。例如，一个显著的风险比可能意味着某个因子与患者的生存时间密切相关，而一个宽阔的置信区间则可能表明结果的不确定性较高。因此，在解释统计结果时，必须考虑到数据的质量、模型的适用性和潜在的偏倚因素。只有这样，才能确保生存数据分析的结果对理解 GEP-NEN 患者的生存率具有确切的临床价值。

七、死亡原因及其防控措施

（一）主要死亡原因分析

GEP-NEN 的致死原因是多方面的，涵盖了从生物学特征到治疗响应的广泛因素。首先，GEP-NEN 的恶性程度是决定患者生存与否的关键因素，低分级的 GEP-NEN 通常生长缓慢，而高分级的 GEP-NEN 则生长迅速、侵袭性强，常在诊断时已出现转移，大大降低了患者的生存机会。其次，肿瘤的位置也是影响 GEP-NEN 患者死亡原因的一个重要方面。例如，胰腺神经内分泌肿瘤由于其解剖位置的特殊性，一旦发生转移，其对患者生存的威胁远大于肠道神经内分泌肿瘤。最后，GEP-NEN 患者的死亡原因还包括肿瘤负荷、并发症（如出血和穿孔）及相关激素分泌异常导致的代谢紊乱。

通过进一步分析，我们发现肿瘤的生物学行为是导致患者死亡的根本原因，而临床上的并发症则是直接导致患者死亡的原因。肿瘤的侵袭性生长可导致邻近器官功能受损，使患者出现多脏器衰竭，增加发生术后并发症的风险，从而提高死亡率。在部分高分泌活跃的 GEP-NEN 中，患者可能会因为肿瘤激素分泌异常而导致心脏瓣膜病变、胃肠道功能紊乱等多种并发症，这些并发症往往对患者的生存质量和预后产生极大的负面影响。

综上所述，针对 GEP-NEN 患者的死亡原因分析，我们可以得出结论，肿瘤的生物学特性、患者的个体差异、治疗方案的选择及执行等多种因素综合作用，共同决定了患者的生存结局。因此，深入了解这些因素并制订相应的干预措施，对于提高 GEP-NEN 患者的生存率和生存质量具有至关重要的意义。

（二）疾病管理与死亡率降低策略

疾病管理策略的优化是降低 GEP-NEN 患者死亡率的关键。首先，早期诊断是提高患者生存率的前提。通过提高公众和医疗工作者对 GEP-NEN 的认知度，促进对潜在症状的识别和评估，可以实现对 GEP-NEN 的早期发现和治疗。其次，个体化治疗方案的制订是降低 GEP-NEN 死亡率的重要环节。根据患者肿瘤的类型、分级、分期及患者的整体状况，制订合适的治疗计划，包括手术、药物治疗、放射治疗等，是提高治疗效果、延长患者生存期的有效手段。

在治疗过程中，细致的疾病监测和随访也十分重要。通过定期的影像学检查、生物标志物检测等方式，可以及时发现疾病复发或进展，从而调整治疗策略，提高治疗的针对性和时效性。同时，针对疾病的并发症采取积极的干预措施，如对激素过多分泌引起的代谢紊乱进行有效管理，可以显著减轻患者的病理负担，降低死亡风险。

除了上述临床干预之外，患者教育和心理支持也是降低 GEP-NEN 患者死亡率的重要因素。通过向患者提供疾病相关知识、治疗方案的选择与后果、生活方式的调整等信息，可以帮助患者更好地理解和参与治疗过程，提高治疗的依从性。心理支持和社会支持同样不可或缺，它们有助于提高患者的生活质量，减少心理压力，从而在一定程度上改善患者的预后。

（三）未来趋势预测与应对措施

在对 GEP-NEN 死亡原因及其防控措施的探讨中，我们也需要关注未来的发展趋势，并提前制订相应的应对策略。随着生物医学技术的持续进步，特别是在基因组学、蛋白质组学等领域的突破，未来对 GEP-NEN 的理解将更加深入，这将有助于开发出更为精准的治疗方法。预测未来可能出现的新型治疗药物和技术，如靶向治疗、免疫治疗等，能够为 GEP-NEN 患者提供更多的治疗选择，提高治疗效果，减少不良反应，从而降低死亡率。

研究表明，未来的流行病学研究将可能揭示更多关于 GEP-NEN 的风险因素，这将有助于我们制订更加有效的预防策略。通过公共卫生干预措施，如改善环境质量、鼓励健康生活方式等，可以在一定程度上降低 GEP-NEN 的发病率，进而降低整体死亡率。同时，未来的研究应重视早期筛查和预防项目的开展，尤其是针对高风险人群的筛查，这将大大提高早期诊断的可能性，改善患者的生存预后。

在应对未来趋势的过程中，跨学科合作将发挥越来越重要的作用。集结肿瘤学、内分泌学、分子生物学、流行病学等多个学科的专家，共同研究 GEP-NEN 的发病机制、治疗方法和预防措施，可以加速新知识的产生和新技术的应用。此外，政府和相关组织在制订健康政策和分配研究资源时，应当考虑到对 GEP-NEN 研究的支持，从而为患者提供更加全面和有效的医疗服务。

综合考虑，未来的 GEP-NEN 死亡原因及其防控措施的研究，将需要不断适应新的科学发现和技术进步，以及社会和公共卫生需求的变化。通过持续的研究努力，未来 GEP-NEN 患者的生存率和生存质量将得到显著的提高。

八、结论与未来研究方向

（一）研究成果总结

本研究通过对 GEP-NEN 流行病学的深入细致，结果表明，GEP-NEN 的发病率呈现显著的上升趋势。这一趋势与遗传因素、环境暴露及生活方式等多种因素紧密相关。而且，本研究通过对现有数据的严谨分析，揭示了这些因素与 GEP-NEN 发病率之间的具体关联性。此外，本研究还重点关注了诊断技术的进步，特别是分子影像技术和生物标志物的应用，这些对于 GEP-NEN 的早期诊断和分期具有极为重要的价值。这些技术的进步对流行病学数据的收集与分析产生了深远影响，使得我们对 GEP-NEN 有了更为准确的认识。

在治疗策略方面，本研究综合评估了手术切除、药物治疗及放射治疗等多种治疗手段对患者生存质量的影响，以及它们的疗效。研究成果显示，个体化和多模态治疗策略在提升患者预后和生存率方面展现出了明显的优势。通过对比不同治疗策略的研究，我们对于如何提高 GEP-NEN 患者的生存率有了更深的理解。尤其是在综合治疗的背景下，患者的生存期有了显著的延长。

对于患者生存率的研究，我们不仅关注了总体的生存率趋势，还特别着眼于不同分期下的生存率差异，以及不同治疗选择对生存率的影响。这一部分的研究成果揭示了生存率改善与临床治疗进展之间的密切关联。而在死亡原因及其防控措施方面，我们发现，及时有效的治疗方法能显著降低 GEP-NEN 患者的死亡率，公共卫生干预措施和患者教育体系可进一步降低该肿瘤患者的死亡率。

综合考量本研究的各项成果，我们可以明确地看到，GEP-NEN 的流行病学研究在临床医师制订治疗决策、公共卫生决策者制订疾病预防与控制策略方面，都提供了极为重要的参考价值。此外，这些研究成果为未来的研究工作指明了方向，提供了新的视角。

（二）研究限制与信息空白点

虽然本研究在 GEP-NEN 流行病学方面取得了一系列重要成果，但我们必须承认研究的局限性和信息空白点。由于数据来源的局限性，本研究的部分结论可能无法完全适用于所有地区和人群。不同地区因医疗资源分布不均、环境因素差异及遗传背景多样性，可能会对 GEP-NEN 的流行病学特征产生影响。因此，未来的研究应当致力于收集更广泛的数据，以提高研究结论的普适性和准确性。

尽管本研究探讨了 GEP-NEN 发病率的多种潜在影响因素，但仍存在信息空白点。例如，关于环境因素的具体影响机制、生活方式与 GEP-NEN 风险之间的相互作用等方面，仍需要更多的研究来填补知识的空缺。此外，本研究中对于诊断技术进步的探讨虽然深入，但对于新兴诊断工具的长期效果和卫生经济学评估的研究仍有不足。

在治疗策略方面，本研究虽然对现有治疗方法进行了全面分析，但对于新兴治疗手段的长期疗效和患者生存质量的影响尚缺乏系统性的评估。此外，个体化治疗策略虽然展现出优势，但如何根据患者的具体情况优化治疗方案，还需要更多的临床数据支撑。

（三）未来研究展望

展望未来，我们对 GEP-NEN 流行病学的研究方向充满期待。关于 GEP-

NEN 的分子机制研究，有望揭示肿瘤发生和发展的深层次原因，对于制订针对性更强的治疗方案具有重要意义。未来的研究应当集中在识别和验证肿瘤发生的分子标志物，以及对这些标志物的生物学功能进行深入探究。

治疗方案的优化是未来研究的一个重点。随着治疗方法的不断进步，如何结合个体患者的具体情况，优化治疗流程，最大限度地提高治疗效果，减轻患者的经济负担，将是未来研究的重要课题。在这一领域，多学科协作将是关键，涉及肿瘤学、内分泌学、外科学、放射学和分子生物学等多个学科的紧密合作是实现治疗方案优化的前提。

提高患者的生活质量同样是未来研究的焦点之一。对于 GEP-NEN 患者而言，治疗后的生活质量直接关系到他们的生存质量。因此，未来的研究应当关注患者在接受治疗后的心理状态、社会功能和生活满意度等方面，探索提高患者生活质量的综合干预措施。

针对性的预防措施和早期筛查项目的建立也是未来研究的重要方向。通过公共卫生政策的实施，提高人群对 GEP-NEN 的认知度，加强对高危人群的监测，可以有效降低发病率，提高早期诊断率。此外，结合遗传学研究，为具有遗传倾向的人群提供个性化的预防建议，也将是未来研究的一个重要领域。

在未来的 GEP-NEN 流行病学研究中，通过对分子机制的深入研究，治疗方案的不断优化，患者生活质量的提升，以及针对性预防措施的实施，我们将能够更有效地控制这一疾病，为患者带来更加光明的未来。

本章节通过全面分析 GEP-NEN 的流行病学数据、风险因素、诊断和治疗进展及死亡原因，为深入理解该疾病提供了重要的参考。结果显示，随着诊断技术的持续发展，尤其是高级的分子影像技术和生物标志物的运用，有助于提升 GEP-NEN 的早期诊断和确切分期，进而优化治疗计划。在治疗策略方面，本章节强调个体化和综合治疗模式的重要性，此类策略对提高患者生存率和生活质量具有显著效果。生存率研究表明，分期、治疗选择对患者生存有显著影响；而针对死亡原因的研究则表明，有效的治疗方法能显著降低死亡率，且通过公共卫生干预可进一步减少死亡。此外，本章节提出未来研究方向应关注 GEP-NEN 的分子机制、治疗方法、患者生活质量的提高及开展针对性的预防和早筛措施。本章节为临床和公共卫生实践提供有益指导，并为未来研究开辟新的方向。

（吴敏华　卢陈英）

第二节　胃肠胰腺神经内分泌肿瘤的临床症状及诊断

一、胃神经内分泌肿瘤

（一）概述

胃神经内分泌肿瘤（gastric neuroendocrine neoplasm，g-NEN），是一种有别于胃癌的特殊肿瘤类型，它主要起源于胃的神经内分泌细胞（以 ECL 细胞为主）。随着胃镜在临床检查中的广泛应用，g-NEN 被发现和诊断的概率也日益增加。g-NEN 可分为 4 种类型，每一种类型在发病机制、临床特征方面都存在差异，相应的治疗策略和预后情况也各不相同。值得注意的是，大部分 g-NEN 属于低度恶性肿瘤，但也有少数病例会出现肿瘤转移，进而导致患者死亡，这在一定程度上与胃腺癌的发展进程有相似之处。

（二）临床症状

患者可能出现一系列症状，包括胃部不适、消化不良、贫血及上腹疼痛等；部分患者则无明显症状，在进行胃镜检查时偶然发现，经活检病理确诊为神经内分泌肿瘤。具体而言，1 型 g-NEN 的临床表现为嗳气、上腹部饱胀，或因恶性贫血导致头晕乏力；2 型 g-NEN 主要表现为卓 - 艾综合征，症状包括烧灼感、反酸、胃痛，部分患者伴有腹泻，口服质子泵抑制剂（PPI）后症状可得到缓解，但停药后容易复发；3 型和 4 型 g-NEN 的临床表现则为黑便、消瘦及上腹疼痛。

（三）诊断

患者可能出现胃部不适、消化不良、贫血、上腹疼痛等症状，部分患者则无明显症状，通过胃镜检查偶然发现，活检病理提示为神经内分泌肿瘤。对于直径小于 1cm 的胃神经内分泌肿瘤，胃镜检查联合活检是唯一推荐的诊断方式。不同类型的 g-NEN 在胃镜下的表现各异，胃镜检查遵循以下原则：详细描述胃黏膜形态；对多个息肉样病灶进行活检；至少取 2 处（无肿瘤）胃窦黏膜及 4 处（无肿瘤）胃底 / 胃体黏膜进行活检。对于 1～2cm 的病灶，建议进行超声胃镜检查，以进一步明确肿瘤侵犯胃壁的深度及附近淋巴结的情况。

检测血清胃泌素水平，有助于胃神经内分泌肿瘤的分型。血清或血浆嗜铬粒蛋白 A（CgA）检测，不仅可辅助诊断，对病情监测与疗效评估也具有重要意义。g-NEN 患者的血液肿瘤标志物，如癌胚抗原（CEA）、糖类抗原 125（CA125）和糖类抗原 19-9（CA19-9），通常无升高表现。在自身免疫性疾病检测方面，壁细胞抗体和内因子抗体的检测结果显示，半数慢性萎缩性胃炎患者的这两项抗体呈阳性。此外，还需常规进行甲状腺功能及甲状腺抗体检测，以排除自身免疫性甲状腺炎。

影像学检查方面，B 超、CT、MRI 对 1 型患者的诊断价值有限。而对于 2 型尤其是 3 型患者，有必要进行腹部 CT 或 MRI 检查，以了解胃以外的其他内脏器官及腹腔淋巴结的情况，排查肿瘤转移。奥曲肽扫描作为针对神经内分泌肿瘤的全身扫描技术，属于核医学检查项目，基本能够检测出直径在 1cm 以上的神经内分泌肿瘤（图 1-1）。

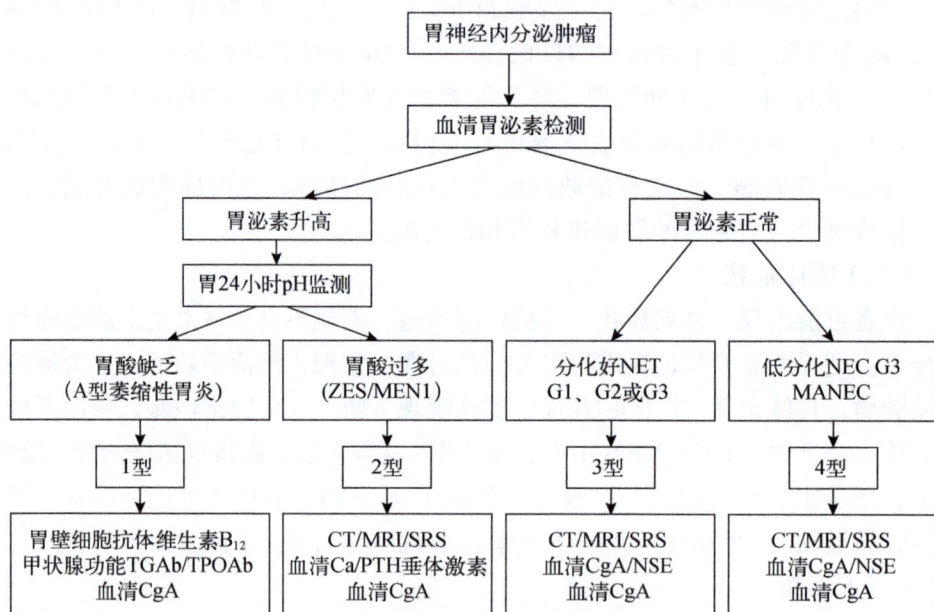

图 1-1　胃神经内分泌肿瘤诊断流程图

二、肠神经内分泌肿瘤

（一）十二指肠神经内分泌肿瘤的临床表现及诊断

十二指肠 NEN 的临床表现与普通腺癌并无显著差异，且极少出现典型的类癌综合征。其确诊主要依靠内镜活检，或在超声内镜（EUS）、超声、CT 引导下进行细针穿刺活检，以及对手术标本进行病理检查。国内有学者采用三维超声造影增强显像技术，该技术显像质量高，且检查具有非创伤性和可重复性，患者易于接受，有望为该病的临床诊断提供有价值的信息。

（二）空回肠神经内分泌肿瘤的临床表现及诊断

空回肠 NEN 好发于 50 ～ 60 岁，其临床表现缺乏特异性。多数情况下，是在发现转移灶后追溯原发灶，或在其他检查中偶然发现。原发灶引发的最常见症状为非特异性腹痛，成因主要有小肠蠕动异常、小肠梗阻及肠系膜纤维化导致的肠系膜缺血等。此外，患者还可能出现腹胀、恶心、黄疸、消化道出血等症状。在转移性空回肠 NEN 患者中，20%～30% 会出现类癌综合征，其中 60%～80% 有分泌性腹泻症状，60%～85% 会出现面部潮红。另外，约 20% 的患者会表现出类癌心脏病（carcinoid heart disease，CHD）及右心纤维化。95% 发生肝转移的患者会出现类癌综合征，而腹膜后转移及卵巢转移（约占 5%）时，肿瘤分泌的过量速激肽或 5- 羟色胺可绕过肝脏，直接引发系统性类癌综合征。

空回肠 NEN 的诊断存在一定难度。其原发病灶通常较小，临床症状不明显，易被误诊或漏诊，约 60% 的患者确诊时已发生肿瘤转移。初诊患者可能表现出类癌综合征症状，也可能有难以解释的不典型症状，或者因其他检查而意外发现肿瘤。诊断方法需根据患者临床表现来选择。若患者有典型类癌综合征，可检测血液或尿液中的相关肽类和胺类物质，如血 5- 羟色胺、血 5- 羟吲哚乙酸、尿 5- 羟吲哚乙酸，这些物质往往会增多。若临床表现不典型，则可进行血清 CgA 分析，相较于其他神经内分泌肿瘤，发生转移的空回肠 NEN 患者血清 CgA 水平更高。其他生化检查项目还包括神经元特异性烯醇化酶、人绒毛膜促性腺激素和缓激肽等。若生化检查呈阳性，下一步则需定位原发肿瘤及转移病灶，常用的影像学方法有 CT、MRI、生长抑素受体显像（SRS）等，超声和内镜检查对空回肠 NEN 的诊断也有辅助作用。

（三）阑尾神经内分泌肿瘤的临床表现及诊断

阑尾 NEN 在临床症状方面，通常与阑尾的其他类型恶性肿瘤相似。阑尾能够发生多种肿瘤，其中 NEN 在阑尾肿瘤中所占比例超过 50%，在胃肠道 NEN 中占比达 20%。大量病例报告表明，实际因阑尾 NEN 而接受阑尾切除术的比例不到 1%，很多都是在因其他原因进行阑尾切除术后，通过病理检查才意外发现。

（四）结直肠神经内分泌肿瘤的临床表现及诊断

1. 临床表现 结直肠神经内分泌肿瘤在胃肠道神经内分泌肿瘤中占比约 60%。这类肿瘤大多无功能性，发病症状与结直肠腺癌相似，缺乏特异性。患者可能因便血、腹痛、大便习惯或性状改变等症状就诊时被发现，也可能在接受肛门指检、肠镜等检查时偶然察觉。目前，结直肠神经内分泌肿瘤主要依靠病理检查来确诊。结直肠 NEN 的症状与结直肠癌相仿，多数为非功能性，一般不出现因激素分泌导致的类癌综合征症状，仅呈现出疼痛、肛周坠胀感、贫血、便血等非特异性症状。此外，原发肿瘤或肝脏转移引发的占位效应，也会导致相应症状。

2. 诊断

（1）影像学诊断：纤维结肠镜是诊断结直肠 NEN 的常用检查手段，可通过肠镜获取活检组织，借助病理检查判断是否存在肿瘤。有报道显示，术前活检能够对 59.3% 的患者做出准确诊断。CT、MRI、PET-CT 及血管造影等检查，有助于确定肿瘤位置、评估临床分期及监测转移情况。这些检查通常能够发现直径为 1～3cm 的肿瘤，然而对于直径小于 1cm 的肿瘤，其敏感性欠佳。在这种情况下，超声内镜可发挥重要作用，它能够清晰显示肿瘤原发灶，以及血管浸润和淋巴结转移状况，其敏感度和特异度分别高达 87% 和 93%。鉴于大部分结直肠 NEN 局限于黏膜下，常规内镜难以进行组织活检，因此，超声内镜引导下穿刺取组织活检，已成为诊断结直肠 NEN 的重要方法。对于少数出现内分泌症状的结直肠 NEN 患者，可开展激素及相关产物检查，依据患者呈现的症状，监测相应激素及其前体和代谢产物的水平。这对于疾病诊断、治疗方案的制订、肿瘤生长情况的监测，以及预后分析，均具有重要意义。生长抑素受体显像（somatostatin receptor scintigraphy，SRS），是将放射性核素标记的生长抑素类似物引入体内，使其与生长抑素受体阳性的 NEN 细胞表面受体特异性结合，进而实现肿瘤显像，可对原发肿瘤及其转移灶进行定位。此外，SRS 还能预测肿瘤对生长抑素类药物的敏感性。

　　（2）病理诊断：根据欧洲神经内分泌肿瘤学会（ENETS）病理分级标准，通过有丝分裂数及 Ki-67 指数能够有效辅助诊断与分级。同时，依据组织学结构也可作出诊断：高分化神经内分泌肿瘤（NET）具备典型组织学特征，瘤细胞呈小梁状、岛状或缎带样细胞巢排列，细胞形态均匀一致，无或仅有轻度异型增生，核分裂象极为罕见。与之相对，低分化 NEC 呈现出高度细胞异型性，细胞坏死与核分裂象较为常见，具体又可分为小细胞神经内分泌癌（即小细胞癌）和大细胞神经内分泌癌，其细胞形态分别与肺小细胞癌和肺大细胞癌相似。免疫组织化学在 NEN 诊断中亦是一项重要手段。结直肠 NEN 对嗜铬粒蛋白 A（chromogranin A，CgA）、神经元特异性烯醇化酶（neuron-specific enolase，NSE）、突触素（synaptophysin，Syn）等多种神经内分泌标志物呈阳性反应。其中，81% 的 NEN 患者血清 CgA 表达水平高于正常，使其成为目前诊断 NEN 的最佳标志物。然而，CgA 敏感性存在一定局限，在 NEN 中的表达并不一致，甚至在部分低分化 NEC 中无表达。因此，依据 2010 年第 4 版 WHO 消化肿瘤分类，联合检测 CgA 和 Syn 诊断 NEN 更为可靠。

三、胰腺神经内分泌肿瘤

　　胰腺神经内分泌肿瘤（pancreatic neuroendocrine neoplasm，p-NEN）是一类较为少见的胰腺肿瘤。其年发病率仅为 1/10 万～2/10 万，占胰腺肿瘤的 2%～3%，在尸检中的发现率为 0.4%～1.5%。p-NEN 具备以下生物学特性：①起源于胰腺小管的多能干细胞。②拥有共同的生化特征，均可产生激素类物质，且含有神经内分泌细胞的标志物，如神经元特异性烯醇化酶（NSE）、突触素、嗜铬粒蛋白 A（CgA）等，具备这些生化特点的细胞也被称作 APUD 细胞。③具有相同的病理特征。④恶性程度低，生长进程缓慢，并遵循共同的治疗原则。⑤与多发性内分泌腺瘤病（MEN1）关联紧密，部分病例有家族性特征。

（一）临床表现

功能性 p-NEN 的典型表现为类癌综合征、库欣（Cushing）综合征、胃泌素综合征等；无功能性 p-NEN 的表现为腹部肿块、腹痛、腹部不适、消瘦等。

（二）诊断

影像学检查

（1）CT：表现缺乏特异性，平扫表现为胰腺低密度肿块，增强常显示不均匀强化；MRI 显像的情况类似，难以与其他类型的胰腺肿瘤相鉴别。

（2）内镜超声：在所有影像学检查中敏感度最高，文献报道内镜超声对 p-NEN 的诊断敏感度达 80%～90%，内镜超声可清晰显示直径小于 1cm 的胰腺肿瘤，多表现为边界清晰的低回声肿物，有助于术中发现微小病灶。

（3）生化检查：由于大部分 p-NEN 具有内分泌功能，因而可通过检测血、尿中的激素及其代谢产物进行 p-NEN 的初步筛查，最常用的是尿 5- 羟基己酸（5-HIAA）检测，其他有 5-HT 及 5-HTP 检测等。

（4）肿瘤标志物：嗜铬粒蛋白 A（CgA）是神经内分泌细胞分泌的产物，几乎所有类型的 p-NEN 都可能出现 CgA 水平升高。血清或血浆 CgA 诊断神经内分泌肿瘤的敏感度和特异度分别为 70% 和 95%，检测 CgA 水平可提供有效的肿瘤治疗和随访信息。

（5）生长抑素受体显像（SRI）技术：多数 p-NEN 细胞的表面富含生长抑素受体，可使用放射性核素标记合成的生长激素短肽，此类放射性核素标志物可与生长抑素受体特异性结合，从而提高 p-NEN 细胞的定位诊断率。同时，还可与那些原发灶不明而出现远处转移的病灶进行鉴别诊断。国外有研究显示，生长抑素受体显像技术对 p-NEN 的诊断敏感度在 67%～100%，其中以胃泌素瘤和类癌的敏感度最高。

（6）经皮或术中细针抽吸活检（fine-needle aspiration biopsy，FNAB）：在 B 超或 CT 引导下经皮细针穿刺，能够在术前获取细胞学或组织学诊断结果，这对治疗方案的制订极为有利。术中在直视状态下进行穿刺，诊断准确率更高，对于手术中决定具体手术方式具有重要的参考意义，能够有效避免外科医生在手术时陷入进退两难的困境，因此该方法值得推广应用。

（三）病理检查

典型类癌的镜下特点为类癌细胞形态较一致，中等大小，胞质较丰富，核分裂象少见，类癌细胞组织排列成腺泡状、小管状或梁索状，分化程度高。不典型类癌的镜下特点为类癌细胞形态不一，大小不等，胞质中等，核分裂象易见，类癌细胞排列成巢或片块状、管状，分化程度中等。小细胞癌的镜下特点为细胞体积小，较一致，胞质稀少，核分裂象多见，细胞界限不清，弥漫排列成片或巢团状结构，分化程度低。

1. 电镜　类癌细胞胞质内可见数量不同的神经内分泌颗粒。

2. 免疫组化　最常用的免疫组化抗体是神经元特异性烯醇化酶（NSE）及嗜铬粒蛋白 A（CgA），由于 80%～100% p-NEN 分泌 CgA，CgA 是 p-NEN 可靠的标志物。其他常用的抗体有：神经细胞黏附分子（NCAM）、SS、CD57、突触素（Syn）等，至少两项阳性结果才能诊断 p-NEN。

（鲍黎明　张　逸）

第三节　胃肠胰腺神经内分泌肿瘤的病理诊断进展

一、概论

基于 2017 年 11 月国际癌症研究机构会议上就所有 NEN 分类达成的共识，2018 年，世界卫生组织（WHO）为所有 NEN 发布了统一的分类框架。这种统一的分类主要是为了区分高分化的神经内分泌肿瘤（NET）和低分化的神经内分泌癌（NEC）。以前 NET 在胃肠道中被称为类癌，NET 和 NEC 神经内分泌表达一致，但现在已知两者不是一个谱系的肿瘤。

根据核分裂计数和 Ki-67 增殖指数将 NET 分为 G1、G2 和 G3。核分裂计数为在 50 个 $0.2mm^2$ 的视野（即总面积 $10mm^2$）中计算出的核分裂 $/2mm^2$ 数目（相当于直径 0.5mm 的视野 /40 倍放大的 10 个高倍视野）；Ki-67 增殖指数是在热点区域计数至少 500 个细胞，这些区域可通过扫描放大倍数下计数。

将 NET 和 NEC 进行多种分类，其基本原理基于多种因素。尽管二者均呈现神经内分泌分化，且在嗜铬粒蛋白 A（CgA）和突触素（Syn）的表达上一致，但在形态学方面，大多数 NET 与 NEC 存在差异。NEC 又可进一步分为小细胞神经内分泌癌（SCNEC）和大细胞神经内分泌癌（LCNEC）这两种亚型。

NET 呈现出器官样结构，例如巢状、梁索状或带状排列。其细胞核大小较为一致，染色质呈胡椒盐样，且极少伴有坏死现象。与之不同的是，NEC 的器官样结构模式较少，通常以片状生长。NEC 可表现为两种形态：一种是梭形细胞核密集排列，染色质呈细颗粒状（小细胞神经内分泌癌，SCNEC）；另一种是细胞核更圆且明显不典型，有时可见明显核仁（大细胞神经内分泌癌，LCNEC）。坏死在 NEC 中较为常见。NET 具有谱系进展的特点，存在低级别和高级别之分，但总体而言，NET 仍属于分化良好的肿瘤。与之相反，NEC 通常不会与 NET 混合存在，而是由各器官的非神经内分泌癌前驱病变发展而来，例如结直肠的腺瘤或食管的鳞状上皮异型增生。此外，NEC 中可能含有非神经内分泌癌成分，如腺癌或鳞癌。若混合肿瘤中神经内分泌和非神经内分泌这两种成分均为肿瘤性（且每种成分 ≥ 30%），则将其归类为混合性神经内分泌 - 非神经内分泌肿瘤。

新出现的基因组数据进一步证明 NET 和 NEC 是无关的。特别是在胰腺高分化 NET 中，*MEN1*、*DAXX* 和 *ATRX* 频繁突变，而在低分化 NEC 中没有发现这些突变，反而常见 *TP53*、*RB1* 和其他癌症相关基因有突变。

散发性 p-NEN 同样与 DNA 修复基因 *MUTYH*、*CHEK2* 及 *BRCA2* 的种系突变有关。p-NET G3 具有分化良好的肿瘤突变谱，因此，NET G3 与 NEC 存在差异。从临床层面而言，亦有数据证实 NET G3 与 NEC 之间的区别。NEC 对铂类药物敏感，而 NET G3 对铂类药物不敏感，其患者生存期更长。所以，临床上有必要对高级别肿瘤中的 NET 与 NEC 加以区分。故而，NET 分为 1 级、2 级、3 级，NEC 则不进行分级。

二、胃肠胰神经内分泌肿瘤的病理诊断

（一）定义

神经内分泌肿瘤（neuroendocrine neoplasm，NEN）是一组起源于肽能神经元和神经内分泌细胞的肿瘤。人体神经内分泌细胞的分布极为广泛，包括胃肠道、胰腺、胆管和肝、支气管和肺、肾上腺髓质、副神经节、甲状腺、甲状旁腺、垂体及其他部位的神经内分泌细胞。其中最常见于消化道，占所有 NEN 的70% ~ 75%。

（二）ICD-O 编码

8240/3：神经内分泌肿瘤，NOS。

8240/3：神经内分泌肿瘤，G1。

8249/3：神经内分泌肿瘤，G2。

8249/3：神经内分泌肿瘤，G3。

8246/3：神经内分泌癌。

8041/3：神经内分泌癌，小细胞。

8013/3：神经内分泌癌，大细胞。

8154/3：混合性神经内分泌 - 非神经内分泌肿瘤。

（三）病理学分级

关于分类和分级系统：2017 年 11 月举行的国际癌症研究机构（International

Agency for Research on Cancer，IARC）会议上就所有 NEN 的分类达成共识，第 5 版 WHO 消化系统肿瘤分类也采用了该分类框架，将 NEN 划分为两类：神经内分泌肿瘤（neuroendocrine tumor，NET）和神经内分泌癌（neuroendocrine carcinoma，NEC）。NET 的神经内分泌细胞分化良好，NEC 的分化差。这两个类型不仅有不同的病理形态特点和分子病理学改变，且流行病学、临床表现、治疗策略和预后转归也各不相同。两者虽同属 NEN，却无明显相关性，是两个相对独立的类型。NET 依据增殖活性，进一步分级为 G1、G2 和 G3。NEC 根据肿瘤细胞的形态，包括核的大小、染色质的特点及胞质的多少等，分为小细胞型（SCNEC）和大细胞型（LCNEC）。NEC 均为分化差、高级别肿瘤，不再分级。更新的 NEN 分类、分级和增殖指数界值详见表 1-1。

表 1-1　神经内分泌肿瘤分类与分级

术语	分化程度	分级	核分裂象（数值 /2mm^2）	Ki-67 增殖指数
NET，G1	高分化	低级别	< 2	< 3%
NET，G2		中级别	2 ～ 20	3% ～ 20%
NET，G3		高级别	> 20	> 20%
NEC，小细胞型（SCNEC）	低分化	高级别	> 20	> 20%
NEC，大细胞型（LCNE）		高级别	> 20	> 20%
MiNEN	高或低分化	不一	不一	不一

注：NET. 神经内分泌肿瘤；NEC. 神经内分泌癌；MiNEN. 混合性神经内分泌 - 非神经内分泌肿瘤。

（四）组织病理学特点

GEP-NEN 组织病理学形态是诊断的基础，判断组织学分化程度是 NEN 诊断的重要步骤。NEN 具有独特的显微镜下表现。

1. **高分化的 NET**　具有典型的组织病理学形态特点，光镜下瘤细胞排列成实性巢状、缎带状、小梁状或腺管样（图 1-2 ①～④）。肿瘤细胞形态均匀一致，为小细胞或中等大小细胞，多边形，胞质中等量或丰富，嗜伊红（图 1-2 ⑤）、双染或透亮，部分呈细颗粒状（图 1-2 ⑥）；核圆形或卵圆形，大小形态规则，染色质呈略粗的颗粒状；核仁一般不明显。在瘤细胞巢外周有丰富的小血管和数量不等的纤维间质围绕。

2. **典型的低分化的 NEC**　包括小细胞神经内分泌癌（简称小细胞癌）和大细胞神经内分泌癌，形态与肺的相应肿瘤相同。小细胞癌的瘤细胞小、圆形或卵圆形，似淋巴细胞；有些瘤细胞拉长呈纺锤状，胞质稀少，核细颗粒状或深染，核仁不明显，核分裂象易见，呈弥漫分布或巢团状排列，常伴坏死（图 1-2 ⑦）。

值得指出的是，小细胞癌的瘤细胞体积一般小于 3 个淋巴细胞，但是偶尔可以大于 3 个淋巴细胞，甚至为巨细胞，只要满足其他形态特点仍然可以诊断为小细胞癌。大细胞神经内分泌癌的瘤细胞往往大于 3 个淋巴细胞，染色质粗颗粒状，核仁明显，胞质丰富，坏死和核分裂象易见，呈器官样、菊形团状排列或弥漫分布，常伴片状或地图状坏死（图 1-2 ⑧）。

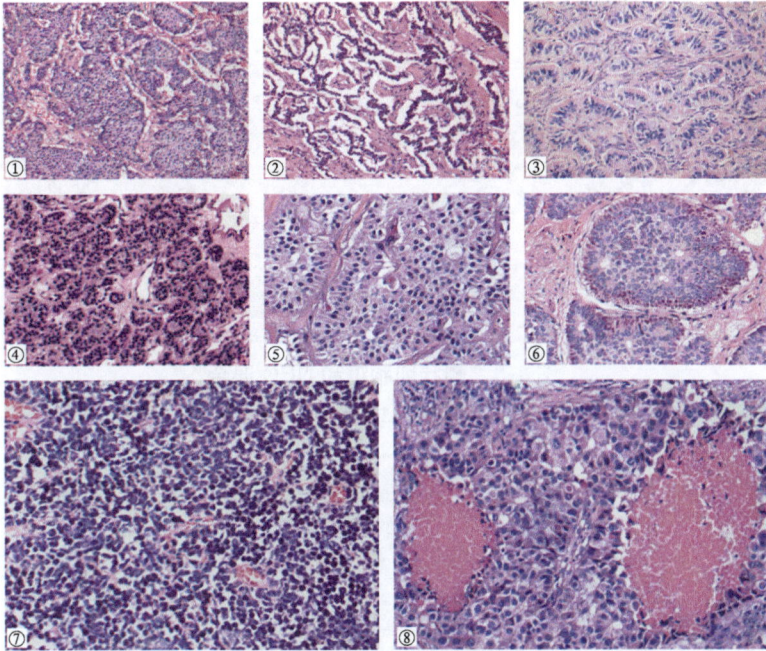

图 1-2　①～⑥. 高分化神经内分泌肿瘤（NET）具有典型的组织病理学形态特点，肿瘤细胞形态较一致，呈实性巢状、缎带状、小梁状或腺管样排列，细胞质中等量或丰富，有的呈嗜伊红。⑦～⑧. 小细胞癌的肿瘤细胞小、圆形或卵圆形，胞质稀少，核深染，核仁不明显，核分裂象易见，呈弥漫分布；大细胞神经内分泌癌的肿瘤细胞大，核仁明显，胞质丰富，呈器官样、巢团状排列，坏死和核分裂象易见

　　3. 混合性神经内分泌 - 非神经内分泌肿瘤（MiNEN）　此类肿瘤指同时包含神经内分泌和非神经内分泌成分的混合性上皮性肿瘤，其中每一种成分在组织学形态及免疫组织化学特征上均清晰可辨，且至少占肿瘤组织的 30%。在 2010 年版的 WHO 消化系统肿瘤分类中，这类肿瘤被命名为"混合性腺 - 神经内分泌癌（MANEC）"。然而，随着临床实践的不断积累，人们发现部分病例中的非神经内分泌肿瘤成分并非局限于腺癌，神经内分泌肿瘤成分也可能是神经内分泌肿瘤（NET）。显然，MANEC 这一命名仅适用于部分混合性肿瘤的诊断。本书遵循第 5 版 WHO 消化系统肿瘤分类，将这一大类肿瘤更名为 MiNEN。这是一个概念性的肿瘤类别，并非具体的诊断名称。消化系统 MiNEN

依据发生部位不同,可呈现多种类型。在诊断时,应根据肿瘤发生部位详细说明每种成分及其分级情况。MiNEN 的两种成分在形态上必须能够明确区分,其中神经内分泌成分需经免疫组织化学染色加以证实(图 1-3 和图 1-4)。需要注意的是,MiNEN 仅适用于那些神经内分泌和非神经内分泌两种成分在克隆水平(基因水平)上具有相关性的混合性肿瘤,并且其中的非神经内分泌成分必须是癌。以下 3 种情况不能归为 MiNEN。

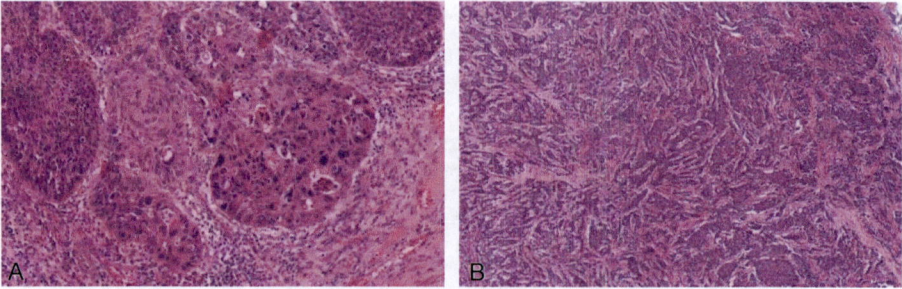

图 1-3　鳞状细胞癌和 NEC 混合

A. 鳞状细胞癌;B.NEC

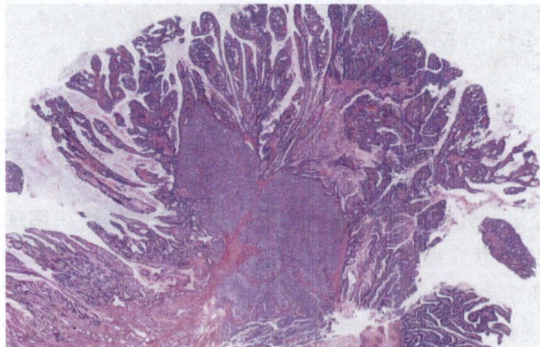

图 1-4　NEC 与管状腺癌混合

(1)非神经内分泌肿瘤成分是癌前病变(非浸润性)的混合性肿瘤,如腺瘤合并 NEN。

(2)同一器官分别发生的相互独立的神经内分泌肿瘤和非神经内分泌肿瘤,即使肿瘤相邻形成真正的碰撞瘤,也不能归类于 MiNEN。

(3)新辅助治疗后表现出神经内分泌分化的癌(治疗前活检诊断为 MiNEN 除外),其预后不同于原发的 NEC。

值得注意的是,MiNEN 的诊断标准规定,其每种成分占比均不得少于 30%。但小灶(< 30%)存在分化较差的癌,如 NEC、印戒细胞癌等,这在临

床上仍具有重要意义。在实际工作中，一旦遇到类似情形，应在诊断报告中加以详细说明。当前，针对 MiNEN 分子病理学改变的研究相对较少。现有分子遗传学研究显示，两种肿瘤成分源自共同的单克隆。MiNEN 相关基因的突变包括 *TP53*、*BRAF* 和 *KRAS* 等。

（五）免疫组织化学标志物

1. 神经内分泌标志物 CgA 和 Syn　在神经内分泌肿瘤细胞的胞质中，其广泛表达，呈现弥漫性阳性。CgA 是一种直径＞80nm 的大分泌颗粒基质中的蛋白，它在神经内分泌肿瘤细胞的胞质中表达不一致，甚至不表达。如在肺的小细胞 NEC，由于每个细胞中的分泌颗粒很少，常弱表达或不表达；又如直肠和阑尾神经内分泌肿瘤起自 L 细胞，缺乏该分泌颗粒，通常也不表达。然而，Syn 的特异性不如 CgA 高，因此，在用于神经内分泌肿瘤诊断时，需同时检测 Syn 和 CgA。高分化神经内分泌肿瘤（WD-NET）中的瘤细胞胞质通常弥漫性强表达 Syn 和 CgA；低分化神经内分泌癌（PD-NEC）中的瘤细胞胞质则常弱表达 Syn 和 CgA。在神经内分泌肿瘤的诊断中，Syn 和 CgA 用于证实瘤细胞是否具有神经内分泌性质，所以只要定位准确且出现阳性反应，即可做出判断，无须对阳性强度和阳性细胞数进行半定量评价。不推荐使用其他神经内分泌一般标志物，如 CD56、PGP9.5 和神经元特异性烯醇化酶（NSE），因为这些标志物本身不特异（如 CD56）或所用抗体缺乏特异性（如 NSE）。

2. Ki-67　一旦确定肿瘤的神经内分泌性质后，需要按肿瘤增殖活性进一步分类和分级，可通过计数每个高倍视野的核分裂象数和（或）Ki-67 阳性指数来确定，免疫组织化学染色所用的 Ki-67 抗体为 MIB1，阳性反应定位在细胞核上，Ki-67 阳性指数应在核标记最强的区域计数 500～2000 个细胞，再计算出阳性百分比。大多数情况下，核分裂象和 Ki-67 阳性指数呈正相关，少数情况下可能不一致，此时采用分级更高的结果。

3. 胰岛素瘤相关蛋白 1（insulinoma-associated protein 1，INSM1）　是一种锌指转录因子，最初见于胰岛素瘤 cDNA 库中，在内分泌器官及胃肠道神经内分泌细胞中表达。据文献报道，INSM1 在 88% 的 NEN 中表达，具有较好的特异度和灵敏度，特别是在诊断 NEC 时（阳性率＞90%）。INSM1 与突触素和 CgA 一样，可作为诊断 NEN 的指标，尤其可用于鉴别 NEC 与其他分化差的癌（图 1-5D）。

4. 生长抑素受体 2A 型（somatostatin receptor subtype 2A，SSTR2A）　生长抑素受体有不同亚型，在 NEN 中广泛分布。研究表明，近年来的研究表明，SSTR2A 亚型在大多数分化好的 NET 中表达，而在 NEC 中表达率低，可用于协助 NET 与 NEC 的鉴别诊断。SSTR2A 的表达与生长抑素受体功能影像表现（如 ^{68}Ga-DOTATATE）、生长抑素类似物治疗、肽受体核素治疗（如 ^{177}Lu-

DOTATATE）相关。有研究发现，NET 的 SSTR2A 表达强度与生长抑素受体功能影像表现呈正相关，且具有预后意义。并建议参考胃癌 HER-2 的判读标准进行评分，即 0 分：无染色；1+：至少 10% 的肿瘤细胞微弱的细胞膜染色；2+：至少 10% 的肿瘤细胞呈现弱至中等强度的胞膜染色；3+：至少 10% 的肿瘤细胞呈现强的胞膜染色（图 1-5），但 SSTR2A 免疫组织化学判读标准尚待进一步明确，国内外相关研究还在进行中。

　　5. 与 NEN 原发部位相关的标志物　10%～20% 的 NEN 在临床上以转移灶（如肝、骨等处）为主要表现，而原发灶隐匿。虽同为 Ⅳ 期病变，但不同部位起源的 NEN 有不同治疗原则、药物选择和预后。文献报道可使用一些免疫组织化学标志物协助寻找 NEN 原发部位。如中肠来源用 CDX2 标记，胰腺来源用 Islet1、PAX8 标记等。需要特别指出的是，抗体的表达受客观因素影响（如离体到固定的时间等），单一抗体的组织特异性有限，组合应用一组抗体更有助于提示组织来源和分化方向。此外，NEC 的发生机制与多种转录因子相关，缺乏器官特异性，目前尚无可靠的生物标志物可用于明确消化系统 NEC 的原发部位。

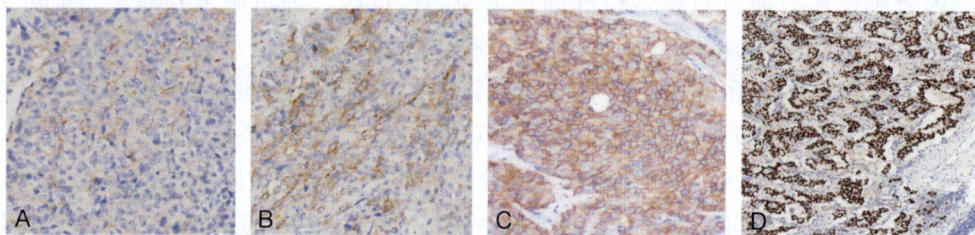

图 1-5　A. 肿瘤细胞 SSTR2A 蛋白弱阳性表达，评分为 1+；B. ≥ 10% 的肿瘤细胞 SSTR2A 蛋白呈中等强度阳性表达，评分为 2+；C. ≥ 10% 的肿瘤细胞 SSTR2A 蛋白强阳性表达，评分为 3+；D. 肿瘤细胞 INSM1 蛋白表达阳性，阳性定位于细胞核 [图片引自中国胃肠胰神经内分泌肿瘤病理诊断共识（2020 年版）]

（六）分子病理学检测

　　NET 和 NEC 有不同的基因突变谱。胰腺 NET 常发生 *MEN1*、*ATRX* 和 *DAXX* 基因突变，DNA 修复基因 *MUTYH*、*CHEK2* 和 *BRCA2* 的突变与散发性胰腺 NET 相关；而 NEC 则常具有 *TP53* 和 *RB* 基因突变。临床可应用这些基因表型区分胰腺 NET 和 NEC。非胰腺的消化系统 NEC 也常有 *TP53* 和 *RB* 基因突变，但是非胰腺的消化系统 NET 虽有染色体重构异常却缺乏常见的基因突变，因此基因检测分析的鉴别诊断作用有限。此外，部分功能性和遗传综合征相关的 NET 具有独特的分子遗传学特征，可用于临床确诊，如伴有 *MEN1* 基因突变的胃泌素瘤可用于多发性内分泌肿瘤综合征 1 型的诊断，MAFA 胚系突变用于家族性胰岛素瘤病的确诊等。

三、胃神经内分泌肿瘤的临床分型与病理

（一）胃肠道 NEN 常见细胞类型和分布

见表 1-2。

表 1-2 胃肠道 NEN 常见细胞类型和分布

神经内分泌细胞的类型	分布	分泌产物
ECL 细胞	胃体和胃底	组胺
EC 细胞	胃、小肠、阑尾、结肠	5- 羟色胺
G 细胞	胃窦	胃泌素
D 细胞	十二指肠	生长抑素
L 细胞	阑尾、直肠	胰高血糖素样肽（GLP）和胰多肽（PP）/ 酪酪肽（PYY）

（二）临床病理分型

胃神经内分泌肿瘤（gastric neuroendocrine neoplasm，g-NEN）是一组高度异质性肿瘤，根据发病机制和临床特征分为 4 型，各型的治疗策略和预后不同。《中国胃肠胰神经内分泌肿瘤专家共识（2016 年版）》依据 g-NEN 的发病机制、临床特征、治疗策略和预后将 g-NEN 分为 3 型，见表 1-3。

表 1-3 胃神经内分泌肿瘤的临床分型

	Ⅰ 型 ECL 细胞 NEN	Ⅱ 型 ECL 细胞 NEN	Ⅲ 型 ECL 细胞 NEN
男：女	0.4：1	1：1	2.8：1
所占比例	80% ～ 90%	5% ～ 7%	10% ～ 15%
主要基础病因	自身免疫性胃炎	胃泌素瘤（佐林格 - 埃利森综合征和多发性内分泌肿瘤 Ⅰ 型）	无
高胃泌素血症	是	是	否
大体特征	小（< 1 ～ 2cm），多发，息肉样	小（< 1 ～ 2cm），多发，息肉样	单发，病灶常较大（> 2cm，息肉或溃疡）
胃窦 G 细胞增生	是	否	否
胃酸分泌	低分泌或无分泌	高分泌	正常分泌
背景胃黏膜	萎缩性胃炎	壁细胞肥大 / 增生	无特异性变化
ECL 细胞 a 增殖	是	是	否
分级	G1、G2（罕见）G3（异常病例）	G1、G2（罕见）	G1（罕见）、G2 G3（罕见）
转移率	1% ～ 3%	10% ～ 30%	50%
5 年生存率	100%	60% ～ 90%	< 50%

1 型和 2 型 g-NEN 都是分化好的胃泌素依赖型增生性肿瘤，常是多发性小息肉样病变，均局限于胃底和胃体，两者重要鉴别点是引起胃泌素水平升高的基础病因不同。1 型 g-NEN 是自身免疫性萎缩性胃炎引起胃酸减少，刺激胃泌素 G 细胞增生导致继发性胃泌素水平升高；2 型 g-NEN 是由于功能性胃泌素瘤 [佐林格 - 埃利森综合征（Zollinger-Ellison syndrome，ZES）和多发性内分泌肿瘤 1 型（multiple endocrine neoplasia type 1，MEN1）相关性胃泌素瘤] 引起原发性高胃泌素血症。由于两者基础病因不同，故胃镜下背景胃黏膜的改变也不同。1 型 g-NEN 的胃黏膜背景呈萎缩性胃炎改变，而 2 型 g-NEN 的胃黏膜背景呈肥厚性胃炎改变，需要强调的是这些改变仅局限于胃底和胃体的泌酸黏膜，而胃窦黏膜是相对正常的，这一胃镜下特点有别于 *H.pylori* 感染所致的以胃窦为中心向近端和远端扩散的慢性萎缩性胃炎。因而有经验的临床医师在胃镜下观察到局限于胃底和胃体多发性小息肉样病变时，根据泌酸黏膜背景是萎缩或是肥厚改变的不同可以初步区分 1 型与 2 型 g-NEN（图 1-6）。3 型 g-NEN 是非胃泌素依赖性散发性肿瘤，与慢性萎缩性胃炎和高胃泌素血症无关，无萎缩或肥厚性胃炎背景，病变常单发，且体积较大（最大直径＞ 2cm），呈息肉样肿块或伴溃疡，两者的鉴别主要根据病理诊断。3 型 g-NEN 是分化良好的 NET，分级可以是 G1、G2 或 G3 级。

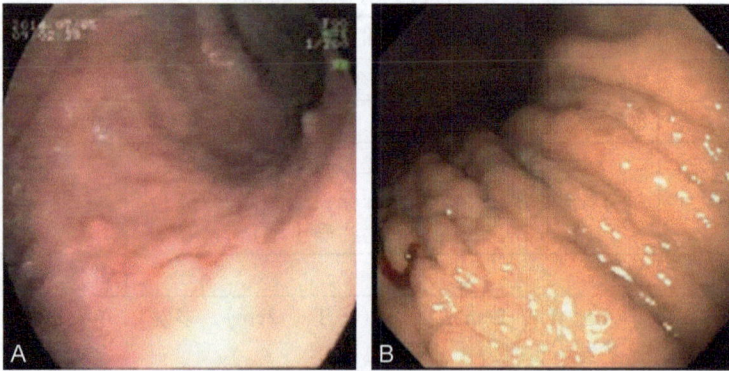

图 1-6　胃神经内分泌肿瘤胃镜下胃黏膜背景表现
A.1 型，背景为萎缩性胃炎；B. 2 型，背景为肥厚性胃炎（引自罗杰老师课件）

（三）发病机制和病理特点

胃黏膜至少有 8 种不同类型的神经内分泌细胞，参与胃酸分泌调节机制的细胞主要有 3 种，分别是分泌组胺的 ECL 细胞，分泌胃泌素的 G 细胞和分泌生长抑素的 D 细胞。D 细胞分布于全胃黏膜，以旁分泌方式通过生长抑素受体调控其他神经内分泌细胞，是 G 细胞的拮抗细胞。ECL 细胞仅位于胃底和胃体泌酸黏膜腺体的下 1/3，而 G 细胞则分布于胃窦腺颈部。G 细胞分泌胃泌素与 ECL 细胞上的胃泌素受体结合，刺激 ECL 细胞释放组胺，组胺再与壁细胞上的组胺受体结合，导致胃酸分泌。胃酸水平的高低既可以通过负反馈作用于 G 细胞来调节胃泌素的分泌，也可以通过正反馈作用于 D 细胞来抑制 G 细胞分泌胃泌素。此外，G 细胞分泌的胃泌素还有另外一个重要功能，就是对 ECL 有很强的营养作用，胃泌素水平升高会继发 ECL 细胞数量增加（图 1-7）。

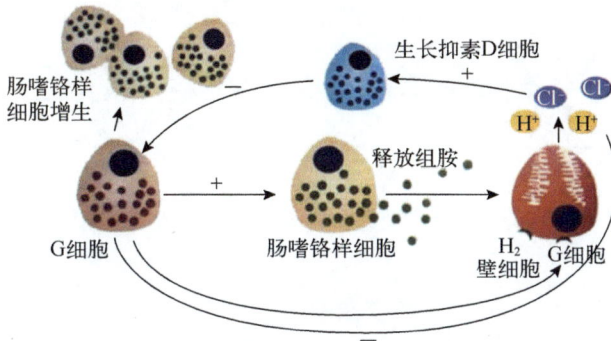

图 1-7　正常胃酸分泌的调节机制
（引自罗杰老师课件）

　　自身免疫性萎缩性胃炎分泌壁细胞抗体和抗内因子自身抗体，导致胃底和胃体泌酸黏膜被破坏，壁细胞和主细胞丢失，从而引起胃黏膜萎缩，胃酸减少。胃酸减少反馈刺激胃窦 G 细胞增生分泌胃泌素，壁细胞被破坏，正常的胃酸循环被打断，持续性低胃酸不断刺激 G 细胞分泌胃泌素，导致继发性高胃泌素血症。这是一个漫长的过程，壁细胞的破坏并非一蹴而就。胃底和胃体 ECL 细胞在高胃泌素营养环境下出现系列增生改变，从线性增生、微小结节状增生、腺瘤性增生一直进展到异型增生阶段，当异型增生的 ECL 细胞团巢直径 > 0.5mm 或浸润到黏膜下层时则诊断为 NEN（表 1-4，图 1-8），这就是 1 型 g-NEN 的发病机制。1 型 g-NEN 是胃泌素依赖性 ECL 细胞增生性肿瘤，所以只发生在有 ECL 细胞的胃底和胃体部。正常 ECL 细胞位于黏膜层的下 1/3，所以 ECL 细胞肿瘤常位于黏膜深层并易浸润至黏膜下，临床医师在胃镜下会误以为它是发生于黏膜下的肿瘤（图 1-9）。肿瘤病灶周围除了萎缩性胃炎常有的肠化生和幽门腺化生背景以外，尚可见 ECL 细胞系列增生现象（因为胃底和胃体 ECL 细胞表面均有胃泌素受体，均受高胃泌素血滋养），这一特点明显有别于非胃泌素依赖性 3 型和 4 型 g-NEN。1 型 g-NEN 肿瘤生长缓慢，绝大多数是 NET G1，预后很好，但常复发，罕见死于肿瘤相关性病变。1 型 g-NEN 多为散发性，尚未发现其特征性致病基因。2015 年，西班牙学者发现了一个 1 型 g-NEN 家系，包括父母和 10 个子女中的 5 个均患有 1 型 g-NEN，此研究提示 *ATP4A* 基因是家族遗传性 1 型 g-NEN 的致病基因。

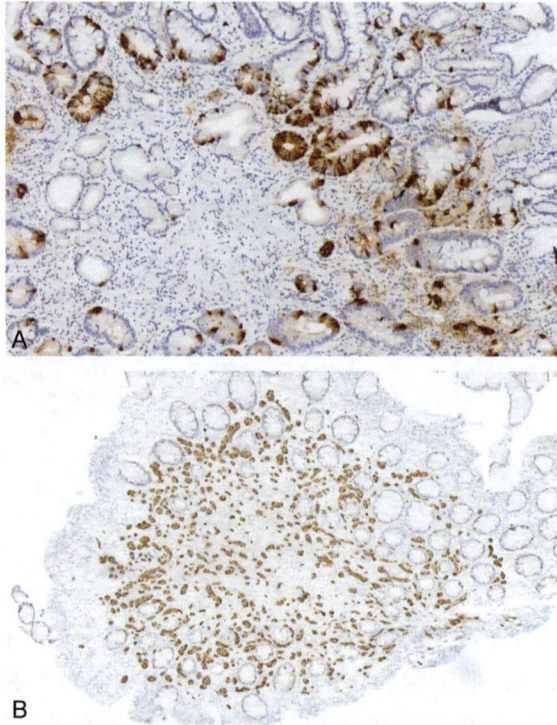

图 1-8　神经内分泌细胞增生改变，免疫组织化学染色
A . 嗜铬粒蛋白；B. 线性增生

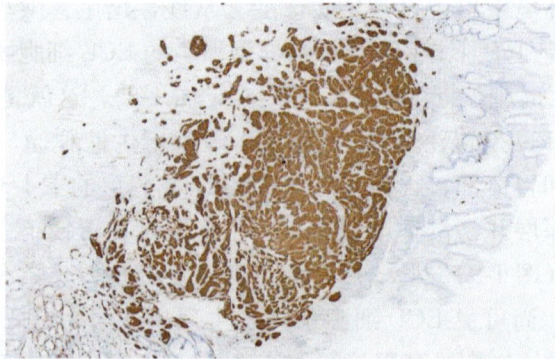

图 1-9　I 型胃神经内分泌肿瘤，Syn 阳性的神经内分泌细胞在黏膜下 1/3 形成黏膜下肿瘤

2 型 g-NEN 常发生于 ZES、MEN1 相关的胃泌素瘤患者。胃泌素瘤常好发于十二指肠和胰腺,肿瘤所致的高胃泌素血症:一是刺激胃底和胃体壁细胞弥漫增生、肥厚,产生大量胃酸,从而导致 ZES;二是营养胃底和胃体 ECL 细胞,导致 ECL 细胞增生。胃泌素瘤引起的 ECL 细胞增生与自身免疫性萎缩性胃炎引起的 ECL 细胞增生在程度上有所不同,前者仅限于线性增生。这是因为胃泌素瘤患者的壁细胞未遭到破坏,胃酸循环通路正常,壁细胞通过代偿增生来适应增多的胃泌素,所以出现胃底和胃体肥厚性胃炎而胃窦正常的胃镜下特点。文献报道,在合并有 MEN1 综合征的胃泌素瘤患者中有 53% 的 ECL 细胞增生会进展到异型增生阶段,有 23% 形成 2 型 g-NEN。75% 的 2 型 g-NEN 患者显示有 MEN1 位点的杂合性丢失 (loss of heterozygosity,LOH)。*MEN1* 基因位点的 LOH 是高胃泌素血症诱导 ECL 细胞从适应性增生向肿瘤性增生转化的一个重要前提条件。也有学者认为胃泌素水平持续升高才是导致 2 型 g-NEN 的关键,否则无法解释有 25% 无 MEN1 LOH 改变的 2 型 g-NEN,也无法解释为什么只有 ECL 细胞增生而其他类型的神经内分泌细胞没有增生。由此可见,*MEN1* 基因的 LOH 改变尚不能解释 2 型 g-NEN 的全貌,还需大样本研究。

3 型 g-NEN 为散发性非胃泌素依赖性肿瘤,因而没有 ECL 细胞系列增生背景。肿瘤可以来源于 ECL 细胞,也可以来源于胃内其他神经内分泌细胞(如 D 细胞、EC 细胞、G 细胞、饥饿素细胞等),多为 NET G2 或 G3,也可以是 NET G1,预后和临床治疗决策随病理分级和临床分期不同而异。3 型 g-NEN 遗传易感性资料甚少(表 1-4)。

表 1-4　g-NEN 的前驱病变

组织学形态	定义
线性增生	5 个或 5 个以上的 NE 细胞排列呈线性、半线性或菊链状且每毫米至少含两条链
微结节样增生	NE 细胞呈实性微结节样细胞巢,结节大小不超过胃腺体平均直径,基底膜完整
腺瘤样增生	5 个或更多相邻的腺体间 NE 细胞微结节病灶的聚集,每个病灶均有完整的基底膜,结节不融合
非典型增生	NE 细胞微结节增大、微结节融合、微浸润性病灶及结节伴有新生间质形成,但病灶直径 < 0.5mm
神经内分泌肿瘤	非典型增生的神经内分泌细胞团直径 > 0.5mm,或浸润黏膜下层

四、胰腺神经内分泌肿瘤的病理分型与诊断

p-NEN 包括分化好的 NET 和分化差的 NEC，依据有无副瘤综合征又可分为非功能性和功能性两大类。临床上 p-NEN 少见，占所有胰腺肿瘤的 5% ～ 10%。可发生于任何年龄，大多为 30 ～ 60 岁，无性别差异。p-NEN 分为功能性和非功能性两大类，功能性（症状性）NEN 包括胰岛素瘤、胃泌素瘤、VIP 瘤和高血糖素瘤，其他少见的肿瘤可分泌 5-HT、ACTH、GHRH、PTHrP（甲状旁腺激素相关蛋白）和 CCK（胆囊收缩素）。p-NEC 缺乏 p-NET 的相关综合征（如 MEN1 或 VHL 综合征）。病理上 p-NEN 边界清，也可呈囊性（图 1-10）。镜下特征 p-NEN 由相对一致的立方细胞组成，胞质嗜酸性颗粒状，核圆形，核仁明显。肿瘤内可散在多形性细胞，但无预后意义。p-NEN 的间质有不同程度的透明化和血管形成。在免疫组化方面，p-NEN 通常 CD56、Syn、CgA 阳性。大多数原发性和转移性 p-NEN Islet-1 和 PAX-8 阳性，有利于确定原发部位。

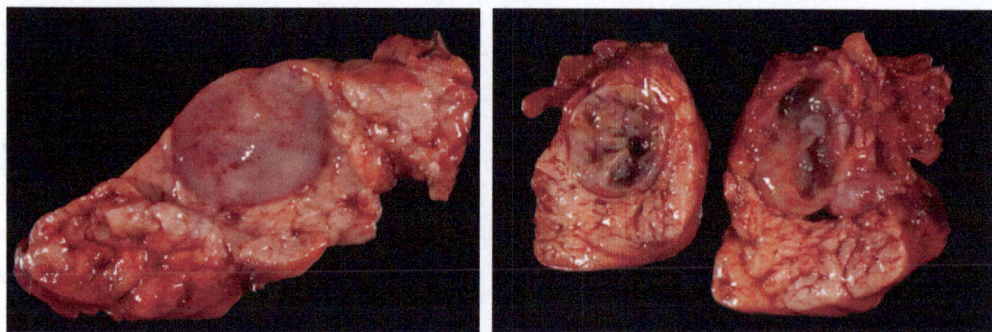

图 1-10　p-NEN 大体边界清楚，灰白、灰红色，大部分呈实性，也可呈囊性

（一）胰腺神经内分泌微腺瘤

在胰腺，直径 < 0.5cm 的无功能（无症状）p-NEN 常在尸检或其他无关疾病手术时偶尔发现，称为胰腺神经内分泌微腺瘤。该肿瘤至今未发现有恶性行为，一般被归为良性肿瘤。微腺瘤与大的非肿瘤性胰岛区别在于微腺瘤常有薄层纤维包膜，多肽细胞类型的比例和分布不同于正常胰岛，即 A 细胞和 PP 细胞明显增多，而 B 细胞缺乏或显著减少。

（二）无功能性胰腺神经内分泌肿瘤

无功能性胰腺神经内分泌肿瘤（NF-p-NEN）也可分泌各种激素或生物胺，但它们的分泌水平不足以引起临床症状。直径 < 5mm 的 NF-p-NEN 称为胰腺神经内分泌微腺瘤，多灶性微腺瘤为 MEN1 的一个常见表现型。NF-p-NEN 的平均直径 2 ～ 5cm，镜下形态与其他部位高分化 NET 相似，手术切除 NF-p-NEN

后的 5 年和 10 年生存率分别为 65% ～ 80% 和 45% ～ 68%。

（三）功能性胰腺神经内分泌肿瘤

见表 1-5。

表 1-5　功能性胰腺神经内分泌肿瘤的特点

肿瘤	主要临床症状	主要激素	胰岛细胞类型	恶性潜能
胃泌素瘤	经久不愈的消化性溃疡	胃泌素	γ	非常高
胰岛素瘤	低血糖	胰岛素	B	低
胰高血糖素瘤	糖尿病，坏死松解性游走性红斑	胰高血糖素	A	非常高
血管活性肠肽瘤	水样泻，低钾血症和胃酸缺乏	血管活性肠肽	δ	高
生长抑素瘤	糖尿病，腹泻 / 脂肪泻	生长抑素	δ	非常高

1. **胃泌素瘤**（gastrinoma）　是一种分泌胃泌素的 G 细胞组成的功能性 NEN，由于自主性过量分泌胃泌素而引起佐林格 - 埃利森（Zollinger-Ellison）综合征。常见于十二指肠，尤其 MEN1 患者，少数发生于胰腺（占所有胰腺 NEN 的 4% ～ 8%），高峰年龄段为 50 ～ 60 岁，无性别差异。临床表现为十二指肠溃疡和（或）胃 - 食管反流病。大体上，肿瘤较大，平均直径为 3.8cm；镜下，肿瘤常表现为小梁状或腺性结构；IHC 显示胃泌素阳性（常为灶性）。约 60% 胰腺胃泌素瘤坏死，淋巴结转移，也可发生肝转移，预后差。

2. **胰岛素瘤**（insulinoma）　是一种分泌胰岛素细胞组成的功能性 NEN，由于不受控分泌胰岛素而引起低血糖综合征。胰岛素瘤是最常见的功能性 NEN（占所有 p-NEN 4% ～ 20%），高峰年龄 50 ～ 60 岁，女性稍多。临床表现为虚弱、乏力、一过性意识模糊和低血糖休克；空腹血糖＜ 40mg/dl；给予葡萄糖后症状减轻。大体上，大多数肿瘤（80%）较小（1 ～ 2cm）；镜下，肿瘤以小梁状或实性生长为主，间质可有特征性胰岛淀粉样多肽（IAPP）沉积；IHC 显示胰岛素阳性。手术切除后预后极好，尤其肿瘤直径＜ 2cm。

3. **胰高血糖素瘤**（glucagonoma）　是一种分泌胰高血糖素的功能性 NEN，由于自主性过量分泌胰高血糖素而引胰高血糖素瘤综合征。胰高血糖素瘤少见（占所有胰腺 NEN 的 1% ～ 2%），平均年龄 52.5 岁，女性稍多（M ∶ F=0.8 ∶ 1）。临床表现为皮肤坏死松解性游走性红斑、糖尿病和体重减轻。大体上，肿瘤较大，最大直径为 3 ～ 7cm；镜下，瘤细胞密集排列成小梁状，无分化差的形态学，但可进展为 NET, G3；IHC 显示瘤细胞胰高血糖素阳性，此外，常表达 PP。预后很差。

4. 血管活性肠肽瘤（VIPoma）　是一种分泌血管活性肠肽（VIP）的功能性 NEN，由于自主性过量分泌 VIP 而引起 WDHA 综合征。VIP 瘤少见（占所有胰腺 NEN 的 0.6%～1.5%），肿瘤好发于胰体或胰尾（70%），少数（尤其是儿童）可发生于胰外的肾上腺和交感神经节。临床表现为水性腹泻、低血钾、盐酸过少 / 缺乏和酸中毒。大体上，肿瘤较大，平均直径为 4.5～5.3cm；镜下，瘤细胞排列成实性、小梁状或小管腺泡状；IHC 显示瘤细胞 VIP 散在阳性，此外，常表达 PP。50%～80% 在诊断时已发生转移，大多转移至肝脏，预后较差。

5. 生长抑素瘤（somatostatinoma）　是一种分泌生长抑素的 D 细胞组成的功能性 NEN，由于自主性过量分泌生长抑素而引起生长抑素瘤综合征。生长抑素瘤可发生于胰腺任何部位，但约 2/3 位于胰头，平均年龄 55 岁，女性稍多。临床表现为糖尿病 / 葡萄糖耐受不良、胆石症和腹泻 / 脂肪泻。大体上，肿瘤体积大，平均直径为 5～6cm；镜下，肿瘤排列成小管腺样，腺腔内可有砂砾体性钙化，也可排列成小梁状、实性和腺泡状；IHC 显示瘤细胞表达生长抑素，预后较差。需注意的是，分泌生长抑素的 D 细胞肿瘤更常见于壶腹部和十二指肠，如缺乏生长抑素瘤综合征，不能诊断为生长抑素瘤，而应诊断为分泌生长抑素 NEN。

6. 分泌 ACTH 神经内分泌肿瘤（ACTH-producing neuroendocrine neoplasm）是一种分泌 ACTH 的功能性 NEN，导致 Cushing 综合征。胰腺分泌 ACTH 神经内分泌肿瘤非常少见，好发于年轻和中年女性（男性：女性 =0.5：1）。临床上表现为向心性肥胖、满月脸、紫纹、高血压、继发性糖尿病和骨质疏松等。大体上，肿瘤平均大小为 4.8cm；镜下，瘤细胞排列成实性巢状、小梁状或假腺样；IHC 显示瘤细胞表达 ACTH 和（或）ACTH 相关多肽激素（POMC、MSH、β- 内啡肽、甲硫氨酸脑啡肽）。预后较差。

7. 分泌 5- 羟色胺神经内分泌肿瘤（serotonin-producing neuroendocrine neoplasm）　是一种由表达 5- 羟色胺细胞组成的 NEN，有些病例（通常发生肝转移后）可有类癌综合征。胰腺分泌 5- 羟色胺神经内分泌肿瘤极罕见，女性多见，有功能和无功能肿瘤的发病年龄分别为 41 岁和 56 岁。有类癌综合征的临床表现，如腹痛、腹泻、体重减轻和面色潮红等。大体上，功能性肿瘤比无功能性肿瘤大，分别为 5.2cm 和 4.2cm；镜下，肿瘤细胞排列成小梁状，少数为实性巢状，间质常有明显硬化；IHC 显示瘤细胞表达 5- 羟色胺（5-hydroxytry ptamine，5-HT）和囊泡单胺转运蛋白 2（vesicular monomine transporter 2，VMAT2）。功能性肿瘤的预后比无功能性肿瘤差，因前者几乎都有转移。

（四）胰腺神经内分泌癌

胰腺神经内分泌癌（pancreatic neuroendocrine carcinoma，p-NEC）是一种

具有神经内分泌分化的高度恶性上皮性肿瘤。p-NEC 非常少见，好发于 50 ～ 60 岁，男性稍多。临床表现为背痛、黄疸和（或）腹部非特异性症状，无明显激素综合征，也无 p-NEN 的相关综合征（如 MEN1 或 VHL 综合征）。大体上，肿瘤体积较大，直径平均 4cm，常有出血和坏死；镜下，肿瘤与其他部位相似，但 LCNEC 更为常见（60%）；IHC 显示瘤细胞表达 Syn 和 CD56，灶性表达 CgA，此外，可异常表达 p53，而 RB1 表达丢失，也不表达 SSTR2 和 SSTR5。90% 以上患者在诊断时已发生转移，预后差，2 年生存率 < 25%。

（五）胰腺混合性神经内分泌 – 非神经内分泌肿瘤

胰腺与其他部位胰腺混合性神经内分泌 - 非神经内分泌肿瘤（pancreatic-neuroendocrine-non-neuroendocrine neoplasm，MiNEN）的诊断标准相同，神经内分泌和非神经内分泌两种成分均需 ≥ 30%。在胰腺，神经内分泌成分大多是 p-NEC，而非神经内分泌成分可以是导管癌或腺泡细胞癌。准确区分导管癌或腺泡细胞癌这两种成分与临床治疗和预后判断有重要意义。例如，混合性导管 - 神经内分泌癌的预后很差，生存期大多 < 3 年；而混合性腺泡细胞 - 神经内分泌癌的预后相似于腺泡细胞癌，5 年生存率为 40%。

（六）p–NEN 的 WHO 分类的临床意义

在 p-NEN 中，绝大多数是分化好的 p-NET，而 p-NEC 极为罕见，后者仅占所有 p-NEN 的 2% ～ 3%。p-NEC 在分子水平上存在 TP53 和 RB/p16 通路失活（*RB* 突变或 *p16* 失表达），缺乏 p-NET 中 *MEN1*，*DAXX* 和 *ATRX* 突变或胰腺导管癌中 *KRAS* 和 *SMAD4* 突变；p-NEC 也缺乏 p-NET 的相关综合征（如 MEN1 或 VHL 综合征）。现有证据表明 p-NEC 与其他部位 NEC 一样，只能用以铂类为基础的化学治疗。p-NET G3 的提出有重要临床意义，这一肿瘤虽然增殖活性高，但具有 p-NET G1 和 G2 的临床、组织形态、免疫表型和遗传学特点，常发生于 p-NET G1/G2 的复发或转移病例中，而预后稍差。因此，需按 p-NET 而不是 p-NEC 的治疗方案处理。如肿瘤表达 *SSTR2A*，患者应用生长抑素类似物长效奥曲肽或兰瑞肽可获益。甲基鸟嘌呤甲基转移酶（MGMT）的免疫组化表达或启动子甲基化状态能预测肿瘤对替莫唑胺肿瘤的敏感度。舒尼替尼和 mTOR 抑制剂依维莫司也能显著提高患者生存期。病理诊断时必须准确将这组肿瘤与 p-NEC 区分开来。非功能性 p-NET 除需与 p-NEC 鉴别外，还常需与胰腺其他肿瘤（包括腺泡细胞癌、胰母细胞瘤、实性假乳头状肿瘤和导管腺癌）相鉴别，尤其在小活检标本时，这些肿瘤可以局灶性表达 Syn，偶尔还可表达 CgA 和 CD56，需结合临床和其他病理特点做出正确诊断和分型。非功能性 p-NET 的预后判断也非常重要，目前能常规应用于临床的指标有肿瘤大小、浸润范围（包括脉管、神经和胰腺外侵犯）、肿瘤性坏死、病理分级和临床分期、核分裂数和 Ki-67 指数。

有些预后指标尚不能常规应用，如提示预后不良免疫组化指标（*PTEN* 或 *PR* 丢失，*CK19*、*KIT*、*p27* 表达或 *CD44* 过表达），FCM 检测到异倍体及分子遗传学指标（*1p*、*3p*、*6q*、*17p*、*22q* 和 *LOH* 等）。

（七）遗传性综合征相关 p-NEN

1. 多发性内分泌肿瘤 1 型（multiple endocrine neoplasia type 1，MEN1）   *chr11q13* 上 *MEN1* 基因失活突变导致多部位内分泌功能异常和肿瘤，包括甲状旁腺功能亢进（≥ 90%）、胰腺和十二指肠 NEN（30% ～ 70%）和垂体前叶腺瘤（30% ～ 40%）；在胰腺多见于胰岛素瘤和胃泌素瘤，也常见于 NF-NEN。

2. VHL 综合征（von Hippel-Lindau syndrome，VHL）   *chr3p25.3* 上 *VHL* 基因胚系突变导致视网膜和中枢神经系统（CNS）的血管母细胞瘤、肾细胞癌和肾囊肿、嗜铬细胞瘤和副神经节瘤、胰腺 NEN 和浆液性囊腺瘤等；约 10% 的患者在胰腺有 NEN，大多为 NF-NEN。

3. 神经纤维瘤病 1 型（neurofibromatosis type 1，NF1）和结节性硬化复合症（tuberous sclerosis complex，TSC）   偶尔可以发生胰腺 NEN。

4. 胰高血糖素细胞增生和肿瘤（glucagon cell hyperplasia and neoplasia，GCHN）   由 GCGR 胚系突变引起的常染色体隐性遗传性疾病，表现为胰岛的胰高血糖细胞增生和肿瘤形成。

五、NET G3 与 NEC 的鉴别

《中国 GEP-NEN 病理诊断共识》（2013 年版）在《消化系统肿瘤 WHO 分类》（第 4 版）基础上提出一个新类型，将形态学分化良好，但分级指标达到 G3（Ki-67 指数 > 20%，但 < 60%）的 NEN 命名为"高分化神经内分泌肿瘤（NET G3）"，以区别于低分化神经内分泌癌（NEC G3）。这是中国病理学家首创性地将一部分 G3 从低分化 NEC 中分离出来，归入了高分化 NEN 家族（NET G1、NET G2、NET G3）。

第 5 版消化系统肿瘤 WHO 分类最大的变化是对 G3 的重新定义，NET G3 与 NEC 的鉴别诊断具有重要的临床治疗和预后意义。两者的鉴别也是病理诊断的难点，体现在 NET G3 和 NEC 在形态学和增殖活性两方面都有一定的重叠性。《消化系统肿瘤 WHO 分类》（第 5 版）和《中国 GEP-NEN 病理诊断共识》（2020 年版）建议从肿瘤的形态分化、增殖活性、基因改变及疾病进程 4 个方面综合鉴别 NET G3 与 NEC（表 1-6）。

表 1-6　NET G3 与 NEC 的鉴别要点

项目	NET G3	NEC
形态分化	保持 NET 的器官样结构，可伴小灶性坏死	具有小细胞癌或大细胞神经内分泌癌的形态特点，细胞异型性明显，常伴地图样坏死和间质反应
增殖活性	55% Ki-67 > 20%；核分裂常 < 30 个 /2mm²	55% Ki-67 > 20%；核分裂象常 > 30 个 /2mm²
基因突变	（胰腺）*DAXX/ATRX/MEN1* 有 NET G1、NET G2 病史，进展慢	*P53/RB1*；（结直肠）*KRAS*，*BRAF*
疾病进程	有 NET G1、NET G2 病史，进展慢	有 NEC 病史（或合并其他癌），进展快

　　但是即便有了以上 4 个鉴别诊断方法，在病理诊断实践工作中还是存在一些困境与挑战。从形态分化和增殖活性两方面来看，表 1-6 显示 NET G3 与 NEC 的 Ki-67 值和核分裂象指数两项指标的截断值完全一样（Ki-67 > 20%；核分裂象 > 20 个 /2mm²），两者均是高级别恶性肿瘤，唯一不同的是分化程度。虽然大多数 NET G3 的 Ki-67 值在 20%～ 55%，但第 5 版消化系统肿瘤 WHO 分类和《中国 GEP-NEN 病理诊断共识》（2020 年版）均没有对 NET G3 的 Ki-67 值设置上限，而是强调两者最重要的鉴别点是肿瘤的形态分化程度，NET G3 是分化好的高分化肿瘤，而 NEC 是分化差的低分化肿瘤。在病理诊断工作中，大部分情况下肿瘤形态分化与其增殖活性是一致的，以 55% 为 Ki-67 的截断值，两者的一致性达到 80% 以上，即形态分化好的肿瘤 Ki-67 指数 < 55%，此时病理医师诊断 NET G3 将毫无悬念。但少数情况下会出现肿瘤形态分化与肿瘤增殖活性不一致，即形态学分化较好的肿瘤，Ki-67 > 55%，甚至高达 70%～ 80%，而分化差的肿瘤 Ki-67 < 55%，甚至低至 30% 左右，此时两者的鉴别诊断将面临挑战，原则上取决于肿瘤的分化程度而不是 Ki-67 的高低。然而，病理医师对形态分化程度的判断有一定的主观性和经验性，而且客观上 NET G3 与 NEC 也确实存在一些形态学的重叠，如何把握好这个尺度有时很困难。因此，作为病理医师更希望能有一个具体数字标准来区分两者，比如统一将 55% 作为 Ki-67 的截断值来鉴别两者，这样病理科医师之间诊断的可行性标准化也会高些。然而，即便给了一个明确的截断值，Ki-67 也会受诸多因素影响。如标本前期处理不佳；实验室染色操作非标准化；Ki-67 抗体克隆号不一致；判读方法不规范；肿瘤退变坏死等因素都会导致 Ki-67 失真或判读不一致。因此，当肿瘤形态分化与增殖活性不一致时，鉴别 NET G3 和 NEC 是病理医师面临的最大诊断困境（图 1-11 和图 1-12）。

　　当肿瘤形态分化与肿瘤增殖活性不一致，两者鉴别诊断困难时，建议借助第三个方法：基因鉴别，因为两者基因改变不同。目前已知 *p53* 突变和（或）*RB1* 基因缺失是 NEC 的分子特征，胰腺 NET G1、NET G2 级有比较明确的 *MEN1*、*ATRX*、*DAXX* 基因异常，胃肠 NET 尚未发现明确的特征性分子改变。那么，NET G3 的分子特征是什么？NEN G3 作为 NEN 家族成员之一，其分子改变理应与 NET G1、NET G2 级一致或者类似。自《消化系统肿瘤 WHO 分类》（第 5 版）更新以来，在病理诊断实践中，如果遇到形态分化较好、Ki-67 ＞ 55%，甚至高达 70%～ 80% 的高级别 NET，按照 Ki-67 指数上不封顶的原则应该诊断为 NET G3，但如果免疫组化染色显示肿瘤细胞 *p53* 阳性（包括错义突变的弥漫强阳性表达模式和无义突变的全阴性表达模式）和（或）*RB1* 表达缺失（全阴性表达模式），则病理诊断会更倾向于 NEC 而非 NET G3。这一鉴别诊断方法可帮助临床诊断有争议的疑难病例。

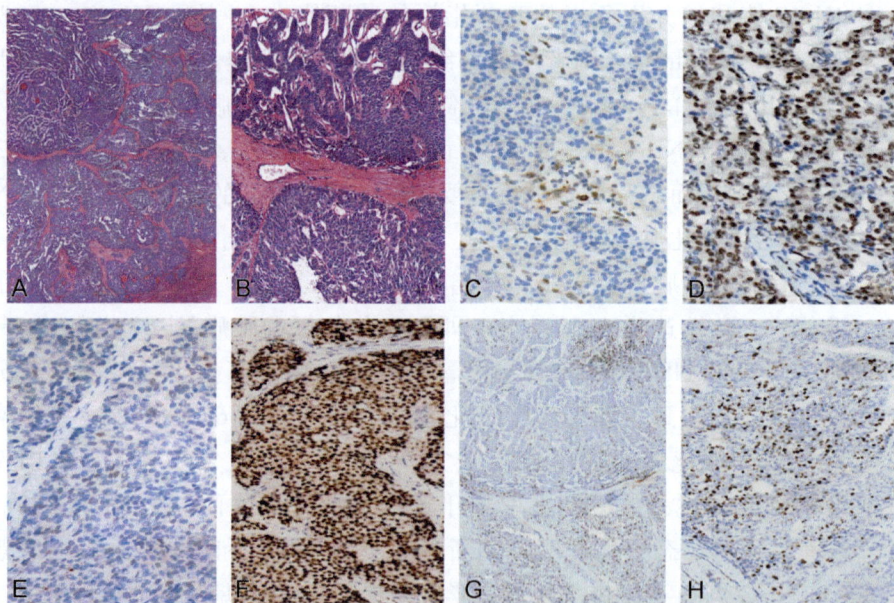

图 1-11　神经内分泌肿瘤（NET）G3 级的组织学形态和免疫组织化学表现

A. 肿瘤细胞排列成实性巢状和缎带状，伴有纤细血管网，具有分化好的神经内分泌肿瘤典型形态特点；B. 肿瘤细胞形态温和、一致，细胞质颗粒状，染色质细腻，核仁不明显；C. 肿瘤细胞 ATRX 蛋白表达缺失；D. 肿瘤细胞 DAXX 蛋白表达阳性，阳性定位于细胞核；E. 肿瘤细胞 p53 蛋白呈局灶弱阳性表达（野生型）；F. 肿瘤细胞 RB 蛋白表达阳性；G. 不同肿瘤区域的肿瘤增殖活性（Ki-67 阳性指数）有差异；H. 热点区 Ki-67 阳性指数 ＞ 20%（图片引自 2020 版中国胃肠胰神经内分泌肿瘤病理诊断共识）

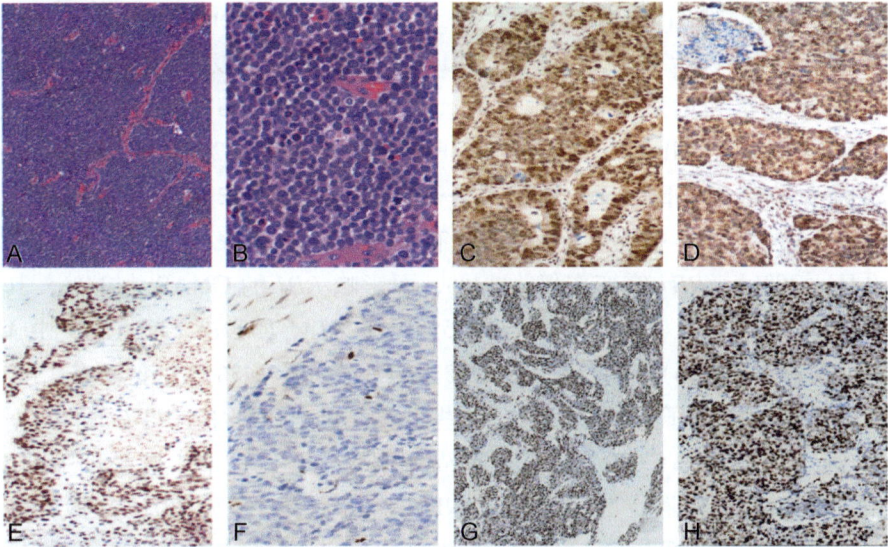

图 1-12 大细胞型神经内分泌癌（NEC）的组织学形态和免疫组织化学表现

A. 肿瘤细胞成实性膨胀性生长，弥漫分布；B. 肿瘤细胞形态一致，胞质少，高核质比，染色质粗，核分裂象易见；C. 肿瘤细胞 ATRX 蛋白表达阳性，阳性定位于细胞核；D. 肿瘤细胞 DAXX 蛋白表达阳性，阳性定位于细胞核；E. 肿瘤细胞 p53 蛋白呈阳性表达（突变型）；F. 肿瘤细胞 RB 蛋白表达缺失；G. 肿瘤区域的肿瘤增殖活性（Ki-67 阳性指数）高、差异小；H. 热点区肿瘤细胞 Ki-67 阳性指数 > 55%（图片引自 2020 年版中国胃肠胰神经内分泌肿瘤病理诊断共识）

　　然而，2020 年 Puccini 等发表一篇 NEN 分子相关的文章，让这一诊断方法的含金量打了折扣。这是目前国内外 GEP-NEN 最大样本量的分子研究，作者将 470 例 GEP-NEN 分为两组，其中低级别组（NET G1 和 NET G2）335 例，高级别组（G3：NEC）135 例，应用二代测序（NGS）方法研究两组病例的分子学通路及差异，结果显示 NET G1、NET G2 级的主要分子通路是 MEN1、ATRX/DAXX、ARID1A 染色体重塑基因异常；NEC 是抑癌基因 TP53 和 RB1 异常，以及部位相关基因 APC 和 KRAS 异常。令人遗憾的是，全文没有 NET G3 的独立数据。分析其原因是文章所收集的是 2013 ～ 2017 年的回顾性病例，在病理分级上采用的是《消化系统肿瘤 WHO 分类标准》（第 4 版）（NET G3 包含在 NEC 里没有独立出来）。也就是说文章得出 NEC 是抑癌基因 TP53 和 RB1 异常的结论中可能会包含部分 NET G3 的数据，这种分组方法得出的研究结果不仅让人深思：NET G3 的分子改变到底是与 NET G1、NET G2 一致，还是会与 NEC 有重叠；我们之前用以鉴别 NET G3 与 NEC 分子改变不同的方法是否一定正确。

2021 年欧洲神经内分泌肿瘤学会（European Neuroendocrine Tumour Society，ENETS）会议上来自意大利的 Milione 教授在大会发言中回顾文献基础上总结：当形态学和增殖活性一致性时，NET G1、NET G2 和 NEC 的分子通路特征是明确的，但 NET G3 的分子特征值得重点研究。2021 年 Venizelos 等分析了 181 例高级别 GEP-NEN 的病理分子特征，其中 152 例 NEC 和 29 例 NET G3。结果显示在 NEC 中，常见突变基因有 *p53*（64%）、*APC*（28%）、*KRAS*（22%）和 *BRAF*（20%），*RB1* 突变率仅为 14%，而影响 *RB1* 的 CNAS 为 34%，其他经常丢失的是 *ARID1A*（35%）、*ESR1*（25%）和 *ATM*（31%）。NET G3 中 *MEN1*（21%）、*ATRX*（17%）、*DAXX*、*SETD2* 和 *TP53*（各 14%）突变较多；NEC 和 NET G3 有很大的分子差异，但也有一些重叠。这个研究中 NET G3 的数据过少（仅 29 例），目前 NET G3 的分子改变尚无明确定论。这对中国病理医师而言，既是挑战同时也是机遇。《中国 GEP-NEN 病理诊断共识》（2013 年版）发表以来，高增殖活性 NET G3 就已经从 NEC 中分离出来，我们有 NET G3 的独立数据，这是我国的优势，如果病理学界能够开展一项多中心合作，将 2013 年至今全国已诊断的 NET G3 病例收集起来，做 NGS 检测，那么 NET G3 的分子图谱或将诞生于中国。

当 NET G3 与 NEC 鉴别诊断困难，尤其是原发病灶与转移病灶形态和分级不一致时，应结合肿瘤的临床病程和进展综合分析。NET 的时空异质性很强，少数 NET 原发灶即存在分级异质性，即同一肿瘤的不同区域存在 NET G1、NET G2、NET G3 共 3 级共存现象。大部分 NET 发生肝转移时转移病灶 NET 分级升高，少数会降级。因为 NET 和 NEC 的分子机制不同，NET 进展过程中 Ki-67 的增加，常见现象是从 NET G1/G2 转变为 NET G3，而不是 NEC。所以，当一个原发病灶是 NET G1/G2，而肝转移病灶 Ki-67 > 55%，甚至高达 70% ～ 80% 时，病理更倾向于用一元论诊断为 NET G3，而不是 NEC。但是，NET G3 是否有可能向 NEC 转化尚不清楚，如果有，那么肿瘤的形态分化、增殖活性、基因改变及疾病进程 4 个方面哪一个指标更具有决定性诊断价值是值得研究的。到底是病理形态和增殖活性权重大，还是分子改变权重大；是从 NET 出现了 NEC 特征性分子事件算起，还是从临床 NET 肿瘤不可控地快速进展算起。这是病理医师和临床医师都将面临的又一个挑战。

（江姜乐　毛卫波）

第四节　神经内分泌肿瘤的基因检测价值

神经内分泌肿瘤（NEN）根据形态分化和肿瘤细胞增殖率大致分为高分化

神经内分泌肿瘤（well differentiated neuroendocrine tumor，WD-NET）和低分化神经内分泌癌（poorly differentiated neuroendocrine carcinoma，PD-NEC）。然而，这种组织病理学分类只能部分体现其异质性。随着近年来靶向治疗与免疫治疗在肿瘤治疗中的快速发展，NEN 患者也需要更精准的分子分型为其提供个体化治疗。

胃肠胰腺神经内分泌肿瘤（gastroenteropancreatic neuroendocrine neoplasm，GEP-NEN）常发生 TP53、Rb1、P16 基因突变。KRAS 突变和 Rb1 缺失是铂类化疗有效的指标。低分化 G3 GEP-NEC 中这 2 个基因突变率较高，因此，虽其具有极度恶性的生物学行为，但对铂类化疗药物具有较高的敏感度。然而，低分化 G3 GEP-NEC 在二线后的治疗选择尚无标准，一线治疗失败则预后极差。此外，在高分化 G3 GEP-NET 患者中，A TRX-DAXX 和 MEN-1 等基因突变更为常见。因此，顺铂联合依托泊苷或卡铂联合依托泊苷对高分化 G3 级 GEP-NET 的有效性存在很大争议。

既往报道 NEN 患者突变频率最高的基因是 TP53（64%）、APC（28%）、KRAS（22%）和 BRAF（20%）。Rb1 基因突变仅占 14%，而影响 Rb1 基因突变的 CNA 占 34%。其他常见的拷贝数丢失是 ARID1A（35%）、ESR1（25%）和 ATM（31%）。在 MYC（51%）和 KDM5A（45%）中发现频繁的扩增/增加。此外，在 66% 的 NEN 样本中还发现了潜在的靶向性改变，即 HG GEP-NEN 的分子差异与形态分化和起源部位有关。BRAF 突变主要见于结肠癌（49%），FBXW7 突变主要见于直肠癌（25%）。152 例 NEC 中有 8 例（5.3%）为微卫星不稳定性（MSI）。NET G3 在 MEN1（21%）、ATRX（17%）、DAXX（14%）、SETD2（14%）和 TP53（14%）有频繁突变。HG-GEP-NEN 与小细胞肺癌的有限相似性和可靶向变异的高比例表明其靶向治疗个性化治疗潜力很大。

早期研究表明，G3 胰腺 WD-NET 的生存时间短于分化良好的 G1 或 G2 级的胰腺神经内分泌肿瘤（p-NET），但长于经典型 PD-NET。然而，Raj N 等的研究结果表明：胰腺神经内分泌肿瘤的临床特征，与病理分化程度无关。事实上，除了不同的肿瘤侵袭性外，G3 的 PD-p-NET 和 WD-p-NET 在基因上也不同。Yachida S 等对 p-NEN 的遗传特征进行研究，发现了其 TP53 和 Rb1 的独特变化。Venizelos A 等的研究发现，与 NEC 相比，G3 NET 的基因变异较少。在 G3 NET 中，TP53 突变占 14%，Rb1 突变占 31%，未发现 KRAS 突变。相比之下，G3 WD-p-NET 包含与染色质重塑有关的基因（MEN1、DAXX、ATRX）和 PI3K/Akt/mTor 途径的变化；这些基因变化与侵袭性较弱的 G1 和 G2 的 WD-p-NET 相似。靶向药物如依维莫司或舒尼替尼等分子靶向药物被用于治疗 p-NET 患者，且在治疗 G3 的 WD-p-NET 的患者在临床应用上更为频繁。

此外，关于 NGS 在 NEN 中的应用，欧洲肿瘤内科学会（ESMO）建议 WD-NEN 患者进行肿瘤突变负荷（TMB）检测，因为可以预测对免疫治疗的反应。肿瘤突变负荷高（≥ 10muts/Mb），错配修复缺陷，微卫星高度不稳定，PD1 和（或）PDL1 高表达的患者可能从免疫治疗中获益。KEYNOTE-158 是一项前瞻性多队列 Ⅱ 期研究，评估了 PD-1 抑制剂帕博利珠单抗在既往接受过治疗的 10 种癌症患者中的活性，包括 NEN。研究表明，肿瘤组织样本 NGS 检测显示 TMB 高（≥ 10muts/Mb）的患者缓解率为 29%，而 TMB 较低的患者缓解率为 6%。

因此，神经内分泌肿瘤基因检测的价值在于是否有相应治疗的靶点，像 *NTRK*、*HL* 这些基因有合适靶向治疗的点，已经有新的临床研究发现相应的靶向药物可以有效地延长患者的生存。另外，患者通过对 TMB 的检测，可以预测其对免疫治疗的反应，从而指导治疗。最后，5% ～ 10% 的 NEN 其发生与遗传因素有关，常为胚系常染色体基因显性突变，包括 *MEN-1*、*RAT*、*VHL* 和 *NF* 基因等。如患者本身的基因是遗传相关型，提示患者家属是有发生相应肿瘤的风险，其子女可以采用相应的基因检测进行早期的诊断。

（樊　滢　郑丽云）

参 考 文 献

邓小强，邹声泉. 阑尾类癌的治疗进展 [J]. 中国医师进修杂志，2009, 3(14): 72-74.

郭林杰，唐承薇. 中国胃肠胰神经内分泌肿瘤临床研究现状分析 [J]. 胃肠病学，2012, 17(5): 276-278.

黄斌，翟梅娟，蔡路兵，等. 阑尾类癌 14 例临床病理分析 [J]. 实用肿瘤学杂志，2006, 20(6): 527-528.

刘丹，沈琳，陆明. 胃神经内分泌肿瘤的诊断和治疗 [J]. 临床肿瘤学杂志，2015, 20(6): 549-554.

刘西山，吕翔隆，贾树范，等. 阑尾类癌的外科治疗 [J]. 中华胃肠外科杂志，2007, 10(5): 486.

田德安. 消化疾病诊疗指南 [M]. 北京：科学出版社，2013.

徐建明，梁后杰，秦叔逵，等. 中国胃肠胰神经内分泌肿瘤专家共识 (2016 年版)[J]. 临床肿瘤学杂志，2016(10): 927-946.

徐艳昤. 胃神经内分泌肿瘤的发病率和预后趋势：一项基于 SEER 数据库和多中心数据的研究 [J]. 中华医学杂志，2022, 102(14):101-109.

中国抗癌协会神经内分泌肿瘤专业委员会，陈洁. 中国抗癌协会神经内分泌肿瘤整合诊治指南 (精简版)[J]. 中国肿瘤临床，2023.

中国临床肿瘤学会神经内分泌肿瘤专家委员会. 中国胃肠胰神经内分泌肿瘤专家共识 (2022 年版)[J]. 中华肿瘤杂志，2022, 44(12): 1305-1329.

中国胃肠胰神经内分泌肿瘤病理诊断共识专家组. 中国胃肠胰神经内分泌肿瘤病理诊断共识 (2013 版)[J]. 中华病理学杂志，2013(10): 691-694.

中国胃肠胰神经内分泌肿瘤病理专家组. 中国胃肠胰神经内分泌肿瘤病理学诊断共识 [J]. 中

华病理学杂志 , 2011(4): 257-262.

中华医学会病理学分会消化疾病学组，中国胃肠胰神经内分泌肿瘤病理诊断共识专家组 . 中国胃肠胰神经内分泌肿瘤病理诊断共识 (2020 版)[J]. 中华病理学杂志 , 2021(01): 14-20.

Basuroy R, Srirajaskanthan R, Prachalias A, et al. Review article: the investigation and management of gastric neuroendocrine tumours[J]. Aliment Pharmacol Ther, 2014, 39(10): 1071-1084.

Bellizzi A M. Immunohistochemistry in the diagnosis and classification of neuroendocrine neoplasms: what can brown do for you?[J]. Hum Pathol, 2020, 96: 8-33.

Calvete O, Reyes J, Zuniga S, et al. Exome sequencing identifies ATP4A gene as responsible of an atypical familial type I gastric neuroendocrine tumour[J]. Hum Mol Genet, 2015, 24(10): 2914-2922.

Coskun H, Bostanci O, Dilege ME. Carcinoid tumors of appendix: treatment and outcome[J]. Ulus Travma Acil Cerrahi Derg, 2006, 12(2): 150-154.

Debelenko LV, Emmert-buck MR, Zhuang Z, et al. The multiple endocrine neoplasia type I gene locus is involved in the pathogenesis of type Ⅱ gastric carcinoids[J]. Gastroenterology, 1997, 113(3): 773-781.

Fomaro R, Frascio M, Sticchi C, et al. Appendectomy or right hemicolectomy in the treatment of appendiceal carcinoid tumors?[J]. Tumori, 2007, 93(6): 587-590.

Goede AC, Caplin ME, Winalet MC. Carcinoid tumor of the appendix[J]. Br J Surg, 2003, 90(11): 1317-1322.

Ito T, Sasano H, Tanaka M, et al. Epidemiologicalstudy ofgastroenteropancreatic neuroendocrine tumors in Japan[J]. J Gastroenterol, 2010, 45(2): 234-243.

Kaltsas G, Rockall A, Papadogias D, et al. Recent advances in radiological and radionuclide imaging and therapy of neuroendocrine tumours[J]. Eur J Endocrinol, 2004, 151(1): 15-27.

Kasajima A, Papotti M, Ito W, et al. High interlaboratory and interobserver agreement of somatostatin receptor immunohistochemical determination and correlation with response to somatostatin analogs[J]. Hum Pathol, 2018, 72: 144-152.

Kovac S, Anderson GJ, Baldwin GS. Gastrins, iron homeostasis and colorectal cancer[J]. Biochim Biphs Acta, 2011, 1813(5): 889-895.

Modlin IM, Lye KD, Kidd M. A 5-decade analysis of 13, 715carcinoid tumors[J]. Cancer, 2003, 97(4): 934-959.

Nagtegaal ID, Odze RD, Klimstra D, et al. The 2019 WHO classification of tumours of the digestive system[J]. Histopathology, 2020, 76(2): 182-188.

O'Donnell ME, Badger SA, Beattie GC. Malignant neoplasms of the appendix[J]. Int J Colorectal Dis, 2007, 22(10): 1239-1248.

Partelli S, Maurizi A, Tamburrino D, et al. GEP-NENS update: a review on surgery of gastro-entero-pan atic neuroendocrine tumors[J]. Eur J Endocrinol, 2014, 171(4): 153-162.

Pham TH, Wolff B, Abraham SC. Surgical and chemotherapy treatment outcomes of goblet cell carcinoid: a tertiary cancer center experience[J]. Ann Surg Oncol, 2006, 13(3): 370-376.

Puccini A, Poorman K, Salem M E, et al. Comprehensive genomic profiling of gastroenteropancreatic neuroendocrine neoplasms(GEP-NENs)[J]. Clin Cancer Res, 2020, 26(22): 5943-5951.

Ramage JK, Davies AH, Ardill J. Guidelines for the management of gaetroenteropanereatic neuroendocrine(including carcinoid)tumours[J]. Gut, 2006, 55(7): 1051-1052.

Robertson RG, Geiger WJ, Davis NB. Carcinoid tumors[J]. Am Fam Physician, 2006, 74(3): 429-434.

Rosenbaum JN, Guo Z, Baus RM, et al. INSM1: A Novel Immunohistochemical and Molecular Marker for Neuroendocrine and Neuroepithelial Neoplasms[J]. Am J Clin Pathol, 2015, 144(4): 579-591.

Safioleas MC, Moulakakis KG, Kontzoglou K. Carcinoid tumors of the appendix prognostic factors and evalua-tion of indications for right hemicolectomy[J]. Hepatogasttoenterology, 2005, 52(61): 123-127.

Shi HY, Chen LH, Zhang Q, et al. Concordance between the Ki-67 Index cutoff value of 55% and differentiation in neuroendocrine tumor and neuroendocrine carcinoma in grade 3 pancreatic neuroendocrine neoplasms[J]. Pancreas, 2020, 49(10): 1378-1382.

Tchana-Sato V, Detry O, Polus M, et al. Carcinoid tumor of the appendix: a consecutive series from 1237appendectomies[J]. World J Gastroenterol, 2006, 12(41): 6699-6701.

Vanoli A, La rosa S, Luinetti O, et al. Histologic changes in type A chronic atrophic gastritis indicating increased risk of neuroendocrine tumor development: the predictive role of dysplastic and severely hyperplastic enterochromaffin-like cell lesions[J]. Hum Pathol, 2013, 44(9): 1827-1837.

Venizelos A, Elvebakken H, Perren A, et al. The molecular characteristics of high-grade gastroenteropancreatic neuroendocrine neoplasms[J]. Endocr Relat Cancer, 2021, 29(1): 1-14.

Waldum HL, Sandvik AK, Idle JR. Gastrin is the most important factor in ECL tumorigenesis[J]. Gastroenterology, 1998, 114(5): 1113-1115.

Wang YH, Lin Y, Xue L, et al. Relationship between clinical characteristics and survival of gastroenteropancreatic neuroendocrine neoplasms: A single-institution analysis(1995—2012) inSouth China[J]. BMC Endocr Disord, 2012, 12: 30.

Yao JC, Hassan M, Phan A, et al. One hundred years after "carcinoid": epidemiology of and prognostic factors for neuroen-docrine tumors in35, 825 cases in the United States[J]. J Clin Oncol, 2008, 26(18): 3063-3072.

第 2 章

胃肠胰腺神经内分泌肿瘤的
综合诊治现状

神经内分泌肿瘤（neuroendocrine neoplasm，NEN）是来源于神经内分泌细胞的一类相对罕见的高度异质性肿瘤，可起源于多个组织和器官，包括垂体、甲状腺、甲状旁腺、皮肤、支气管、肺和胸腺、胃肠和胰腺、肾上腺、生殖泌尿器官等，常见于肺、胃肠道及胰腺，且同一组织或器官起源的 NEN 分类、分级不同时，亦有显著不同的生物学行为。2010 年第 4 版《世界卫生组织（World Health Organization，WHO）消化系统肿瘤分类》针对胃肠胰腺神经内分泌肿瘤（GEP-NEN），在命名规则、分类体系及分级标准等诸多方面都进行了精细修订。根据肿瘤增殖活性，即核分裂数和（或）Ki-67 指数两项指标，分为高分化神经内分泌肿瘤（WD-NET）和低分化神经内分泌肿瘤（PD-NEN）。高分化 NET 被细分为 G1 或 G2 级肿瘤，而低分化 NEC 被认为等同于 G3 级肿瘤。通常采取以疾病分类和分级为指导胃肠胰腺神经内分泌肿瘤的治疗方法，最常用到的治疗手段主要包括手术治疗、放射治疗、化学治疗、生物治疗、介入治疗、分子靶向治疗等，但是在临床实际应用治疗手段时，还是要根据肿瘤的具体发生位置、病理分型、分期、患者自身情况，既要遵循指南规范，又要在多学科协作整合诊治 MDT 至 HIM 基础下进行个体化选择。

一、手术治疗

（一）内镜下治疗

内镜下治疗通常由经验丰富的内科医师或内镜专家进行，并需要充分评估患者的病情和手术适应证。虽然内镜下治疗对于早期诊断和局部治疗效果良好，但对于晚期或转移性神经内分泌肿瘤，往往需要结合其他治疗手段，如手术切除、放疗（放射治疗）和化疗（化疗治疗），以达到更好的治疗效果。内镜下的治疗主要适用于病灶局限于黏膜和黏膜下层，无区域淋巴结和远处转移，病灶最大直径≤ 1cm 的胃、十二指肠及结直肠的低级别（G1/G2 级）、分化好的 NET。目前多种内镜技术包括内镜黏膜下切除术（endoscopic mucosal resection，EMR）、改良 EMR（modified-endoscopic mucosal resection，m-MR）、带结扎装置的 EMR（EMR with ligation device，EMR-L）及内镜黏膜下剥离术（endoscopic submucosal dissection，ESD），均可取得良好效果。

（二）外科治疗

外科治疗是 NEN 综合治疗的重要环节，也是最常用到的一种治疗方式。手术方案的制订需充分考虑患者一般情况、肿瘤功能特点、遗传相关性、肿瘤分级与分期等因素，肿瘤可切除性需借助增强 CT（或 MRI）评估。对功能性肿瘤，还应重点评估患者激素相关症状严重程度，并在围术期行相应治疗。研究显示，GEP-NEN 多为惰性肿瘤，因此转移性疾病也常采用手术治疗。伴有可切除或潜在可切除肝转移的 GEP-NEN 根治性切除（R0，R1）后 5 年总生存率（overall survival，OS）约为 85%。但对于肝转移灶广泛，无法根治性手术切除的无功能无症状晚期 GEP-NEN 的姑息性手术（包括原发灶肿瘤切除或减瘤手术）对于患者的生存获益仍存在争议。

1. **胃（g-NEN）**

（1）Ⅰ型 NEN：最常见表现为小型多发、低级别肿瘤；它们占 g-NEN 患者的 70% ～ 80%，在女性中更常见。建议对直径≥ 1cm 的病变进行切除，在出现阳性边缘或 T2 期时，应考虑局部切除或部分胃切除。

（2）Ⅱ型 NEN：常伴随高胃泌素血症。在治疗方面，首要任务是处理高胃泌素血症，以控制患者的症状并减少潜在的并发症。一旦高胃泌素血症得到控制，接下来的治疗策略将取决于原发灶的情况。根据肿瘤的大小、深度及周围组织的受累情况，可能会选择手术切除或其他治疗方式。

（3）Ⅲ型 NEN：通常在晚期病变中诊断，可能已经扩散到周围的组织或淋巴结。需要进行部分或完全胃切除术，并进行淋巴结清扫术，目的是尽可能地彻底清除肿瘤，减少复发和转移的风险，并延长患者的生存期。而对于直径< 2cm 的肿瘤的治疗是有争议的，并且可能仅适用于一小部分患者。对于小肿瘤，建议进行内镜下切除。

2. **十二指肠（d-NEN）**　对于那些病变较大或更具侵袭性的患者，应考虑进行十二指肠根治性切除术并进行淋巴结清扫。这样的治疗方法可以提供更彻底的病变清除，减少复发和转移的风险，并提高患者的生存率。需要注意的是，尽管内镜下切除是一种较为安全的治疗方法，但也与高风险的并发症相关联，且在某些情况下难以实现根治切除。因此，在制订治疗方案时，应综合考虑患者的具体情况，并根据病变的性质和严重程度来选择最合适的治疗方式。

（1）胰腺（p-NEN）：对于所有直径＞2cm 的病变及产生症状（功能性）或具有放射学侵袭特征的病变，建议进行胰腺切除术并进行淋巴结清扫。美国国立综合癌症网络（National Comprehensive Cancer Network，NCCN）建议在肿瘤直径＞1cm 时考虑进行更积极的切除手术。

（2）小肠（SI-NEN，SB-NEN）：通常不是偶然发现的，而且大多数情况下表现出侵袭特征。由于这种特性，SB-NEN 的治疗始终建议是进行肠道切除术并进行淋巴结清扫。

（3）阑尾（a-NEN）：通常是在阑尾炎术后偶然发现的，术前诊断极为罕见。对于阑尾的所有 GEP-NEN 病变，均建议进行手术切除。对于 G1 级、直径≤1cm、浸润（＜3mm）、位于阑尾底部以外且没有侵袭血管特征的病变，阑尾切除被认为是完整的。对于 G2 级和直径＜2cm 的病变，是否需要简单的阑尾切除或额外进行右半结肠切除（RHC）尚无建议。RHC 适用于直径＞2cm 的肿瘤或非典型组织学病变。直径为 1～2cm 的病变应进行风险评估，并选择适当的治疗方案。与其他类型的 GEP-NEN 的手术治疗相比，阑尾病变的手术切除相对风险最低。

（4）结肠（c-NEN）：通常是高级别且分化不良的，因此，现在推荐对于局限性结肠 NEN 的患者，接受结肠切除术和淋巴结清扫。淋巴结清扫是重要的，因为它是最有力的预后因素之一。

（5）直肠（r-NEN）：通常是小的、低级别的肿瘤，具有低转移风险。因此，大多数没有侵袭迹象的直肠 NEN 可以在内镜检查中切除。然而，对于直径＞1.5cm 且具有侵袭特征的患者，应进行低位直肠前切除术并全肠系膜切除术。随访应基于该病变区域的内镜检查和 MRI。

二、放射治疗

（一）外照射放射治疗

外照射放射治疗（EBRT）在胃肠道癌的治疗中具有公认的作用，可单独使用或与其他方式（如手术或化疗药物）联合使用。它可以在数周内以每日1.8～2.0Gy 的小规模给药，称为常规分割，或作为单一或少量高剂量、空间聚焦的高度适形疗法，分别称为立体定向放射外科（SRS）或立体定向放射治疗（SBRT）。一般而言，EBRT 可作为局限性和非转移性恶性肿瘤患者的主要治疗方式，或缓解症状或最大限度地控制原发性肿瘤或转移灶。尽管有大量关于 EBRT 在其他实体瘤中的疗效和作用的数据，但 EBRT 在 GEP-NEN 中的数据很少。

低级别神经内分泌肿瘤通常被认为对放疗有耐药性，在早期研究中，腹腔内部位的治疗与显著毒性相关。但是，随着技术从全腹部放疗发展到更复杂的计划方法，如调强放射治疗（IMRT）和立体定向方法（SBRT/SRS），放疗的不良反应总体上得到了显著改善。这些技术允许对目标病变的辐射增加生物学有效剂量，同时最大限度地减少对周围正常组织的剂量。数据显示，靶向放疗使用 ^{177}Lu-DOTA0-Tyr 3-Octreotate（Lutathera）作为肽受体放射性核苷酸治疗可显著延长晚期中肠神经内分泌肿瘤患者的无进展生存期。尽管肽受体放射性核苷酸治疗的递送和分割机制明显不同于 EBRT，但也有初步证据表明，强化 EBRT 可能更有效地控制神经内分泌肿瘤。

（二）放射性核素治疗

作为神经内分泌肿瘤的一种治疗方式，已经在临床上显示出一定的疗效，并在某些情况下被证实可以改善患者的生存率。然而，其在不同类型神经内分泌肿瘤中的应用仍需要进一步的研究和验证。同时，安全性问题也需要在治疗过程中得到充分重视。

神经内分泌肿瘤的放射性核素治疗是一种全身放疗形式，通过将靶向放射性核素引导至表达大量生长抑素受体的肿瘤细胞中，来实现对肿瘤的治疗。常用放射性肽 ^{90}Y-DOTATOC：通过结合生长抑素受体（SSTR），靶向肿瘤细胞并释放 β 射线，导致肿瘤细胞的破坏，以及 ^{177}Lu-DOTATATE 与 ^{90}Y-DOTATOC 类似，也通过结合 SSTR 实现靶向治疗，但释放的是 β 射线和 γ 射线，具有更好的影像学特性。

一项随机的 NETTER-1 Ⅲ 期临床研究，比较了 ^{177}Lu-DOTATATE 与高剂量奥曲肽 LAR 在转移性中肠神经内分泌肿瘤患者中的疗效。结果表明，^{177}Lu-DOTATATE 在这种情况下，被证实可以改善患者的生存率。

三、化学治疗

化疗在 G1/G2 级 GEP–NEN 中的应用

在 G1/G2 级别的 GEP-NEN 中，化疗主要适用于胰腺神经内分泌肿瘤（p-NEN）。在一线生长抑素类似物（SSAs）治疗失败后，化疗的选择应基于以下情况：临床症状明显、肿瘤负荷大、快速进展（在近 6～12 个月肿瘤迅速进展并伴有远处转移）、新辅助治疗（化疗可以作为手术前的辅助手段，以缩小肿瘤范围，创造手术条件）。而对 G1/G2 级 GI-NET，不推荐优先选择全身化疗，仅在肿瘤负荷大，快速进展，Ki-67 增殖指数水平较高（＞15%），SSTR 阴性且其他方案（包括生物治疗、靶向药物治疗、PRRT）均失败的情况下才谨慎考虑，推荐方案有卡培他滨联合替莫唑胺（CAPTEM），奥沙利铂联合 5-氟尿嘧啶和亚叶酸钙（FOLFOX）。

1. 化疗方案

（1）链脲霉素（streptozocin，STZ）为基础的化疗：① STZ 联合 5- 氟尿嘧啶（5-FU），是常用的组合方案之一，具有良好的治疗效果。② STZ 联合多柔比星（doxorubicin），是另一种常用的组合方案，有助于提高疗效。

（2）替莫唑胺 ± 卡培他滨（temozolomide ± capecitabine）：在 STZ 为主的化疗失败后，可选择此方案。CAPTEM 方案（temozolomide/capecitabine）被认为在 p-NEN 中或许是优先选择。卡培他滨联合替莫唑胺（CAPTEM）在进行性 GEP-NEN 的治疗中越来越受欢迎，因为在一项初步小型单臂研究中，这种联合用药显示出 70% 的缓解率。尽管不同研究的缓解率存在差异，但总体而言，CAPTEM 联合用药方案在治疗这类肿瘤方面具有潜在的优势和价值。

（3）奥沙利铂（oxaliplatin）为主的化疗方案：奥沙利铂联合 5-FU 或卡培他滨可作为后续的治疗选择。

2. 化疗在 G3 级 NET 中的应用　G3 级 GEP-NET 的治疗策略与 G1/G2 级 NET 或神经内分泌癌（NEC）有所不同。目前尚无统一的标准方案，但已有研究为治疗提供了重要指导。2013 年 NORDIC NEC 研究发现，Ki-67 增殖指数 < 55% 的患者对一线铂类药物为主的化疗敏感度显著低于 Ki-67 增殖指数 ≥ 55% 的患者，敏感度分别为 15% 和 42%，该研究强调了 G3 级 NET 的异质性，提示需要进行个体化治疗。

（1）Ki-67 增殖指数 < 55% 的 G3 级 NET：由于对铂类药物为主的传统化疗不敏感，可参考 G1/G2 级 NET 的治疗方案。推荐方案：替莫唑胺（temozolomide）为主的化疗方案，替莫唑胺单药或联合卡培他滨（CAPTEM 方案）是常用选择。替莫唑胺联合抗血管生成药物的前瞻性临床试验正在进行，初步结果显示良好前景。

（2）Ki-67 增殖指数 ≥ 55% 的 G3 级 NET：这些患者对铂类药物为主的化疗方案敏感，可参考 NEC 的化疗方案。推荐方案：铂类药物为主的化疗，常用组合包括顺铂（cisplatin）或卡铂（carboplatin）联合依托泊苷（etoposide）。该方案在高增殖指数的患者中显示出较高的疗效。

3. 化疗在 NEC 中的应用　NEC 的化疗方案主要参考 SCLC，将铂类药物为主的联合化疗作为一线方案。一线联合方案包括 EP（依托泊苷 + 顺铂）、EC（依托泊苷 + 卡铂）及 IP（伊立替康 + 顺铂）。其中，EP 方案在 NEC 中最常用，ORR 约为 30%，中位生存期 1 年左右。而 EP 方案治疗失败后，可选的二线方案非常有限，可考虑奥沙利铂为主的 FOLFOX（奥沙利铂 + 亚叶酸钙 +5-FU）方案，或伊立替康为主的 FOLFIRI（伊立替康 + 亚叶酸钙 +5-FU）方案，也有小型临床研究探索以替莫唑胺为主的方案作为 EP 治疗失败后的二线方案。而之前 EP 方案敏感，停药超过 3 个月后出现进展的患者，也可考虑再回用 EP 方案。但对于一线铂类药物为基础的化疗方案失败的 NEC，二线化疗的总体有效率较低，不超过 18%。

这些方案应谨慎选择，并根据患者的具体情况进行个体化治疗。通过多学科团队合作，可以优化治疗方案，提高患者的生活质量和生存率。

四、生物治疗

（一）生长抑素类似物

长效奥曲肽及兰瑞肽水凝胶、帕瑞肽是常用的生长抑素类似物（SSA），SSA 通过作用于神经分泌肿瘤细胞表达的 SSTR，发挥抗激素分泌与抗肿瘤增殖双重作用。生长抑素受体包括 5 个亚型，其中 SSTR2 和 SSTR5 是优势受体亚型，也是奥曲肽和兰瑞肽的主要作用靶点。帕瑞肽则可作用于 SSTR1、SSTR2、SSTR3 和 SSTR5。疗效分别在 PROMID 和 CLARINET 两大Ⅲ期临床研究中得到证实。因此，SSA 被推荐作为 SSTR 阳性、生长缓慢且 Ki-67 增殖指数≤10%的晚期 GEP-NEN 和不明原发灶 NEN 的一线治疗方案。对 SSTR 阳性、生长缓慢的肺和胸腺类癌，也推荐 SSA 作为一线治疗。

1. 奥曲肽（octreotide）

（1）作用机制：通过结合生长抑素受体（SSTR），特别是 SSTR2 和 SSTR5，抑制肿瘤细胞的分泌和增殖。

（2）适应证：广泛用于治疗功能性和非功能性 NEN，尤其是控制因激素分泌过多引起的症状，如类癌综合征。

（3）PROMID 研究：这项研究评估了长效奥曲肽（LAR）在转移性中分化 NEN 中的疗效，结果显示其能够显著延长无进展生存期（PFS）。

2. 兰瑞肽（lanreotide）

（1）作用机制：与奥曲肽类似，通过结合 SSTR 抑制肿瘤细胞的生长和分泌。

（2）适应证：主要用于治疗胃肠道和胰腺 NEN，控制激素分泌和延缓肿瘤进展。

（3）CLARINET 研究：评估了兰瑞肽在非功能性中分化和良性 NEN 中的疗效，结果显示其能够显著延长 PFS。

（二）干扰素（IFN）

IFN-α 或长效制剂聚乙二醇 IFN-α-2b 在 NEN 中也可发挥一定抗增殖作用，但主要在早期回顾性研究中用于小肠 NEN。由于 IFN 单药抗增殖作用缺乏前瞻性研究证据，且 IFN 与 SSA 联合也并未显著提高抗增殖效果，一般不推荐将

IFN 作为一线治疗，只有在少数无法接受其他抗瘤药物、多种抗肿瘤方案治疗失败、合并难治性类癌综合征的情况下才谨慎考虑，在使用前也应综合考虑其不良反应。

五、介入治疗

介入治疗作为新兴微创高效方法，是肿瘤治疗的良好手段之一。在神经内分泌肿瘤这一罕见肿瘤领域也有良好疗效，但仍需规范化。肝、淋巴结、骨骼及肺是 NEN 最常见的转移部位。肝转移是 NEN 重要预后不良因素，PROMID 研究和 CLARINET 研究的数据提示，肝内肿瘤负荷大的患者药物治疗效果不佳且 PFS 明显缩短。研究表明，经过成功肝内减瘤的患者药物治疗也可获更好的疗效。

（一）经动脉化疗栓塞术

1. **基本原理**　神经内分泌肿瘤肝转移病灶通常表现出血管增多（如 CT/MRI 上的同质或外周动脉期图像增强所证明），主要来自肝动脉的血液供应。与肿瘤细胞相比，正常肝实质主要从门静脉获得血液供应。经导管动脉栓塞化疗（TACE）是通过将栓塞剂和化疗药物（多柔比星、顺铂、丝裂霉素 C 或链脲佐菌素）直接输送到肿瘤的血液供应动脉中，以达到治疗的目的。这种治疗方法的优势在于能够通过两种方式同时作用于肿瘤组织：一方面，通过将化疗药物直接输送到肿瘤内，可以增强局部的细胞毒性作用，直接杀死肿瘤细胞；另一方面，栓塞剂可以堵塞肿瘤的血液供应动脉，从而降低肿瘤的血液供应，诱导肿瘤缺血和坏死。

2. **并发症风险**　尽管 TACE 是一种有效的肿瘤治疗方法，但也存在一定的并发症风险。例如，TACE 过程可能会导致栓塞后综合征，表现为肝功能异常、发热、腹痛等症状。此外，栓塞剂和化疗药物的使用也可能导致其他不良事件，例如肝功能损害、消化道反应等。据报道，接受 TACE 治疗的患者中，有 2% ~ 6% 的患者会发生严重的不良事件，因此在进行 TACE 治疗时需要谨慎评估患者的适应性，并密切监测治疗过程中的不良反应。

（二）经肝动脉栓塞术

类似于 TACE，经肝动脉栓塞术（TAE）也是通过闭塞肿瘤的供血动脉来控制肿瘤生长。不同之处在于，TAE 不向肿瘤区域输送化疗药物，而是仅使用栓塞剂（如栓塞海绵或栓塞剂）来阻塞血液供应。

（三）射频消融术

射频消融术（RFA）是一种利用高频电流产生的热量来破坏肿瘤组织的方法，适用于局部进展的 GEP-NEN，尤其是对于肝脏中小型转移瘤。通过在肿瘤内部放置射频探头，并向其输送高频电流，可以在肿瘤内部形成高温区域，从而导致肿瘤组织的坏死和消融。根据目前的指南，当存在主要影响肝脏的转移且肝外疾病保持稳定时，建议仅对 G1～G2 级 NET 进行血管和局部区域消融治疗。消融技术专门用于局限性或寡转移性肝病，包括少于 3 个病灶直径≤3cm 或单个病灶＜5cm 的情况，但也可以考虑与肝切除术联合使用。

（四）经皮穿刺无水乙醇注射术

经皮穿刺无水乙醇注射术（PEI）是一种简单而有效的治疗方法，适用于一些小而局部的 GEP-NEN。在这种过程中，通过穿刺肿瘤并向其内部注射无水乙醇或其他硬化剂来导致肿瘤组织的坏死和缩小。

（五）放射性核素治疗

对于一些转移性或不适合手术的 GEP-NEN，放射性核素治疗可以是一种选择。这种治疗通过将放射性核素与肿瘤特异性的靶向分子结合，从而将放射性药物直接传递到肿瘤细胞，减少了对周围正常组织的损伤。

NEN 肝外病灶的介入治疗可采用经血管途径和非血管途径。对肝外病灶的消融而言，孤立性或寡转移肺转移瘤，在充分评估患者全身治疗的疗效后，可进行影像引导下肺部结节消融术。一般直径＜3cm 病灶的肺部病变，可行消融治疗。目前应用较多的手段是微波消融及射频消融等热消融，冷冻消融也是一种疗效可靠的方式。消融方式的选取需要充分评价安全性，避开大血管及支气管等，注意避免胸膜等邻近组织的损伤。

介入治疗通常需要由专业的介入放射科医师或内科医师执行，并需要密切监测患者的反应和疗效。在制订治疗方案时，医师会考虑患者的整体健康状况、肿瘤的特征及可能的不良反应和并发症。

六、分子靶向治疗

目前已有相关研究证明靶向治疗用于治疗不可切除或转移性 GEP-NEN。然而，尽管之前进行了广泛的分析，但 GEP-NEN 尚未出现单一的显性驱动突变。哺乳动物雷帕霉素靶标（mTOR）抑制剂（依维莫司）及酪氨酸激酶抑制剂（舒尼替尼和索凡替尼），两类靶向药物均被推荐为 Ki-67 指数＞10% 或 G2 胰腺 NEN 的首选治疗药物。依维莫司还可用于胃肠 NEN 患者。欧洲肿瘤内科学会（European Society for Medical Oncology，ESMO）指南在此基础上推荐 G3 胰腺 NEN 在使用一线化疗治疗失败后，尝试使用依维莫司或舒尼替尼进行抗肿瘤增殖治疗。

（一）mTOR 抑制剂

研究中发现在胰腺神经内分泌肿瘤中存在 *TSC2*、*PTEN*、*PIK3CA*、*NF1* 或

IRS1 等 mTOR 通路的体细胞突变，因此抑制 mTOR 通路被认为是晚期 GEP-NEN 的潜在治疗策略。在国际多中心随机对照临床研究中，仅 RADIANT-4 纳入了中国患者，该研究结果证实了哺乳动物雷帕霉素靶蛋白（mTOR）抑制剂依维莫司与安慰剂对比，可以显著延长无功能非胰腺晚期 NEN 患者的无进展生存期（progression free survival，PFS），且东亚人群获益与整体人群一致。

（二）酪氨酸激酶抑制剂

NEN 大部分是富血供肿瘤，因此抗血管生成靶向酪氨酸激酶抑制剂（TKI）是 NEN 治疗中应用最广泛的药物之一，也是开展临床试验最多的药物。目前国内外用于 NEN 的 TKI 包括舒尼替尼、索凡替尼、卡博替尼等，不同 TKI 的治疗靶点及对靶点亲和力有所不同，但总体而言，多以肿瘤血管生成关键通路受体 VEGFR 为基础治疗靶点。舒尼替尼是唯一在胰腺神经内分泌肿瘤的随机Ⅲ期试验中评估临床结局的药物。推荐用于进展期 G1/G2 级 p-NET 的治疗，而在 p-NEC 及 GI-NET 中的应用尚无相关研究证据，不推荐将舒尼替尼用于非胰腺来源的 NEN。在 Ⅲ 期安慰剂对照的临床试验 SANET-P 及 SANET-EP 中，新型 TKI 索凡替尼可发挥延长 p-NEN 及胰腺外（包括胃肠、肺、胸腺、不明原发灶）NEN 患者 PFS 的疗效，推荐用于胰腺和胰外 NEN 的抗肿瘤生长治疗。最新发表的 TALENT Ⅱ期临床试验结果表明，另一新型 TKI 仑伐替尼是迄今为止治疗 GEP-NEN 所能获得的最高客观有效率（objective response rate，ORR）的靶向药物，总 ORR 为 29.9%，在 p-NEN 中高达 44.2%，GI-NEN 中为 16.4%。

七、免疫检查点抑制剂治疗

近年来免疫治疗开启了肿瘤治疗的新纪元，免疫检查点抑制剂（immune checkpoint inhibitor，ICI）包括程序性死亡受体（配体）1（programmed death 1/programmed death ligand 1，PD-1/PD-L1）抑制剂、细胞毒性 T 淋巴细胞相关抗原 4（cytotoxic T lymphocyte associated protein 4，CTLA-4）抑制剂等免疫治疗在实体瘤中展现出广阔前景。在胃肠胰腺神经内分泌肿瘤中也有了初步探索，但鉴于 GEP-NEN 的肿瘤异质性和数量较少，现阶段尚未取得突破性进展，ICI 能否带来临床获益尚无定论，仅对已接受规范系统的多线治疗后仍持续进展者，可在综合评估后考虑尝试 ICI 治疗。评估有高度微卫星不稳定（microsatellite instability-high，MSI-H）、错配修复缺陷（mismatch repair deficiency，dMMR）和肿瘤突变负荷高（tumor mutation burden-high，TMB-H）的患者，是潜在的 ICI 获益人群。因此，对既往已接受正规系统治疗但仍持续进展的 NEN 患者，在行上述免疫评估后可考虑尝试以 PD-1/L1 为靶点的免疫治疗。免疫检查点抑制剂单药治疗的有效率极低，KEYNOTE-158 研究纳入 83 例，ORR 也仅为 5%

（95% CI 0.01 ～ 0.12）。Spartalizumab 研究纳入病例数最多，入组共 86 例病例，ORR 仅为 3%（95% CI 0.01 ～ 0.10）。现有的临床研究均聚焦于联合多种药物治疗，包括 2 种免疫检查点抑制剂的联合、免疫检查点抑制剂联合化疗和免疫检查点抑制剂联合抗血管靶向治疗等。如何将 GEP-NEN 从弱免疫原性的"冷肿瘤"转变为具有高突变负荷及新生抗原，富含肿瘤浸润淋巴细胞（tumor infiltrating lymphocyte，TIL）的"热肿瘤"可能是未来关注的方向。临床应根据病理分化分级、免疫标志物、病情进展程度、患者身体状态等综合评估 ICI 免疫治疗的获益人群。

八、特殊靶点治疗药物

对于存在 RET 基因致病突变的 MTC 患者，Ⅲ期临床试验发现，与安慰剂相比，塞普替尼可显著延长 MTC 患者无进展生存期。因此，推荐塞普替尼用于 RET 基因致病突变的 MTC 患者。此外，尚可选择的药物为普拉替尼，但其疗效尚需要Ⅲ期临床试验证实。*BRAFV600E* 突变可见于部分 NEC 患者，约 20% 的结肠 NEC 患者肿瘤中携带该突变。对晚期结肠 NEC，在常规化疗失败后，可检测该位点突变情况，对携带 *BRAFV600E* 突变的患者可使用靶向药物达拉非尼联合曲美替尼。

九、中医治疗

中医中药在 NEN 的综合治疗中发挥一定作用，临床以"扶正抑瘤"为总则，主张分类、分期治疗。在中医临床实践中，中药治疗具有缓解患者临床症状、改善治疗相关不良反应及改善生活质量的作用。在神经内分泌肿瘤治疗领域，中药联合 SSA/ 化疗 / 靶向药物可起到减轻各类药物不良反应的作用。其中，疏木六君子方和芪贞抑瘤方是 NEN 领域现有的有初步循证依据的代表方药，目前疏木六君子方作为 1 型胃 NEN 内镜治疗后的中药辅助治疗，已在国内开展多中心随机双盲安慰剂对照研究。

对于早期可手术治疗的 NEN 患者，中药治疗的范围包括：① 1 型 g-NEN 患者，常见胃内多发、散在、息肉样隆起，推荐内镜下切除治疗，但由于疾病容易复发的特性，反复内镜下切除使患者生活质量下降。此外，由于 1 型胃 NEN 的背景疾病为自身免疫性萎缩性胃炎，临床常伴有饭后饱胀、嗳气等症状。队列研究提示疏木六君子方作为 1 型 g-NEN 内镜治疗后的中药辅助治疗，可减缓复发，改善患者胃部不适、失眠等症状。②胰腺 NEN 术后患者，术后应用中药如芪贞抑瘤方治疗，可改善术后消化不良、腹泻等临床症状。

晚期转移不可手术或不耐受手术的患者，在西医药物治疗的基础上联合中药治疗可一定程度改善治疗相关不良反应：①中药联合 SSA 类药物治疗，SSA 类药物治疗 ORR 较低，且有腹胀、腹泻、胆囊结石等消化道不良反应。中药联合 SSA 类药物治疗可减缓腹泻、腹胀的症状。②中药联合索凡替尼治疗，索凡替尼常见不良反应如高血压、腹泻等，可导致肿瘤患者治疗时减量甚至停药，继而影响抗肿瘤治疗的疗效。中药联合治疗可减轻部分索凡替尼引起的不良反应。例如，索凡替尼相关腹泻临床应用升阳益胃汤加减具有一定疗效。索凡替尼相关高血压除选择恰当的降压药外，可联合中药天麻钩藤饮加减协同控制血压。③中药联合化疗，CAPTEM 方案长期应用后，患者常见乏力、食欲缺乏、易感冒等症状，化疗期间联合扶正抑瘤中药治疗，能提高患者生活质量，改善上述不良反应，芪贞抑瘤方是临床常用方剂。此外，NEC 患者化疗后常出现骨髓抑制、乏力等不良反应，联合中药治疗，也可不同程度减轻化疗不良反应。目前中药治疗循证等级较低，一般推荐中药仍需开展全方位、深层次研究，进一步提高临床疗效及循证等级。

神经内分泌肿瘤（NEN）是一类具有高度异质性的疾病，其研究和进展相较于其他癌种相对缓慢。然而，这一现状为提高对该疾病的认识和推动更多相关临床研究提供了重要契机。通过不断深化对 NEN 的理解和总结临床研究成果，我们能够在未来为 NEN 患者带来更好的治疗效果。

多学科整合诊疗在提供个体化治疗方案方面起着至关重要的作用，并在多种肿瘤的诊治过程中展现了其重要性。NEN 的高度异质性及其复杂的分类、分型和分期特点，决定了多学科诊疗在 NEN 管理中是不可或缺的。具体而言，对于早期胃泌素瘤的诊治，核心多学科团队应包括消化内科、内分泌科、胰腺外科、放射科、核医学科和病理科等；而对于已经发生远处转移的胃泌素瘤患者，多学科团队的核心学科则需要涵盖肿瘤内科和肿瘤介入科等。

多学科整合诊疗的优势在于能够综合各个领域的专业知识，制订出最适合患者的个体化治疗方案。例如，在早期阶段，消化内科和内分泌科的专家可以共同制订诊断和初步治疗计划，而放射科和核医学科则负责精确的影像学评估和核素治疗方案。在手术阶段，胰腺外科和病理科的合作能够确保手术的彻底性和病理评估的准确性。而对于晚期或转移性疾病，肿瘤内科和介入科的介入可以提供化疗、靶向治疗及介入治疗手段。

需要强调的是，多学科诊疗的必要性并不意味着患者的每次就诊都必须经过多学科讨论，而是在患者疾病状态发生或可能发生变化时，通过多学科讨论来确认并制订或调整新的综合治疗方案。这种灵活的诊疗模式能够确保治疗的精确性，从而最大程度地造福患者。例如，当患者的肿瘤标志物水平显著升高或影像学检查显示病情进展时，及时的多学科讨论可以迅速调整治疗策略，避免延误最佳治疗时机。

综上所述，NEN 的综合诊治策略需要多学科团队的紧密合作，通过不断更新的研究成果和临床实践经验，为患者提供最优化的治疗方案。这样的策略不仅能够提高治疗效果，还能显著改善患者的生活质量和长期预后。未来，随着对 NEN 研究的不断深入和多学科诊疗模式的进一步推广，我们有望在这一领域取得更大的突破和进展，从而更好地造福 NEN 患者。

（刘雪妮　黄剑辉）

参 考 文 献

吴文铭，陈洁，白春梅，等. 中国胰腺神经内分泌肿瘤诊疗指南 (2020)[J]. 协和医学杂志，2021, 12(4): 460-480.

中国抗癌协会神经内分泌肿瘤专业委员会. 中国抗癌协会神经内分泌肿瘤诊治指南 (2022 年版)[J]. 中国癌症杂志，2022, 32(6): 545-580.

中国临床肿瘤学会神经内分泌肿瘤专家委员会. 中国胃肠胰神经内分泌肿瘤专家共识 (2022 年版)[J]. 中华肿瘤杂志，2022, 44(12): 1305-1329.

Andreasi V, Partelli S, Muffatti F, et al. Update on gastroenteropancreatic neuroendocrine tumor[J] s. Dig Liver Dis, 2021, 53: 171-182.

Ansquer C, Touchefeu Y, Faivre-Chauvet A, et al. Head-to-head comparison of 18F-DOPA PET/CT and 68Ga-DOTANOC PET/CT in patients with midgut neuro-endocrine tumors[J]. Clin Nucl Med, 2021, 46(3): 181-186.

Caplin M, Sundin A, Nillson O, et al. ENETS consensus guidelines for the management of patients with digestive neuroendocrine neoplasms: Colorectal neuroendocrine neoplasms[J]. Neuroendocrinology, 2012, 95: 88-97.

Chagpar R, Chiang YJ, Xing Y, et al. Neuroendocrine tumors of the colon and rectum: Prognostic relevance and comparative performance of current staging systems[J]. Ann Surg Oncol, 2013, 20: 1170-1178.

Chan J, Kulke M. Targeting the mTOR signaling path way in neuroendocrine tumors[J]. Curr Treat Options Oncol, 2014, 15: 365-379.

Daskalakis K, Karakatsanis A, Hessman O, et al. Association of a prophylactic surgical approach to stage IV small intestinal neuroendocrine tumors with survival[J]. JAMA Oncol, 2018, 4: 183-189.

de Baere T, Deschamps F, Tselikas L, et al. GEP-NETS update: interventional radiology: role in the treatment of liver metastases from GEP-NETs[J]. eur J endocrinol, 2015, 172: R151-R166.

de Mestier L, Lepage C, Baudin E, et al. Digestive neuroendocrine neoplasms(NEN): French intergroup clinical practice guidelines for diagnosis, treatment and follow-up[J]. Dig Liver Dis, 2020, 52: 473-492.

Egger ME, Armstrong E, Martin RC, et al. Transarterial chemoembolization vs. radioembolization for neuroendocrine liver metastases: a multi-Institutional analysis[J]. J Am Coll Surg, 2020,

230: 363-370.

Fan JH, Zhang YQ, Shi SS, et al. A nation-wide retrospective epidemiological study of gastroenteropancreatic neuroendocrine neoplasms in China[J]. Oncotarget, 2017, 8: 71699-71708.

Fave GD, O'Toole D, Sundin A, et al. ENETS consensus guidelines update for gastroduodenal neuroendocrine neoplasms[J]. Neuroendocrinology, 2016, 103: 119-124.

Fields AC, McCarty JC, Lu P, et al. Colon neuroendocrine tumors: A new lymph node staging classification. Ann Surg Oncol, 2019, 26: 2028-2036.

Frilling A, Modlin IM, Kidd M, et al. Recommendations for management of patients with neuroendocrine liver metastases[J]. Lancet Oncol, 2014, 15: e8-e21.

Ghanaati H, Mohammadifard M, Mohammadifard M. A Review of applying transarterial chemoembolization(TACE)method for management of hepatocellular carcinoma[J]. J Fam Med Prim Care, 2021, 10: 3553-3560.

Keane TJ, Rider WD, Harwood AR, et al. Whole abdominal radiation in the management of metastatic gastrointestinal carcinoid tumor[J]. Int J Radiat Oncol Biol Phys, 1981, 7: 1519-1521.

Kiesewetter B, Raderer M. How I treat neuroendocrine tumours[J]. ESMO Open, 2020, 5(4): e000811.

Kulke MH, Horsch D, Caplin ME, et al. Telotristat ethyl, a tryptophan hydroxylase inhibitor for the treatment of carcinoid syndrome[J]. J Clin Oncol, 2017, 35: 14-23.

Kulke MH, Lenz HJ, Meropol NJ, et al. Activity of sunitinib in patients with advanced neuroendocrine tumors[J]. J Clin Oncol, 2008, 26: 3403-3410.

Makary MS, Khandpur U, Cloyd JM, et al. Locoregional therapy approaches for hepatocellular carcinoma: recent advances and management strategies[J]. Cancers, 2020, 12: 1914.

Norlén O, Stålberg P, Öberg K, et al. Long-term results of surgery for small intestinal neuroendocrine tumors at a tertiary referral center[J]. World J Surg, 2012, 36: 1419-1431.

Partelli S, Bartsch DK, Capdevila J, et al. ENETS consensus guidelines for standard of care in neuroendocrine tumours: Surgery for small intestinal and pancreatic neuroendocrine tumours[J]. Neuroendocrinology, 2017, 105: 255-265.

Partelli S, Cirocchi R, Rancoita PMV, et al. A systematic review and meta-analysis on the role of palliative primary resection for pancreatic neuroendocrine neoplasm with liver metastases[J]. HPB, 2018, 20: 197-203.

Pavel M, Gross DJ, Benavent M, et al. Telotristat ethyl in carcinoid syndrome: safety and efficacy in the TELECAST phase 3 trial[J]. Endocr Relat Cancer, 2018, 25: 309-322.

Ramage JK, De Herder WW, Delle Fave G, et al. ENETS consensus guidelines update for colorectal neuroendocrine neoplasms[J]. Neuroendocrinology, 2016, 103: 139-143.

Rault-Petit B, Do Cao C, Guyétant S, et al. Current management and predictive factors of lymph node metastasis of appendix neuroendocrine tumors: A national study from the French group of endocrine tumors(GTE)[J]. Ann Surg, 2019, 270: 165-171.

Raymond E, Dahan L, Raoul JL, et al. Sunitinib malate for the treatment of pancreatic neuroendocrine tumors[J]. N Engl J Med, 2011, 364: 501-513.

Ree AH. Highly proliferative neuroendocrine carcinoma - influence of radiotherapy fractionation on tumor response[J]. Radiat Oncol, 2008, 3: 13.

Ronot M, Clift AK, Baum RP, et al. Morphological and functional imaging for detecting and assessing the resectability of neuroendocrine liver metastases[J]. Neuroendocrinology, 2017, 106: 74-88.

Samlowski WE, Eyre HJ, Sause WT. Evaluation of the response of unresectable carcinoid tumors to radiotherapy[J]. Int J Radiat Oncol Biol Phys, 1986, 12: 301-305.

Sato Y, Hashimoto S, Mizuno K, et al. Management of gastric and duodenal neuroendocrine tumors[J]. World J Gastroenterol, 2016, 22: 6817-6828.

Strosberg J, El-Haddad G, Wolin E, et al. Phase 3 trial of 177Lu-dotatate for midgut neuroendocrine tumors[J]. N Engl J Med, 2017, 376: 125-135.

Strosberg J, Mizuno N, Ddo T, et al. Efficacy and safety of pembrolizumab in previously treated advanced neuroendocrine tumors: results from the phase Ⅱ KEYNOTE-158 study[J]. Clin Cancer Res, 2020, 26(9): 2124-2130.

Tu J, Jia Z, Ying X, et al. The incidence and outcome of major complication following conventional TAE/TACE for hepatocellular carcinoma[J]. Medicine, 2016, 95: e5606.

Yao JC, Fazio N, Singh S, et al. Everolimus for the treatment of advanced, non-functional neuroendocrine tumours of the lung or gastrointestinal tract(RADIANT-4): a randomised, placebo-controlled, phase 3 study[J]. Lancet, 2016, 387: 968-977.

Yao JC, Strosberg J, Fazio N, et al. Spartalizumab in metastatic, well/poorly-differentiated neuroendocrine neoplasms[J]. Endocr Relat Cancer, 2021: ERC-20-0382. R1.

第 3 章

早期胃肠胰腺神经内分泌肿瘤的内镜治疗

第一节　胃神经内分泌肿瘤

一、胃神经内分泌肿瘤的内镜诊断

胃神经内分泌肿瘤（g-NEN）是一组起源于胃的神经内分泌细胞的罕见肿瘤，但随着内镜技术的发展及临床对疾病认识的提高，越来越多的 g-NEN 被发现，发病率呈逐年上升趋势。对于不同类型的 g-NEN，要根据不同的背景疾病、细胞起源及发病机制来充分理解和掌握内镜下的表现，从而进行诊断和鉴别诊断。由于胃的细胞起源、背景疾病及发病机制不同，将 g-NEN 分成了 3 型：Ⅰ型和Ⅱ型为胃泌素依赖的肠嗜铬样细胞（enterochromaffin-like cell，ECL）瘤，Ⅲ型的特征为无特定疾病背景，且来源于所有胃的神经内分泌细胞。

（一）Ⅰ型胃 NEN

多见于女性，通常为 G1 级，极少发生转移。首先，应先识别自身免疫性胃炎的背景黏膜，白光内镜下表现为胃底、胃体广泛萎缩，而胃窦为正常黏膜，也可伴有萎缩。萎缩黏膜在放大窄带成像内镜（magnifying endoscopy with narrow-band imaging，ME-NBI）下可见紧密排列的小圆形和卵圆形小孔，周边围绕网状毛细血管网。与幽门螺杆菌（Helicobacter Pylori，*H.Pylori*）感染引起的颗粒状或乳头状萎缩表现明显不同。在此背景下往往出现多发的不同表型的隆起性病变，包括残存的胃底腺、增生性息肉、早期胃癌及Ⅰ型 g-NEN，内镜医师应该学会识别和鉴别。典型的Ⅰ型 g-NEN 多表现为黏膜下隆起性病变，白光内镜下色泽呈黄色或红色，有时可见中心凹陷。窄带成像技术（narrow-band imaging，NBI）下可见淡茶褐色区域，ME-NBI 见扩张呈脑回样的白区内青色螺旋状异常扩张的上皮下血管。此种 ME-NBI 内镜下表现需与胃底腺型胃癌相鉴别，后者多发生于无萎缩的 *H.Pylori* 阴性胃黏膜背景，且呈单发黏膜下隆起性病变。因此，我们需要从不同背景黏膜、不同细胞起源才能更充分理解不同疾病的内镜表现。Ⅰ型 g-NEN 在超声内镜（endoscopic ultrasonography，EUS）下呈深层黏膜或黏膜下均匀低回声改变。

（二）Ⅱ型胃 NEN

Ⅱ型胃 NEN 占 g-NEN 的 5% ～ 6%，以男性为主。其实质是继发于胃泌素瘤的第 2 种肿瘤。因此，首先要识别高胃泌素血症导致的高胃酸背景黏膜。在白光内镜下胃黏膜通常肥厚肿胀；肥厚的胃皱襞伴大量的胃黏液及高胃酸、黏膜充血、水肿、糜烂和溃疡形成，与肥厚性胃炎及 Borrmann Ⅳ型胃癌很难鉴别，必要时需要用内镜黏膜切除术（endoscopic mucosal resection，EMR）取材活检鉴别。在此种背景黏膜下，胃底和胃体呈多发息肉样或黏膜下隆起样病变，直径多＜ 1cm；肿瘤分级多为 G1 级；转移率为 10% ～ 30%。典型的 EUS 表现为在黏膜及黏膜下层呈低回声改变。

（三）Ⅲ型胃 NEN

Ⅲ型胃 NEN 占 g-NEN 的 14% ～ 25%。多呈散发孤立性肿瘤，直径多＞ 2cm，可以发生于胃的任何部位及无特征性改变的任何胃的背景黏膜，包括正常胃黏膜、*H.Pylori* 感染胃黏膜及自身免疫性萎缩性胃炎黏膜。胃镜下通常单发，可表现为黏膜下肿物、带蒂大息肉、火山口样病变等多种形态。肿瘤分级多为 G2 级；远处转移率约为 50%。内镜检查通常是单一没有特异性的外观，但由于没有绒毛状黏膜，很容易将其与腺瘤区分开来。EUS 下可见肿瘤浸润黏膜下层和固有肌层，常伴有深层浸润和淋巴血管浸润，甚至可以明显累及胃的全层。

（四）胃神经内分泌癌

胃神经内分泌癌（g-NEC）较少见，主要发生于老年男性，平均年龄 60 岁。极度恶性，进展快，绝大多数患者确诊时已有远处转移，总生存期短、预后差。g-NEC 白光内镜下表现为单发、巨大溃疡或球形息肉，病灶直径常＞ 5cm，可发生于胃的任何部位。也可表现为宽基底的息肉样病变，且表面有一层白色覆盖物、糜烂和分叶状改变。另外，肿瘤的主要大体形态呈类似胃癌 Borrmann Ⅱ型实体肿瘤生长模式改变，常侵犯固有肌层或更深，伴有淋巴结及远处转移。因此，从内镜表现上很难与传统的胃腺癌区分。

二、胃神经内分泌肿瘤的内镜治疗

g-NEN 的手术治疗方式涵盖内镜下切除（endoscopic resection，ER）与外科手术。近年来，ER 技术取得了显著进展，其疗效对于早期胃癌等疾病与外科手术相近，并且具备住院周期短、并发症较少等诸多优势。然而，针对 g-NEN 患者，是否能实施 ER 手术还需综合考量患者的肿瘤范围、分型及分化程度等因素。

目前，关于直径＜1cm 及介于 1～2cm 的 I 型 g-NEN 的最佳治疗方案，内镜监测与 ER 两种方法之间仍存在较大的争议。根据《胃肠胰神经内分泌肿瘤诊治专家共识（2020 广州）》的建议，TNM-T1、G1 级、病灶最大径不超过 1cm 的 I 型 g-NEN 患者适宜接受内镜治疗。而 ENETS 则建议对病灶小于 1cm 的 I 型 g-NEN 进行每 1～2 年的随访监测。对于直径介于 1～2cm 的 g-NEN，ENETS 认为若病灶未侵犯黏膜固有肌层，可考虑 ER 治疗；而 NCCN 指南则提出内镜监测或 ER 均可作为治疗选择。

由此可见，当前关于 g-NEN 患者 ER 的适应范围尚未达成统一共识，仍需通过大量的前瞻性研究进行深入探讨与验证。部分学者指出，尽管 ER 是 I 型 g-NEN 的有效治疗手段，但鉴于 I 型 g-NEN 常表现为多发性肿瘤，并非所有肿瘤都能被精准识别并彻底清除，同时患者的原始发病因素仍然存在，复发的风险较高。因此，对 I 型 g-NEN 患者应实施长期的内镜监测。此外，针对复发型和多灶性的 I 型 g-NEN，病灶切除术联合胃窦切除术被证明是有效的治疗策略。

对于 II 型 g-NEN，治疗方案需综合考虑 g-NEN 手术切除及胃泌素瘤的治疗。当胃泌素瘤可切除时，应依据其位置和大小选择恰当的手术方式，如十二指肠局部切除术、胰腺节段切除术或胰十二指肠切除联合淋巴结清扫术等。

值得注意的是，胃泌素瘤的发生常与 MEN1 综合征相关联，患者可能同时出现甲状旁腺、垂体及肾上腺等部位的病变。因此，对于此类患者应进行多学科的综合评估与讨论，以制订个性化的治疗方案。

至于 III 型 g-NEN 的治疗，目前仍存在争议。多项研究表明，III 型 g-NEN 具有高度的侵袭性，无论肿瘤大小，均应考虑实施胃切除术联合淋巴结清扫术，这一观点与 ENETS 的建议相吻合。

肝脏是 g-NEN 转移最常见的部位，减瘤术、射频消融术及肝动脉栓塞术等姑息性治疗手段已被证实有效。然而，目前尚缺乏大型前瞻性研究来比较系统治疗与姑息性治疗对 g-NEN 患者生存获益的影响。因此，在选择治疗方案时，应综合考虑肿瘤的位置、原发灶及转移灶的可切除性等因素，并在必要时进行多学科讨论，以制订最佳的治疗策略。

第二节　十二指肠神经内分泌肿瘤

一、十二指肠神经内分泌肿瘤的内镜诊断

十二指肠神经内分泌肿瘤（duodenal neuroendocrine neoplasm，d-NEN）是一种较为罕见的肿瘤，仅占所有 GI-NEN 的 3.8%。其好发部位主要集中在十二指肠球部和降部，且肿瘤直径通常小于 2cm。在白光内镜下，d-NEN 表现为半球形的微红色息肉，中央常有凹陷。而在 ME-NBI 下，肿瘤表面光滑，但中央凹陷处的隐窝开口消失，白区扩大，取而代之的是青色、螺旋状的粗毛细血管。超声内镜检查术（EUS）检查显示，肿瘤边界清晰，通常为黏膜或黏膜下层的均匀低回声病变，有时甚至可延伸至固有肌层。

低分化 d-NEC 主要发生在 Vater 壶腹的乳头部位，多为无功能性肿瘤，且常表现为小细胞癌。在内镜下，d-NEC 与腺癌难以区分。胃镜下黏膜组织活检是诊断 d-NEN 的常用方法，但由于肿瘤多位于深层黏膜或黏膜下层，活检结果可能为阴性。EUS 在辅助诊断和分期方面具有重要作用，尤其是对于黏膜下的小肿瘤。然而，在实际临床工作中，仅依靠 EUS 也难以发现 d-NEN，通常需要结合生长抑素受体显像（somatostatin receptor scintigraphy，SRS）或镓 -68（[68]Gallium，[68]Ga）PET-CT 来提高检出率。

二、十二指肠神经内分泌肿瘤的内镜治疗

根据 ENETS 指南，对于直径小于 1cm、位于非壶腹周围区域且无淋巴结或远处转移的 d-NEN 患者，推荐采用内镜下切除并定期随访，这类患者的预后通常较好。目前，内镜治疗手段主要包括 EMR、带结扎装置的内镜黏膜下切除术（endoscopic mucosal resection with ligation device，EMR-L）及内镜黏膜下剥离术（endoscopic submucosal dissection，ESD）。然而，EMR 和 EMR-L 的组织学完全切除率相对较低。相比之下，ESD 能够实现肿瘤的整块切除，但同时也伴随着较高的出血和穿孔风险。为预防并发症，可在内镜下使用全覆式夹（over the scope clip，OTSC）或聚乙醇酸片覆盖创面以闭合伤口。此外，十二指肠下乳头区域的肿瘤在 ESD 术后出血率高于上乳头区域，这可能是因为下乳头区域更直接地暴露于消化酶和胆汁中。因此，在处理下乳头区域的 d-NEN 时，需要格外谨慎。值得注意的是，下乳头区域的 d-NEN 起源于胚胎中肠，与空肠和回肠的 NEN 类似，常并发类癌综合征。腹腔镜辅助内镜全层切除术也是治疗 d-NEN 的一种选择。

对于位于 Vater 壶腹或壶腹周围区域的 d-NEN，患者就诊时往往已出现固有肌层侵犯和淋巴结转移，其总体生存率低于其他部位的 d-NEN。该区域肿瘤的生物学行为与其他区域的 NEN 不同，即使直径＜ 1cm，也应考虑外科局部切除并进行淋巴结活检或清扫。对于直径在 1 ～ 2cm 的肿瘤，治疗方式仍存在争议。2021 年 NCCN 指南建议，根据肿瘤是否具有功能及具体部位进行治疗前评估。对于无功能的 G1 或 G2 级、无转移的非壶腹肿瘤，首选内镜或局部切除，并定期随访。

第三节　空回肠神经内分泌肿瘤

一、空回肠神经内分泌肿瘤的内镜诊断

空回肠神经内分泌肿瘤（neuroendocrine neoplasm of the ileum and jejunum，JI-NEN）在所有胃肠道神经内分泌肿瘤中占比较高，为 23% ～ 28%，且大多数小肠 NEN 发生在远端回肠。值得注意的是，20% ～ 30% 的小肠 NEN 患者常伴有转移，尤其是肝脏转移，且多数患者会出现类癌综合征。JI-NEN 的肿瘤直径通常大于 2cm，并且常浸润至固有肌层，甚至已有区域淋巴结转移。由于 JI-NEN 病灶多起源于深层黏膜下层甚至固有肌层，常规内镜检查的灵敏度较低，因此目前在很大程度上难以进行有效的内镜评估。

目前用于小肠 NEN 的内镜检查手段包括结肠镜、胶囊内镜和双气囊小肠镜。尽管结肠镜检查通常会观察回肠末端，但只有当远端空回肠的肿瘤从回盲瓣脱垂至结肠时，才可能通过结肠镜发现病灶。其表现可能为回肠末端的无蒂息肉样改变，或伴有溃疡的隆起型黏膜下病变，与正常黏膜分界清晰，肿瘤质地较硬，表面可能附着凝固物。胶囊内镜和双气囊小肠镜能够评估大多数患者的整个小肠，胶囊内镜的诊断率为 45% ～ 72%，而双气囊小肠镜的诊断率为 30% ～ 80%。

尽管胶囊内镜和双气囊小肠镜在诊断近端空肠和回肠 NEN 方面有一定效果，但它们存在耗时长的缺点。此外，双气囊小肠镜的并发症发病率较高，可能引发小肠穿孔、肠梗阻和胰腺炎等风险。因此，目前尚未得到广泛应用，也不适合作为常规检查手段。相比之下，胶囊内镜是一种非侵入性检查，患者耐受性较好，但无法对小肠 NEN 进行准确定位，且与消化内镜相比，无法对病灶进行活组织检查或切除。

因此，这些内镜技术在诊断小肠 NEN 中的作用仍需进一步评估。然而，对于怀疑 JI-NEN 但在解剖或功能影像学中未发现原发肿瘤的患者，仍建议使用上述检查手段寻找原发灶。

二、空回肠神经内分泌肿瘤的内镜下治疗

目前，对 JI-NEN 的内镜评估与治疗仍存在较大挑战，大多数情况下难以通过内镜手段进行有效治疗。因此，手术切除仍然是 JI-NEN 的标准治疗方式。

第四节　阑尾神经内分泌肿瘤

一、阑尾神经内分泌肿瘤的内镜诊断

阑尾神经内分泌肿瘤（appendiceal neuroendocrine neoplasms，a-NEN）是胃肠道中第 3 常见的神经内分泌肿瘤，通常位于阑尾黏膜下层，好发于阑尾尖端。然而，约 10% 的病例发生在阑尾底部，可能导致梗阻和阑尾炎。a-NEN 病变通常为单发，直径多小于 1cm，而发生在基底部及中部的肿瘤体积相对较大，更容易侵犯阑尾系膜及脉管。由于阑尾位置的特殊性，内镜检查很难对其进行评估，因此不推荐使用结肠镜检查来诊断 a-NEN。

二、阑尾神经内分泌肿瘤的内镜下治疗

目前关于 a-NEN 的内镜治疗研究较少，治疗仍以手术切除为主。由于阑尾位置的特殊性，内镜手段在 a-NEN 的治疗中尚未得到广泛应用。

第五节　结肠神经内分泌肿瘤

一、结肠神经内分泌肿瘤的内镜诊断

结肠神经内分泌肿瘤（colonic neuroendocrine neoplasm，c-NEN）的发病率相对较低。在白光内镜下，c-NEN 的直径通常大于 2cm，表现为淡黄色息肉状或扁平的甜甜圈状病变，可能伴有中央溃疡，也可能表现为肿块样改变。内镜下可表现为无蒂息肉伴中央凹陷，使用靛胭脂染色时，中央凹陷区域和外围边缘分别显示为 V 型腺管和扩张的 II 型腺管。在 ME-NBI 检查下，中央凹陷处腺管缺失，伴有乏血管区，这使得 c-NEN 与结肠腺癌在内镜下很难区分。

二、结肠神经内分泌肿瘤的内镜下治疗

根据 ENETS 指南，对于直径小于 2cm、G1 或 G2 级的 c-NET，建议采用 ESD。但如果内镜无法完全切除肿瘤，或者肿瘤分级为 G3 级，则应考虑外科手

术切除。2013 年，北美神经内分泌肿瘤学会（NANETS）指南将远端 c-NEN 与直肠 NEN 合并，并建议对小 NET 进行内镜下切除。内镜下切除手段包括 ESD 和 EMR，均表现出良好的安全性、有效性和较高的切除率。目前，我国专家共识推荐的 c-NET 手术方案为：对于直径较小（≤ 2cm）的 c-NET，可尝试内镜下治疗。但如果术后病理检查提示切除不完全，或病理分级为 G3 级，则应按照结肠腺癌的标准方案进行部分肠段切除术及淋巴结清扫术。

第六节　直肠神经内分泌肿瘤

一、直肠神经内分泌肿瘤的内镜诊断

纤维结肠镜检查是诊断直肠神经内分泌肿瘤（rectal neuroendocrine neoplasm，r-NEN）最为常规且至关重要的手段。它不仅能够精确地揭示肿瘤的位置、大小、质地及外观特征，还能评估肠道梗阻的程度。更为关键的是，通过纤维结肠镜，医师还能进行病理活检，从而确保对 r-NEN 的准确诊断。研究显示，术前通过肠镜活检，高达 56% 的 r-NEN 得到了正确的诊断。

r-NEN 在内镜下的表现与直肠的腺瘤或增生性息肉有着显著的差异。它们通常呈现为小型且表面光滑的病变，没有蒂，直径通常小于 10mm，并带有正常或略显黄色的黏膜色泽。这些病变位于黏膜的深层，虽然会使黏膜层隆起，但表面的变形并不显著。在病变表面，我们可以观察到圆形腺管形态，并且血管结构并不明显，正如 Sano 所描述的 I 型一样。r-NEN 则更常见于直肠的中段，位置在齿状线上方 4 ～ 10cm 的范围内，且多位于前壁或外侧壁。

值得注意的是，r-NEN 的外观可能相当微妙，只表现为轻微的黏膜隆起。此时，黏膜的 pit 类型（pit pattern）或其缺失便成为区分 r-NEN 与增生性或腺瘤性病变的重要线索，尤其是在采用如 NBI 成像等高级内镜成像技术时。当 r-NEN 的体积增大（直径超过 5mm）时，它们可能展现出一些非典型的特征，如亚蒂、溃疡或新月形外观，以及表面凹陷、糜烂、溃疡和充血等变化。统计显示，约 80% 的 r-NEN 的直径小于 10mm，而仅有 5% 的直径超 20mm。另外，最近的研究报道指出，NBI 内镜观察到的无腺管开口的 pit V 型区域，可能对于检测浸润性 r-NEN 具有潜在的诊断价值。

超声肠镜巧妙地将实时超声技术与常规肠镜技术融为一体。这一创新技术能够更为清晰地展现肠腔内肿瘤及肠壁各层次的细微结构，尤其在对肿瘤侵犯固有肌层深度的判断上，其准确性达到了惊人的 90%。对于那些直径小于 1cm 的 r-NEN，CT、MRI、PET-CT 等常规检查的敏感度往往不尽如人意。而超声

内镜在此情况下则能够大放异彩，不仅能够精准地揭示肿瘤的原发灶，还能有效地评估其转移情况，其敏感度和特异度均稳定在 90% 左右。

二、直肠神经内分泌肿瘤的内镜下治疗

对于直径小于 2cm 的 r-NEN，我们建议先进行超声内镜检查，明确肿瘤对周围组织的浸润深度后，再决定采取镜下局部切除还是经肛门局部切除的方式。根据国际神经内分泌肿瘤学会（ENETS）的共识指南及中国胃肠胰神经内分泌肿瘤专家共识（2016 年版）的推荐，对于直径小于 1cm 且处于 G1 或 G2 期的 r-NET，如果 EUS 结果提示为 T1N0M0，则可选择内镜下切除；若 EUS 提示为 T2N0M0，则推荐进行完整的局部切除。

在内镜治疗技术中，EMR 虽然简便安全，但其 R0 切除率仅为 59.1%，存在切除不完全的风险。为了提升切除效果，临床上开始应用更为先进的帽辅助内镜黏膜下切除术（cap assisted endoscopic mucosal resection，EMR-C）和结扎辅助内镜黏膜下切除术（ligation assisted endoscopic submucosal resection，ESMR-L）。研究表明，与常规 EMR 相比，EMR-C 组的完全切除率显著提高至 94.1%（$P = 0.032$）。在处理 6 ~ 8mm 的 r-NEN 时，EMR-C 组的手术时间明显短于 ESD 组（$P < 0.001$），且不良事件发生率或组织学完全切除率与 ESD 组无显著差异。此外，日本一项多中心研究显示，ESMR-L 在处理直径小于 10mm 的 r-NEN 时，R0 切除率可高达 99.4% ，显示出其在治疗小型 r-NEN 方面的有效性。

环周切开 m-EMR（CI-EMR）和套扎辅助 m-EMR（L-EMR）在切除 r-NEN（直肠神经内分泌肿瘤）方面各有优势。CI-EMR 显示出卓越的整块切除率和完全切除率，分别为 97% 和 94%。L-EMR 在韩国的一项前瞻性研究中大放异彩，其中 77 名接受 L-EMR 治疗的直径 ≤ 10mm r-NEN 的患者，均实现了病变的整块组织学完整切除，即 100% 的成功率。

相比之下，使用双通道胃镜进行的 m-EMR 技术在完全切除率方面表现较为逊色，并且与较高的不良事件发生率相关联。根据一项包含 11 项研究、涉及811 例患者的系统综述和荟萃分析，针对直径 ≤ 10mm 且局限于黏膜层的 r-NEN，m-EMR 在内镜整块切除率和完全组织学切除率上均显著优于传统 EMR。尽管不同术式的安全性相近，但深入分析揭示了一个有趣的现象：在另一项包括277 个任意大小 r-NEN（其中 243 个为常规 EMR，44 个为 m-EMR，如双通道EMR 和 CI-EMR）的多变量分析中，不同技术之间的组织学完全切除率并未展现出显著差异，这表明肿瘤大小是影响组织学完全切除率的关键因素，而与具体的内镜治疗方式无直接关联。

ESD 虽然技术难度较传统 EMR 大，操作过程中若操作不当可能出现穿孔等严重并发症，但其在治疗 r-NEN 方面的效果更佳。一项荟萃分析显示，在治疗直径 ≤ 17mm 的 r-NEN 时，ESD 或改良 EMR（m-EMR，包括双通道 EMR、ESMR-L 和 EMR-C）的 R0 切除率明显高于 EMR 组，而 m-EMR 组和 ESD 组之间无显著差异。然而，ESD 组的操作时间相对较长。尽管如此，两组在并发症或术后复发方面并无明显差异。这些结果提示，在治疗 r-NEN 时，ESD 或 m-EMR 相较于传统 EMR 更具优势，且 m-EMR 的疗效与 ESD 相当。

无论采用何种内镜黏膜下切除技术，在直肠病变切除后，应始终标记 EMR 区域，以便在发现肿瘤切缘的组织学检查未能完全切除时进行挽救治疗。

经肛门内镜显微手术（TEM）被推荐作为内镜下切除不完整的补救手术。该手术结合了内镜、腹腔镜和显微外科技术的优点，能实现对病灶的全层切除，从而在理论上达到完整切除的效果。在处理直肠中上段病变时，TEM 具有显著优势。据报道，对于直径 < 10mm 的 r-NEN，TEM 与 ESD 的完整切除率相近，分别为 100% 和 97%。

（施　骅　潘俊娣　沈增超）

第七节　胰腺神经内分泌肿瘤

一、胰腺神经内分泌肿瘤的内镜诊断

EUS 能够通过胃壁或十二指肠清晰地观察胰腺及其周围结构，是早期诊断 p-NEN 及明确术前分期的重要手段。p-NEN 在 EUS 下的典型表现为椭圆形或类圆形、均匀低回声病灶，边界清晰，可能伴有囊性变或钙化。部分病灶也可能表现为等回声，极少数病灶则可能呈现高回声且边缘不规则。EUS 在诊断 p-NEN 方面具有极高的准确率（98%）、灵敏度（87.2%）和特异度（98%）。与 CT、MRI 和生长抑素受体显像相比，EUS 在识别直径为 2 ～ 5mm 的胰腺微小病灶方面更具优势。

EUS 引导下的细针抽吸术（fine needle aspiration guided by EUS，EUS-FNA）可用于病理诊断及评估肿瘤的恶性程度，从而为制订治疗方案提供依据。研究表明，EUS-FNA 诊断 p-NEN 的敏感度为 98.9%，特异度为 100%，准确率高达 99.9%。EUS-FNA 标本与手术标本的 WHO 分类符合率为 69.2% ～ 77.8%，当排除肿瘤细胞少于 2000 个的标本时，符合率可提高至 90.0%。尽管 EUS-FNA 标本在大多数情况下与手术标本的 Ki-67 分级一致，但仍存在低估 G2 和 G3 级 p-NET 的风险，因此在临床实践中需保持谨慎。

造影增强超声内镜检查术（contrast-enhanced endoscopic ultrasonography，CE-EUS）能够更精确地定位胰腺实质内的血管结构和病变，常用于胰腺局灶性肿块的鉴别诊断。大多数 p-NEN 表现为丰富的血供和高增强，炎性病变则血供丰富且呈均匀增强，而胰腺癌通常为乏血供组织，表现为低增强或延迟增强。研究显示，CE-EUS 诊断 p-NEN 的敏感度为 78.9% ～ 96%，特异度为 82% ～ 98.7%，在一定程度上弥补了 EUS-FNA 的不足。此外，超声造影不仅可以作为诊断工具，还可用于疗效随访的观察指标。一些学者通过应用 EUS 弹性成像、EUS 数字图像分析和胰胆管内超声等技术来提高 p-NEN 的检出率，为鉴别诊断提供更多的依据。

二、胰腺神经内分泌肿瘤的内镜治疗

（一）EUS 引导下注射无水乙醇消融术

无水乙醇瘤内注射通过引起细胞脱水、蛋白质变性及脉管系统栓塞，促使肿瘤组织发生凝固性坏死。早在 2006 年，Jürgensen 等首次报道了在 EUS 引导下对胰岛素瘤进行无水乙醇注射消融术的案例。在该病例中，向肿瘤内注射了 95% 的乙醇，总量为 8ml，随后患者未再出现低血糖发作，且全身状况显著改善。此后，EUS 引导下的无水乙醇消融术逐渐被应用于不适合手术或低恶性度的 p-NEN 患者，并获得了越来越多的肯定，被认为在技术上是安全且可行的。此外，无水乙醇消融术也被广泛用于胰腺囊性病变的治疗。相关研究显示，与外科微创手术相比，无水乙醇消融术治疗胰腺囊性病变更为安全，但其治疗的有效性和安全性仍存在一定的争议。

（二）EUS 引导下注射聚桂醇消融术

聚桂醇是一种具有轻度麻醉作用的硬化剂，因其能够破坏内皮细胞膜并诱导细胞凋亡，从而实现静脉闭塞，被广泛应用于食管静脉曲张的治疗。此外，聚桂醇还具有诸多优势，如不会引起溢出物坏死，无论是在血管内还是血管周围注射均无疼痛感，且无致畸、诱变、致癌或基因毒性等风险。因此，它已被广泛用于治疗肝、肾和甲状腺囊肿，并且其不良反应发生率低于无水乙醇。近年来，多项研究表明，在 EUS 引导下注射聚桂醇治疗胰腺囊性病变是安全、有效且疗效稳定的。然而，目前关于 EUS 引导下注射聚桂醇用于治疗胰腺实性病灶的研究报道还相对较少。

（三）EUS 引导下射频消融术

在现有的消融技术中，EUS 引导下射频消融术（EUS-guided radiofrequency ablation，EUS-RFA）被认为具有最高的可行性和有效性。EUS-RFA 是一种原位肿瘤治疗技术，其核心原理是将电极针插入病灶内部，当射频发生器产生高频电磁波时，病灶组织内的极性分子和离子会因振动和摩擦而升温，温度可达 80 ～ 120℃。这种高温可导致局部组织细胞发生不可逆的热凝固变性和坏死，从而达到破坏病灶的目的。除了直接的热损伤作用外，射频消融术（RFA）的热效应还能激活患者体内的肿瘤特异性 T 淋巴细胞和巨噬细胞，增强机体的抗肿瘤免疫反应。

一项系统回顾研究纳入了 12 项研究共 61 例患者（病灶平均长径为 16mm，其中 30% 为胰岛素瘤），结果显示，EUS-RFA 治疗 p-NEN 的成功率高达 96%，不良事件发生率为 13.7%，尤其对微小 p-NEN 表现出良好的治疗效果。与 EUS 引导下的注射消融相比，EUS-RFA 在操作难度、并发症风险和医疗费用方面均有所增加，但作为一种微创治疗手段，仍具有独特的优势。

目前的研究初步证实，EUS-RFA 是一种安全且可行的新方法，在 p-NEN 的临床治疗中具有一定的应用潜力。然而，仍需通过前瞻性、大样本、多中心以及长期随访的临床研究进一步验证其疗效和安全性。

EUS 引导下的消融治疗有望成为治疗微小 p-NEN（直径＜ 2cm）的重要选择，为那些拒绝手术或无法接受手术的患者提供新的治疗方案，同时避免了手术后可能出现的高风险并发症。然而，目前仍有一些问题有待进一步探索，例如 EUS 引导下注射剂的选择、剂量，注射方式的优化，以及如何平衡剂量相关的效果与不良反应发生率。此外，对于微小 p-NEN（最大径≤ 2cm）及无功能性 p-NEN（NF-p-NEN），是选择积极治疗还是长期随访，以及 EUS 引导下的光动力治疗和激光消融治疗是否适用于 p-NEN 等问题，仍需进一步研究。这些问题需要通过更多、更大样本量的多中心研究和长期随访来解决。

（施　骅　潘俊娣　沈增超）

参 考 文 献

白春梅，徐建明 . 中国胃肠胰神经内分泌肿瘤专家共识 (2022 年版)[J]. 中华肿瘤杂志，2022，44(12): 1305-1328.

江丹玲 . 阑尾神经内分泌肿瘤的诊治进展 [J]. 罕少疾病杂志，2019, 26(2): 109-112.

李洁，张盼盼 . 胃神经内分泌肿瘤的诊治现状 [J]. 中国医师进修杂志，2017, 40: 656-660.

刘雪梅，庹必光 . 胃肠神经内分泌肿瘤的内镜诊断与治疗 [J]. 中华胃肠外科杂志，2021, 24: 854-860.

覃山羽 . 超声内镜在胰腺神经内分泌肿瘤诊治中的新进展 [J]. 中华消化内镜杂志，2022, 39(8): 611-615.

谭煌英 . 胃神经内分泌肿瘤临床分型的共识和争议 [J]. 中华胃肠外科杂志，2017, 20: 977-981.

王玮，周志伟 . 胃神经内分泌肿瘤的外科治疗 [J]. 中华胃肠外科杂志，2021, 24: 849-853.

席娜，丛春莉，青兰，等 . 内镜在结直肠神经内分泌肿瘤诊治中的研究进展 [J]. 医学研究杂志，

2024, 53(1): 16-20.

徐建明, 梁后杰, 秦叔逵, 等. 中国胃肠胰神经内分泌肿瘤专家共识 (2016 年版)[J]. 临床肿瘤学杂志, 2016, 21: 927-946.

中华医学会消化病学分会胃肠激素与神经内分泌肿瘤学组. 胃肠胰神经内分泌肿瘤诊治专家共识 (2020• 广州)[J]. 中华消化杂志, 2021, 41: 76-87.

Barat M, Soyer P, Al Sharhan F, et al. Magnetic resonance imaging may be able to identify the origin of neuroendocrine tumor liver metastases[J]. Neuroendocrinology, 2021, 111: 1099-1110.

Carideo L, Prosperi D, Panzuto F, et al. Role of Combined[(68)Ga]Ga-DOTA-SST analogues and [(18)F]FDG PET/CT in the management of GEP-NENs: A systematic review[J]. J Clin Med, 2019, 8: 1032.

Chen J, Wang A, Ji K, et al. Comparison of overall survival of gastric neoplasms containing neuroendocrine carcinoma components with gastric adenocarcinoma: a propensity score matching study[J]. BMC Cancer, 2020, 20: 777.

Cives M, Strosberg JR. Gastroenteropancreatic neuroendocrine tumors[J]. CA Cancer J Clin, 2018, 68: 471-487.

Daskalakis K, Tsoli M, Karapanagioti A, et al. Recurr-ence and metastatic potential in Type 1 gastric neuroendocr-ine neoplasms[J]. Clin Endocrinol(Oxf), 2019, 91: 534-543.

Delle Fave G, Kwekkeboom DJ, Van Cutsem E, et al. ENETS Consensus Guidelines for the management of patients with gastroduodenal neoplasms[J]. Neuroendocrinology, 2012, 95: 74-87.

Delle Fave G, O'Toole D, Sundin A, et al. ENETS consensus guidelines update for gastroduodenal neuroendocrine neoplasms[J]. Neuroendocrinology, 2016, 103: 119-124.

Delpassand ES, Ranganathan D, Wagh N, et al. (64)Cu-DOTATATE PET/CT for imaging patients with known or suspected somatostatin receptor-positive neuroendocrine tumors: results of the first U. S. prospective, reader-masked clinical trial[J]. J Nucl Med, 2020, 61: 890-896.

Domori K, Nishikura K, Ajioka Y, et al. Mucin phenotype expression of gastric neuroendocrine neoplasms: analysis of histopathology and carcinogenesis[J]. Gastric Cancer, 2014, 17: 263-272.

Dromain C, de Baere T, Lumbroso J, et al. Detection of liver metastases from endocrine tumors: a prospective comparison of somatostatin receptor scintigraphy, computed tomography, and magnetic resonance imaging[J]. J Clin Oncol, 2005, 23: 70-78.

Exarchou K, Stephens NA, Moore AR, et al. New developments in gastric neuroendocrine neoplasms[J]. Curr Oncol Rep, 2022, 24: 77-88.

Filosso PL, Kidd M, Roffinella M, et al. The utility of blood neuroendocrine gene transcript measurement in the diagnosis of bronchopulmonary neuroendocrine tumours and as a tool to evaluate surgical resection and disease progression[J]. Eur J Cardiothorac Surg, 2018, 53: 631-639.

Fukui Y, Kato Y, Okazaki Y, et al. A 3mm gastric neuroendocrine tumor that metastasized to a lymph node[J]. Gan To Kagaku Ryoho, 2018, 45: 1839-1841.

Gluckman CR, Metz DC. Gastric neuroendocrine tumors(carcinoids)[J]. Curr Gastroenterol Rep,

2019, 21: 13.

Hirasawa T, Yamamoto N, Sano T. Is endoscopic resection appropriate for type 3 gastric neuroendocrine tumors? Retrospective multicenter study[J]. Dig Endosc, 2021, 33: 408-417.

Inaba Y, Hijioka S, Iwama I, et al. Clinical usefulness of somatostatin receptor scintigraphy in the diagnosis of neuroendocrine neoplasms[J]. Asia Ocean J Nucl Med Biol, 2022, 10: 1-13.

Johnbeck CB, Knigge U, Loft A, et al. Head-to-Head comparison of(64)Cu-DOTATATE and(68) Ga-DOTATOC PET/CT: A prospective study of 59 patients with neuroendocrine tumors[J]. J Nucl Med, 2017, 58: 451-457.

Kos-Kuda B, Blicharz-Dorniak J, Strzelczyk J, et al. Diagnostic and therapeutic guidelines for gastro-entero-pancreatic neuroendocrine neoplasms(recommended by the PolishNETwork of Neuroendocrine Tumours)[J]. Endokrynol Pol, 2017, 68: 79-110.

Malczewska A, Procner A, Walter A, et al. TheNETest liquid biopsy is diagnostic for gastric neuroendocrine tumors: observations on the blood-based identification of microscopic and macroscopic residual disease OK[J]. BMC Gastroenterol, 2020, 20: 235.

Modlin IM, Kidd M, Bodei L, et al. The clinical utility of a novel blood-based multi-transcriptome assay for the diagnosis of neuroendocrine tumors of the gastrointestinal tract[J]. Am J Gastroenterol, 2015, 110: 1223-1232.

Nagtegaal ID, Odze RD, Klimstra D, et al. The 2019 WHO classification of tumours of the digestive system[J]. Histopathology, 2020, 76: 182-188.

Pak LM, Yang T, Wang J. Further classification for node-positive gastric neuroendocrine neoplasms[J]. J Gastrointest Surg, 2019, 23: 720-729.

Rinke A, Müller HH, Schade-Brittinger C, et al. Placebo-controlled, double-blind, prospective, randomized study on the effect of octreotide LAR in the control of tumor growth in patients with metastatic neuroendocrine midgut tumors: a report from the PROMID Study Group[J]. J Clin Oncol, 2009, 27: 4656-4663.

Roberto GA, Rodrigues CMB, Peixoto RD, et al. Gastric neuroendocrine tumor: A practical literature review[J]. World J Gastrointest Oncol, 2020, 12: 850-856.

Sansone A, Lauretta R, Vottari S, et al. Specific and non-specific biomarkers in neuroendocrine gastroenteropan-creatic tumors[J]. Cancers(Basel), 2019, 11: 1113.

Shah MH, Goldner WS, Benson AB, et al. Neuroendocr-ine and Adrenal tumors, version 2. 2021, NCCN clinical practice guidelines in oncology[J]. J Natl Compr CancNETw, 2021, 19: 839-868.

Stueven AK, Kayser A, Wetz C, et al. Somatostatin analogues in the treatment of neuroendocrine tumors: past, present and future[J]. Int J Mol Sci, 2019, 20: 3049.

van Treijen MJC, Korse CM, van Leeuwaarde RS, et al. Blood transcript profiling for the detection of neuroendo-crine tumors: results of a large independent validation study[J]. Front Endocrinol(Lausanne), 2018, 9: 740.

Vinik AI, Wolin EM, Liyanage N, et al. Evaluation of lanreotide depot/autogel efficacy and safety as a carcinoid syndrome treatment(Elect): A randomized, double-blind, placebo-controlled trial[J]. Endocr Pract, 2016, 22: 1068-1080.

Yu J, Li N, Li J, et al. The Correlation between [(68)Ga]DOTATATE PET/CT and cell proliferation in patients with GEP-NENs[J]. Mol Imaging Biol, 2019, 21: 984-990.

Yu R, Wachsman A. Imaging of Neuroendocrine tumors: indications, interpretations, limits, and pitfalls[J]. Endocrinol Metab Clin North Am, 2017, 46: 795-814.

Zheng X, Guo K, Wasan HS, et al. A population-based study: how to identify high-risk T1 gastric cancer patients?[J]. Am J Cancer Res, 2021, 11: 1463-1479.

Zilli A, Arcidiacono PG, Conte D, et al. Clinical impact of endoscopic ultrasonography on the management of neuroendocrine tumors: lights and shadows[J]. Dig Liver Dis, 2018, 50: 6-14.

第 4 章

胃肠胰腺神经内分泌肿瘤的外科治疗

第一节　胃肠神经内分泌肿瘤外科治疗方式的选择

总的来说，外科治疗是神经内分泌肿瘤综合治疗的重要环节，根治性手术切除是局限期 G1/G2 级胃肠胰神经内分泌肿瘤最主要的治疗方式，不同部位之间存在些许差异。手术方案制订需充分考虑患者一般情况、肿瘤功能特点、遗传相关性、肿瘤分级与分期等因素，肿瘤可切除性需借助增强 CT（或 MRI）评估。对功能性肿瘤，还应重点评估患者激素相关症状严重程度，并在围术期行相应治疗。

在决定局部消化神经内分泌肿瘤是否手术的时候，原发肿瘤的部位是一个重要因素，因为最终的生存率因肿瘤原发部位而不同。

关于胃和胰腺 G1 和 G2 级神经内分泌肿瘤直径为 10 ～ 20mm 的病例，如果内镜下黏膜剥离术和摘除术可操作的话，被认为是标准术式。胃十二指肠 G1 级神经内分泌肿瘤直径＜ 1.5cm 的患者，在总体预后良好的基础上，内镜下切除是安全的。

直径小于 10mm 的胰腺和胃 G1 级无功能性神经内分泌肿瘤可以采用"观察和等待"的策略进行随访。对于直径＞ 20mm 的胰腺和胃神经内分泌肿瘤患者，应该讨论进行手术切除。如果神经内分泌肿瘤位于壶腹周围，体积＞ 15mm，则应行根治性手术加淋巴结清扫术。

结肠原发性神经内分泌肿瘤应作为腺癌进行外科治疗，直肠神经内分泌肿瘤患者必须进行全结肠镜检查，以排除高达 8% 的病例中可能发生的其他结直肠神经内分泌肿瘤。对于直径＜ 15mm 的直肠神经内分泌肿瘤，应考虑内镜黏膜下剥离术（endoscopic submucosal dissection，ESD）或者内镜黏膜下切除术（endoscopic mucosal resection，EMR）。对于初始 R1 级内镜切除的病例，应考虑经肛门内镜显微手术。如果神经内分泌肿瘤超过 20mm，伴有阑尾系膜浸润、淋巴血管浸润或肿瘤分级高，则应考虑行结肠切除术加淋巴结清扫术。在一个大的结直肠神经内分泌癌队列中，通过多变量分析显示，手术是总生存期的一个有益的预后因素。而在另一项研究中，502 例神经内分泌癌 I ～ III 期患者术后 3 年生存率为 40%，而未经手术的患者 3 年生存率仅为 18%。

第二节 胃肠神经内分泌肿瘤的外科治疗

对于局部可切除的消化神经内分泌肿瘤的患者，应考虑手术切除，特别是可进行简单的 R0 级切除者。原发肿瘤是否外科手术切除应始终通过多学科团队讨论来决定。

一、胃神经内分泌肿瘤的治疗

胃神经内分泌肿瘤的治疗选择与分期、分级及肿瘤大小有着密切关系。

（一）1 型胃神经内分泌肿瘤

对肿瘤浸润固有肌层（T2 级）及以上，或伴淋巴结转移的患者，需积极行外科手术。术式可据肿瘤大小、数目、最大病灶所在部位及是否伴淋巴结转移等情况，选择胃局部切除术、胃远端切除＋淋巴结清扫或全胃切除＋淋巴结清扫术等。

（二）2 型胃神经内分泌肿瘤

术前充分评估原发性胃泌素瘤和胃神经内分泌肿瘤位置、大小、浸润深度和可切除性。如胃泌素瘤可切除，应行原发性胃泌素瘤及胃神经内分泌肿瘤的切除。根据患者一般情况及原发性胃泌素瘤（部位／大小）选择不同术式，包括十二指肠局部切除术、胰腺局部切除或肿物剜除术、胰腺节段切除术、胰十二指肠切除术＋淋巴结清扫术、胰体尾切除＋脾切除＋淋巴结清扫术等；对胃神经内分泌肿瘤，同样应基于肿物大小、浸润深度及有无淋巴结转移选择内镜下切除术、胃局部切除术和部分切除 ± 淋巴结清扫术等。

（三）3 型胃神经内分泌肿瘤

术前充分评估肿瘤大小、部位、浸润深度、有无淋巴结转移及远处转移情况。如肿瘤直径＞ 1cm、G2/G3 级、浸润深度 T2 级及以上、伴淋巴结转移时，应行根治性切除＋淋巴结清扫术。

（四）胃神经内分泌肿瘤

鉴于此类肿瘤的高恶性度，对术前未发现明显远处转移的患者，经充分肿瘤评估后应积极进行外科手术治疗，切除范围及淋巴结清扫范围可参照胃腺癌标准（如远端胃大部切除 +D2 淋巴结清扫术、全胃切除 +D2 淋巴结清扫术等），要求手术清扫淋巴结数目≥ 15 枚，以确保清扫范围及精确分期。在考虑手术前应进行 ^{18}F-FDG PET-CT 检查以获得最佳分期。有研究显示，在 2245 例非转移性胃肠胰神经内分泌肿肿瘤 G3 级患者中，行手术切除的患者（1549 例）与未手术的患者相比，手术患者有更好的长期预后（5 年 OS 39% vs 10%）。另一项同类研究报道对 233 例未经手术的消化非转移性 NEC 患者和 233 例消化非转移性神经内分泌癌手术患者之间进行倾向评分匹配，结果显示根治性外科手术与改善生存率显著相关（$P < 0.001$）。

二、肠神经内分泌肿瘤外科治疗

（一）十二指肠神经内分泌肿瘤

十二指肠和空回肠神经内分泌肿瘤较为少见，但是推荐患者进行外科手术切除，特别是肿瘤直径＞ 1cm 的患者。其外科治疗原则应综合考虑肿瘤原发部位、肿瘤大小、浸润深度、分级及是否伴有淋巴结转移。对直径＜ 1cm 位于壶腹周围区域的肿瘤，可采取外科局部切除术，并行淋巴结活检或清扫术；对直径 1 ～ 2cm 的肿瘤，具体治疗方式尚有争议，其中位于壶腹周围区域的肿瘤推荐采用胰十二指肠切除术，对直径 1 ～ 2cm 的十二指肠神经内分泌肿瘤是否进行淋巴结清扫术及清扫区域和数目也存在争议，部分研究建议对壶腹或壶腹周围肿瘤直径＜ 2cm 者，局部切除＋淋巴结清扫术也可以考虑，淋巴结清扫需不少于 8 枚淋巴结，期待更多研究。对直径＞ 2cm 或伴有淋巴结转移的肿瘤，应采取外科手术切除，包括局部切除术或胰十二指肠切除 ± 淋巴结清扫术等。方案选择需考虑十二指肠解剖部位的特殊性及手术的复杂性，建议经充分多学科讨论后合理评估治疗方案。

（二）空回肠神经内分泌肿瘤

对空回肠神经内分泌肿瘤患者，鉴于临床易出现梗阻、出血等症状，应首先考虑根治性 / 姑息性手术切除原发灶及区域淋巴结，推荐淋巴结清扫数目不少于 8 枚。因可能存在多发肿瘤，术中应仔细触摸探查整段空回肠。腹腔镜手术虽然创伤较小，但可能存在切除不完全风险，尤其当肿瘤多发时，其作用并未得到高级别证据支持。因此，对肠系膜区肿瘤转移范围较大及多发性肿瘤而言，腹腔镜手术可能不是合适的术式。

（三）阑尾神经内分泌肿瘤

总体而言，阑尾神经内分泌肿瘤预后较好。目前外科治疗主要焦点在于手术切除范围是单纯阑尾切除术还是以达到肿瘤学根治为目标的扩大手术切除（回盲部切除或右半结肠切除），主要取决于肿瘤大小、肿瘤侵犯深度及病理学分级，尤其是对于直径 1 ～ 2cm 的阑尾 NEN。对直径＜ 1cm 的肿瘤，单纯阑尾切除术多可达到根治目的，只有极少数情况下肿瘤侵犯阑尾系膜＞ 3mm 或位于阑尾根部时，推荐扩大切除右半结肠。对肿瘤直径为 1 ～ 2cm 患者，如存在切缘阳性、淋巴结转移、神经血管侵犯、阑尾系膜浸润直径＞3mm或肿瘤分级为G2/G3级等高危因素，推荐行右半结肠切除术，但近期的大样本回顾性研究提示，对肿瘤直径为1～2cm的阑尾神经内分泌肿瘤，单纯阑尾切除术和右半结肠切除术患者OS并无差别，且既往认为的高危因素，包括淋巴结转移、系膜侵犯范围等均与患者OS无关。因此，右半结肠切除应更加谨慎。而对肿瘤直径＞2cm、或＜2cm但肿瘤为Ki-67较高的G2级或G3级及经病理学检查确诊为低分化的NEC患者，均应扩大至右半结肠切除术。

（四）结肠神经内分泌肿瘤

局限性结肠神经内分泌肿瘤术式的选择与结肠腺癌的术式类似。结肠神经内分泌肿瘤发现时直径＞2cm，浸润深度常超过固有肌层。因此，根治性切除加淋巴结清扫术是常用治疗方式，具体术式可参照结肠腺癌。此外，如内镜下未完整切除肿瘤或病理学检查结果提示为结肠神经内分泌癌时，应追加根治性手术及淋巴结清扫术。

（五）直肠神经内分泌肿瘤

对于直肠神经内分泌肿瘤的外科治疗，肿瘤直径、浸润深度及病理学分级同样是影响治疗决策的最主要因素。对肿瘤直径＜1cm但肿瘤侵犯固有肌层G1/G2级的患者，在排除淋巴结转移后，建议外科局部手术。而对肿瘤直径＞2cm的患者，其发生远处转移的概率显著升高（60%～80%），应行全身影像学检查以排除远处转移，若未发现远处转移，建议行根治性切除术，肿瘤位于中低位者应行全直肠系膜切除术（total mesorectal excision，TME），如直肠前切除术（anterior resection，AR）或腹会阴联合切除术（abdomino-perineal extirpation，APE）；肿瘤位于高位时推荐追加广泛系膜切除术（切除肿瘤下缘至少5cm的直肠系膜）。目前存在较多争议的主要是直径为1～2cm的直肠神经内分泌肿瘤，应兼顾根治及功能保全，建议先行MRI或CT等检查以排除远处转移，如肿瘤未浸润至T2且病理学分级为G1/G2级时，可选用经肛门局部手术，而对肿瘤浸润达到或超过T2者，应选用骶前切除术或TME。对少数病理学检查结果提示为神经内分泌癌而无远处转移者，无论肿瘤直径多大，均按相应部位腺癌术式处理，而对明确发生远处转移的直肠神经内分泌肿瘤患者，手术仅适于缓解局部症状，如梗阻、出血等。

第三节　伴远处转移的胃肠神经内分泌肿瘤的外科治疗

对伴有远处转移胃肠神经内分泌肿瘤，鉴于目前尚无大型前瞻性随机对照研究比较系统治疗和姑息手术对转移性胃肠神经内分泌肿瘤患者的生存获益，外科治疗原则主要根据肿瘤的生物学行为（包括分化、分级、肿瘤大小、部位、侵犯范围等）及多学科讨论的结果而定。针对功能性胃肠神经内分泌肿瘤，基于可控制激素分泌症状及潜在生存获益的考虑，根治性切除及较高程度的减瘤术均可作为选择方案，建议术前给予生长抑素类似物（somatostatin analogue，SSA）控制激素分泌症状，积极预防类癌危象；针对无功能性胃肠神经内分泌肿瘤，在可获得较好的疾病控制、存在肿瘤相关压迫症状、预计可获得较高比例（如90% 以上）减瘤率的情况下，也可考虑行减瘤手术；对肝转移灶的处理，结合肝转移灶的分布情况（如Ⅰ / Ⅱ / Ⅲ型），射频消融术（radiofrequency ablation，RFA）、肝动脉栓塞术、分步手术（two-step surgery）等均可作为可选治疗手段；而对分化程度较高（通常 Ki-67 增殖指数 < 5%）、无肝外病灶、疾病长期控制良好的高选择性患者，肝移植也可作为选择之一。

综上所述，胃肠神经内分泌肿瘤总体外科治疗原则归纳如下：对无远处转移的胃肠神经内分泌肿瘤的治疗应首选根治性手术切除，包括原发灶的完整切除 ± 区域淋巴结清扫。随着新型外科技术和器械的发展，传统开放手术及内镜下切除术、腹腔镜手术及腹腔镜内镜联合手术等微创外科技术在有经验的医师也可作为术式选择。值得重视的是，鉴于部分肿瘤体积较小（如直径 < 2cm）、分化良好（如 G1 级）的胃肠神经内分泌肿瘤的生物学行为相对惰性，以及部分胃肠神经内分泌肿瘤解剖部位的特殊性（如壶腹周围、低位直肠等），在注重肿瘤根治性的同时应强调保全相应器官的功能以提高生活质量。而分化差的神经内分泌癌，鉴于较高的肿瘤恶性度，应严格参照相应部位的腺癌术式行根治性手术及彻底的区域淋巴结清扫。

（罗德胜　姜　川）

第四节　胰腺神经内分泌肿瘤的外科治疗

外科手术是胰腺神经内分泌肿瘤（p-NEN）目前最主要的治疗方法之一。对于这些局部可切除的肿瘤，无论患者是否出现激素相关症状，手术切除通常被认为是首选的治疗方案。因为手术能够有效去除肿瘤，缓解症状，并有助于延长患者生存时间。如果 p-NEN 伴随有远处转移，治疗策略会根据肿瘤的具体情况而有所调整。当原发肿瘤及所有转移灶均可以被切除时，患者应尽可能寻求根治性手术，以期达到彻底治愈的目的。然而，若患者的原发肿瘤可以切除，而转移灶的切除难度较大或无法切除，则需要进行全面的评估，以决定是否进行减瘤手术。减瘤手术的目的是尽量减轻肿瘤负担，缓解症状，并提升患者的生活质量和生存时间。在制订手术策略时，医师应综合考虑多项因素，包括患者的全身健康状态、肿瘤的功能和生物学特征。这些因素包括肿瘤的大小、位置、分化程度及是否产生激素等。此外，医师还需谨慎评估手术的风险与潜在收益，以确保患者在手术后能获得最佳的治疗效果和预后。总的来说，以手术为主的综合治疗策略是 p-NEN 患者得到根治并获得良好远期预后的最佳方法。在多学科团队的共同努力下，治疗方案的个性化规范化能够最大可能地改善患者的治疗效果与生活质量。

一、无功能性胰腺神经内分泌肿瘤的外科治疗

无功能性 p-NEN 生长缓慢且隐匿，部分病灶有局部侵袭性或转移表现，因此具有一定恶性潜力。无功能性 p-NEN 可能会转移至肝脏、骨骼、腹膜、肾上腺、大脑和脾脏。据报道，无功能性 p-NEN 的 5 年总生存率为 26% ～ 58%。无症状的无功能性 p-NEN 手术目的主要是防止肿瘤进一步生长和扩散影响患者生存。对于直径 > 2cm，局部可切除的无功能 p-NEN 均建议行 R0（根治性手术）切除，包括切除肿瘤获得阴性切缘（部分患者可联合脏器切除）和区域淋巴结清扫。对于病灶较小、未累犯血管及周围器官、周围无淋巴结转移且预计分化程度良好的无功能性 p-NEN，可行 R0 切除的基础上行保留器官的切除术式。比如病灶位于胰头部者可行保留十二指肠的胰头切除（Beger 手术）或保留幽门的胰十二指肠切除术；位于胰体尾者可行保留脾脏的胰体尾切除术；位于胰腺颈体部者，可行胰腺节段切除术。对于有恶性表现患者及 p-NET G3 和胰腺神经内分泌癌（p-NEC），建议采用胰腺癌的相关标准进行手术治疗，包括切除肿瘤及邻近器官获得阴性切缘，并清扫区域淋巴结。胰头部肿瘤需要行根治性胰十二指肠切除术。

对于直径 < 2cm 的无功能性 p-NEN 是积极手术还是随诊观察，目前仍有争议。由于部分 p-NEN 患者肿瘤生长缓慢且预后较好，2012 年欧洲神经内分泌肿瘤学会（European neuroendocrine tumor society，ENETS）提出了保守观察策略（watch and wait）。后续也有一系列回顾性研究表明，即对影像学检查证实肿瘤直径 < 2cm 且病灶局限、无淋巴结，无远处转移的无功能 p-NEN，进行定期影像学检查随诊观察安全可行。Sallinen 通过 Meta 分析了 9 项关于直径 < 2cm 的散发无症状 p-NEN 患者的资料，一共随访观察 344 例患者，其中 22% 的患者在随访中肿瘤增大，最终 12% 的患者接受手术治疗，所有患者没有发生淋巴结或远处转移。最近的一项国际前瞻性非随机研究招募无症状的 2cm 内无功能 p-NEN 患者，其中大多数患者进行了主动监测。根据患者意愿，年龄较小、肿瘤直径 > 1cm 及主胰管扩张等因素，有 18.8% 的患者接受了手术切除。在最后一次随访中，只有 2% 的患者出现肿瘤进展，并且没有患者出现病灶远处转移。

因此，很多学者认为对直径＜ 2cm 的散发性无功能 p-NEN 定期随访观察具有安全性。

然而，有学者发现在偶然无功能性 p-NEN 晚期转移或复发患者中，其中肿瘤直径≤ 2cm 的患者接近 8%。另外，Sharpe 等回顾性分析了 380 例直径≤ 2cm 的无功能性 p-NEN 患者的临床资料，发现手术切除组患者总生存期（OS）显著优于保守观察组，进一步分析发现即使为低级别、高分化的患者，手术切除仍有生存获益。也有 Meta 分析从恶变风险的角度研究了 1697 例手术切除的无功能 p-NEN 患者的临床资料，其中肿瘤直径＜ 2cm 者 382 例，结果显示尽管直径＜ 2cm 患者的恶变风险小于直径较大者，但如采取保守观察策略（watch and wait），其在随访中由于恶变带来的风险是获益的 3 倍。因此，有部分学者反对"watch and wait"的策略。

虽然有一定争议，目前国内外指南或专家共识都建议以随诊观察为主基调，结合肿瘤症状、高危因素，手术风险和患者意愿等适时手术处理的建议。国内中华医学会外科学分会胰腺外科学组指南认为对于肿瘤最大径＜ 2cm 的 G1、G2 级 p-NET 患者，可在与患者及家属充分沟通的前提下，每 6 ～ 12 个月进行影像学随访（2B，Ⅰ级推荐）；对 G2 级 p-NET 患者，手术决策应更加积极；而对于随访期内肿瘤显著增长（通常指体积增长 20% 以上）、存在区域淋巴结转移证据或局部侵犯征象、引起胰管扩张或梗阻性黄疸的患者，应及时行手术治疗。北美神经内分泌肿瘤学会（North American neuroendocrine tumor society，NANETS）最近的共识认为，对于肿瘤直径＜ 1cm 的无功能性 p-NEN 患者建议随诊。然而，对于直径为 1 ～ 2cm 的肿瘤，建议根据患者合并症、肿瘤分级、手术切除范围、患者意愿等情况决定是否手术。美国国立综合癌症网络（NCCN）则建议，直径≤ 2cm 的肿瘤随诊观察即可；对于直径≤ 1cm 的肿瘤强烈建议随诊观察。加拿大国家专家组关于非功能性 p-NEN 手术治疗的共识指出，对于直径＜ 2cm 的 p-NEN，如果孤立性病灶，没有侵袭性疾病的证据，Ki-67 较低，并且每 6 个月影像学检查和实验室检查表现稳定，则建议随诊观察。ENETS 建议对直径≤ 2cm 的无功能性 p-NEN，如果肿瘤应为低级别（G2 或更低）、无症状且无可疑恶性影像学依据，建议进随诊监测。如果肿瘤引发症状或者患者有切除意愿，则建议进行手术。主动监测包括每 6 ～ 12 个月进行一次成像检查。

二、功能性胰腺神经内分泌肿瘤的手术治疗

无论肿瘤的大小如何，功能性 p-NEN 患者都应积极接受手术治疗。这一措施不仅有助于改善患者因激素分泌异常而引发的相关症状，还能有效消除或减少患者对药物治疗的依赖，从而提升生活质量。以胰岛素瘤为例，由于其恶性

程度一般较低，通常可以不进行大范围的淋巴结清扫。在手术过程中，医师应尽量保留健康的胰腺组织，减少手术对患者整体胰腺功能的影响。在进行手术之前，医师需要通过影像学检查如 CT、MRI 或超声内镜等手段，对肿瘤进行精确定位，确保在手术中尽可能完整地切除肿瘤。对于那些肿瘤较小、位置表浅，并且距离主胰管超过 3mm 的胰腺神经内分泌肿瘤，可以考虑采用肿瘤剜除术。手术时必须完整切除肿瘤以降低肿瘤复发的风险，消除临床症状，同时要警惕术后可能出现的胰瘘。此外，实施术中超声检查，对于手术中的肿瘤定位非常有帮助，尤其是在处理较小的胰岛素瘤时，它有助于识别多发性病灶和主胰管的位置。对于其他功能性 p-NEN，其通常具有较高的恶性潜能，因此不常推荐仅进行局部切除或剜除术。此类手术的范围应该参考无功能性 p-NEN 的相关原则，并相应地进行区域淋巴结的清扫，以确保患者的最佳治疗效果。

三、遗传性疾病相关的胰腺神经内分泌肿瘤

一些遗传性疾病患者，如希佩尔-林道病（von Hippel-Lindau disease）和多发性内分泌肿瘤综合征（MEN），容易患内分泌系统的肿瘤，其中包括 p-NEN。由于这些遗传性疾病的特点，相关的 p-NEN 往往表现出早发和多发的趋势，因此在进行手术治疗时，需要特别注意手术后残存的胰腺组织仍然存在再发肿瘤的风险。这使得在选择手术对象、手术时机与手术方式时，仍然存在较大的争议与挑战。因此，制订手术策略时，应当通过多学科的讨论，并结合患者的个人意愿进行综合考虑。

针对遗传相关性的胃泌素瘤，由于这种肿瘤往往呈现多发病灶的特点，并且可能同时伴随有胰腺外的病灶，故在评估患者的情况下，若肿瘤最大直径＜2cm，并且接受质子泵抑制剂（PPI）的治疗后能够有效控制激素症状的患者，可以选择进行随访观察。而对于那些最大直径达到或超过 2cm 的患者，手术切除仍然是治疗胃泌素瘤患者的首选方式。此外，针对其他大多数遗传相关功能性 p-NEN，不论肿瘤的大小，目前的推荐仍是采取积极的手术干预，以控制与激素相关的症状，其手术方式与其他散发性功能性 p-NEN 相似。

对于无功能性的遗传相关性 p-NEN，其手术和随访原则可以参考无功能性散发性 p-NENS 患者的治疗策略。

四、局部进展期和转移性胰腺神经内分泌肿瘤的手术治疗

对于严重侵犯周围血管、侵及邻近器官，甚至出现远处转移的 p-NEN，应结合患者的年龄、一般情况、肿瘤的功能特点、病理学分级、转移灶数量及分布等因素，全面评估手术的价值和意义。p-NEN 转移最常见的解剖部位是肝脏。

对处于局部进展期的 G1、G2 级无功能性 p-NET，若肿瘤及受累器官或组织存在切除可能，可考虑行原发灶联合受累器官或组织的扩大切除。一项关于 p-NEN 肝转移的最大规模的前瞻性单机构研究比较了神经内分泌合并肝转移的患者的各项治疗，发现肝转移切除术的中位生存期为 160 个月。与射频消融术 (123 个月)、全身治疗（70 个月）、化疗栓塞术（66 个月）或观察（38 个月）相比，接受肝切除术的患者的中位总生存期显著提高。

对预计无法实现 R0、R1 切除的患者，有效的减瘤手术（通常指切除 90% 以上的病灶，含原发灶及转移灶）可缓解患者的临床症状并可能改善其远期预后。姑息性切除术可用于缓解继发于激素分泌的功能综合征和肿瘤压迫引起的症状，甚至可缓解生存获益。一项纳入Ⅳ期 p-NEN 患者的研究显示，5 年总生存率提高至 56.6%，而非手术治疗患者的 5 年总生存率为 23.9%。这些结果与 SEER 数据库的随访研究结果相似，该研究发现，转移性 p-NEN 至肝脏的患者，Ⅰ期切除术使 5 年总生存率提高至 67.9%，而未接受切除术的患者为 22.3%。即使对于更广泛的胰腺手术，如胰十二指肠切除术联合转移切除术，也可以使得患者生存获益。

特别是在肝转移灶不可切除的情况下，切除原发性胰腺肿瘤也使得患者生存获益。在最近的一项多中心回顾性研究发现接受原发性肿瘤切除术的Ⅳ期 PNENS 患者的 5 年生存率为 65.4%，而非手术治疗为 47.8%。单纯的原发灶切除亦有可能延长转移性 p-NEN 患者的术后生存时间。

原发灶不可切除且合并肝转移，通常不推荐仅行转移灶切除。对处于局部进展期或转移性的 G3 级 p-NET 及 p-NEC，手术的价值亦存在较大争议；若手术可预防或治疗严重的肿瘤相关并发症（如出血、消化道梗阻、胆道梗阻等）且保守治疗无效，则推荐行姑息性手术治疗。

（张　坤）

参 考 文 献

吴文铭，陈洁，白春梅，等 . 中国胰腺神经内分泌肿瘤诊疗指南 (2020)[J]. 中华外科杂志，2021.

中国临床肿瘤学会神经内分泌肿瘤专家委员会 . 中国胃肠胰神经内分泌肿瘤专家共识 (2016 年版)[J]. 临床肿瘤学杂志，2016, 21: 927-946.

中国临床肿瘤学会神经内分泌肿瘤专家委员会 . 中国胃肠胰神经内分泌肿瘤专家共识 (2022 年版)[J]. 中华肿瘤杂志，2022.

Abdel-Rahman O, Fazio N. Outcomes of small-cell versus large-cell gastroenteropancreatic neuroendocrine carcinomas: A population-based study[J]. J Neuroendocrinol, 2021, 33(5): e12971.

Barenboim A, Lahat G, Nachmany I, et al. Resection versus observation of small asymptomatic nonfunctioning pancreatic neuroendocrine tumors[J]. J Gastrointest Surg, 2020, 24: 1366-1374.

Castillon JC, Gordoa TA, Bayonas AC, et al. SEOM-GETNE clinical guidelines for the diagnosis and treatment of gastroenteropancreatic and bronchial neuroendocrine neoplasms(NENs)(2022) [J]. Clin Transl Oncol, 2023, 25(9): 2692-2706.

Chawla A, Williams RT, Sich N, et al. Pancreaticoduodenectomy and metastasectomy for metastatic pancreatic neuroendocrine tumors[J]. J Surg Oncol, 2018, 118: 983-990.

Chen L, Chen J, Zhou Z. Interpretation of the latest guidelines in the treatment of gastrointestinal neuroendocrine neoplasms[J]. Zhonghua Wei Chang Wai Ke Za Zhi, 2016, 19(11): 1201-1204.

China Anti-Cancer Association Committee of Neuroendocrine. China anti-cancer association guideline for the diagnosis and treatment of neuroendocrine neoplasms(abridged version)[J]. Chin J Clin Oncol, 2023, 50(8): 385-397.

Chua TC, Yang TX, Gill AJ, et al. Systematic review and meta-analysis of enucleation versus standardized resection for small pancreatic lesions[J]. Ann Surg Oncol, 2016, 23: 592-599.

Dasari A, Mehta K, Byers L A, et al. Comparative study of lung and extrapulmonary poorly differentiated neuroendocrine carcinomas: A SEER database analysis of 162, 983 cases[J]. Cancer, 2018, 124(4): 807-815.

Dasari A, Shen C, Devabhaktuni A, et al. Survival according to primary tumor location, stage, and treatment patterns in locoregional gastroenteropancreatic high-grade neuroendocrine carcinomas[J]. Oncologist, 2022, 27(4): 299-306.

de Mestier L, Lepage C, Baudin E, et al. Digestive neuroendocrine neoplasms(NEN): french intergroup clinical practice guidelines for diagnosis, treatment and follow-up(SNFGE, GTE, RENATEN, TENPATH, FFCD, GERCOR, UNICANCER, SFCD, SFED, SFRO, SFR)[J]. Dig Liver Dis, 2020, 52(5): 473-492.

Di Leo M, Poliani L, Rahal D, et al. Pancreatic neuroendocrine tumours: the role of endoscopic ultrasound biopsy in diagnosis and grading based on the WHO 2017 classification[J]. Dig Dis, 2019, 37(4): 325-333.

Fairweather M, Swanson R, Wang J, et al. Management of neuroendocrine tumor liver metastases: long-term outcomes and prognostic factors from a large prospective database[J]. Ann Surg Oncol, 2017, 24: 2319-2325.

Falconi M, Bartsch DK, Eriksson B, et al. ENETS Consensus Guidelines for the management of patients with digestive neuroendocrine neoplasms of the digestive system: well-differentiated pancreatic non-functioning tumors[J]. Neuroendocrinology, 2012, 95: 120-134.

Falconi M, Eriksson B, Kaltsas G, et al. ENETS consensus guidelines update for the management of patients with functional pancreatic neuroendocrine tumors and non-functional pancreatic neuroendocrine tumors[J]. Neuroendocrinology, 2016, 103: 153-171.

Fields AC, Lu P, Vierra BM, et al. Survival in patients with high-grade colorectal neuroendocrine carcinomas: the role of surgery and chemotherapy[J]. Ann Surg Oncol, 2019, 26(4): 1127-1133.

Gastrointestinal Hormones and Neuroendocrine Oncology Group, Digestive Branch, Chinese Medical Association. Expert consensus on diagnosis and treatment of gastroenteropancreatic neuroendocrine neoplasm(2020, Guangzhou)[J]. Chin J Dig, 2021, 41(2): 76-87.

Gaujoux S, Partelli S, Maire F, et al. Observational study of natural history of small sporadic non-functioning pancreatic neuroendocrine tumors[J]. J Clin Endocrinol Metab, 2013, 98: 4784-4789.

Halfdanarson TR, Rubin J, Farnell MB, et al. Pancreatic endocrine neoplasms: epidemiology and prognosis of pancreatic endocrine tumors[J]. Endocr Relat Cancer, 2008, 15: 409-427.

Haynes AB, Deshpande V, Ingkakul T, et al. Implications of incidentally discovered, nonfunctioning pancreatic endocrine tumors: short-term and long-term patient outcomes[J]. Arch Surg, 2011, 146: 534-538.

Howe JR, Merchant NB, Conrad C, et al. The North american neuroendocrine tumor society consensus paper on the surgical management of pancreatic neuroendocrine tumors[J]. Pancreas, 2020, 49: 1-33.

Iihara M, Kanbe M, Okamoto T, et al. Laparoscopic ultrasonography for resection of insulinomas[J]. Surgery, 2001, 130: 1086-1091.

Jensen RT, Berna MJ, Bingham DB, et al. Inherited pancreatic endocrine tumor syndromes: advances in molecular pathogenesis, diagnosis, management, and controversies[J]. Cancer, 2008, 113: 1807-1843.

Jin KZ, Xu J, Chen J, et al. Surgical management for non-functional pancreatic neuroendocrine neoplasms with synchronous liver metastasis: A consensus from the Chinese Study Group for Neuroendocrine Tumors(CSNET). Int J Oncol, 2016, 49: 1991-2000.

Kjaer J, Clancy TE, Thornell A, et al. Benefit of primary tumor resection in stage Ⅳ, grade 1 and 2, pancreatic neuroendocrine tumors: a propensity-score matched cohort study[J]. Ann Surg Open, 2022, 3: e151.

Kleine M, Schrem H, Vondran FW, et al. Extended surgery for advanced pancreatic endocrine tumours[J]. Br J Surg, 2012, 99: 88-94.

Kulke MH, Shah MH, Benson AB, 3rd, et al. Neuroendocrine tumors, version 1. 2015[J]. J Natl Compr CancNETw, 2015, 13: 78-108.

Lewis A, Raoof M, Ituarte PHG, et al. Resection of the primary gastrointestinal neuroendocrine tumor improves survival with or without liver treatment[J]. Ann Surg, 2019, 270(6): 1131-1137.

Lin C, Dai HM, Hong XF, et al. The prognostic impact of primary tumor resection in pancreatic neuroendocrine tumors with synchronous multifocal liver metastases[J]. Pancreatology, 2018, 18: 608-614.

Massironi S, Rossi RE, Zilli A, et al. A wait-and-watch approach to small pancreatic neuroendocrine tumors: prognosis and survival[J]. Oncotarget, 2016, 7: 18978-18983.

Mou Y, Wang ZY, Tan CL, et al. The role of primary tumor resection in patients with pancreatic neuroendocrine tumors with liver metastases[J]. Front Oncol, 2022, 12: 838103.

Munoz de Nova JL, Hernando J, Sampedro Nunez M, et al. Management of incidentally discovered appendiceal neuroendocrine tumors after an appendicectomy[J]. World J Gastroenterol, 2022, 28(13): 1304-1314.

Partelli S, Massironi S, Zerbi A, et al. Management of asymptomatic sporadic non-functioning pancreatic neuroendocrine neoplasms no larger than 2 cm: interim analysis of prospective AS-

PEN trial[J]. Br J Surg, 2022, 109: 1186-1190.

Partelli S, Ramage JK, Massironi S, et al. Management of asymptomatic sporadic nonfunctioning pancreatic neuroendocrine neoplasms(ASPEN) < /=2 cm: study protocol for a prospective observational study[J]. Front Med(Lausanne), 2020, 7: 598438.

Pavel M, Oberg K, Falconi M, et al. Gastroenteropancreatic neuroendocrine neoplasms: ESMO Clinical Practice Guidelines for diagnosis, treatment and follow-up[J]. Ann Oncol, 2020, 31(7): 844-860.

Pellicano R, Fagoonee S, Altruda F, et al. Endoscopic imaging in the management of gastroenteropancreatic neuroendocrine tumors[J]. Minerva Endocrinol, 2016, 41(4): 490-498.

Ramage JK, De Herder WW, Delle Fave G, et al. ENETS consensus guidelines update for colorectal neuroendocrine neoplasms[J]. Neuroendocrinology, 2016, 103(2): 139-143.

Ricci C, Casadei R, Taffurelli G, et al. Sporadic Small(< /=20 mm)Nonfunctioning Pancreatic Neuroendocrine Neoplasm: is the Risk of Malignancy Negligible When Adopting a More Conservative Strategy? A Systematic Review and Meta-analysis[J]. Ann Surg Oncol, 2017, 24: 2603-2610.

Rosenberg AM, Friedmann P, Del Rivero J, et al. Resection versus expectant management of small incidentally discovered nonfunctional pancreatic neuroendocrine tumors[J]. Surgery, 2016, 159: 302-309.

Sallinen V, Le Large TY, Galeev S, et al. Surveillance strategy for small asymptomatic non-functional pancreatic neuroendocrine tumors-a systematic review and meta-analysis[J]. HPB(Oxford), 2017, 19: 310-320.

Sarmiento JM, Heywood G, Rubin J, et al. Surgical treatment of neuroendocrine metastases to the liver: a plea for resection to increase survival[J]. J Am Coll Surg, 2003, 197: 29-37.

Saxena A, Chua TC, Perera M, et al. Surgical resection of hepatic metastases from neuroendocrine neoplasms: a systematic review[J]. Surg Oncol, 2012, 21: e131-e141.

Sharpe SM, In H, Winchester DJ, et al. Surgical resection provides an overall survival benefit for patients with small pancreatic neuroendocrine tumors[J]. J Gastrointest Surg, 2015, 19: 117-123；discussion 123.

Singh S, Dey C, Kennecke H, et al. Consensus Recommendations for the Diagnosis and Management of Pancreatic Neuroendocrine Tumors: Guidelines from a Canadian National Expert Group[J]. Ann Surg Oncol, 2015, 22: 2685-2699.

Solorzano CC, Lee JE, Pisters PW, et al. Nonfunctioning islet cell carcinoma of the pancreas: survival results in a contemporary series of 163 patients[J]. Surgery, 2001, 130: 1078-1085.

Sorbye H, Grande E, Pavel M, et al. European neuroendocrine tumor society(ENETS)2023 guidance paper for digestive neuroendocrine carcinoma[J]. J Neuroendocrinol, 2023, 35(3): e13249.

Thornblade LW, Warner SG, Melstrom L, et al. Does surgery provide a survival advantage in non-disseminated poorly differentiated gastroenteropancreatic neuroendocrine neoplasms?[J]. Surgery, 2021, 169(6): 1417-1423.

Tsoli M, Spei ME, Wallin G, et al. Association of a palliative surgical approach to stage IV pancreatic neuroendocrine neoplasms with survival: a systematic review and meta-analysis[J]. Cancers(Basel), 2020, 12.

Wu JJ, Sun C, Li EL, et al. Non-functional pancreatic neuroendocrine tumours: emerging trends in incidence and mortality[J]. BMC Cancer, 2019, 19: 334.

Wu L, Sahara K, Tsilimigras DI, et al. Therapeutic index of lymphadenectomy among patients with pancreatic neuroendocrine tumors: A multi-institutional analysis[J]. J Surg Oncol, 2019, 120: 1080-1086.

Yang M, Zeng L, Zhang Y, et al. Surgical treatment and clinical outcome of nonfunctional pancreatic neuroendocrine tumors: a 14-year experience from one single center[J]. Medicine(Baltimore), 2014, 93: e94.

Yates CJ, Newey PJ, Thakker RV. Challenges and controversies in management of pancreatic neuroendocrine tumours in patients with MEN1[J]. Lancet Diabetes Endocrinol, 2015, 3: 895-905.

第5章

胃肠胰腺神经内分泌肿瘤的新辅助及术后辅助治疗

第一节　胃肠胰腺神经内分泌肿瘤的新辅助治疗

一、概述

胃肠胰腺神经内分泌肿瘤（GEP-NEN）是一组起源于胃肠胰腺神经内分泌细胞具有显著异质性的肿瘤，在临床上相对少见。不同基因表型、分化程度、病理学类型、分期、分级和临床特征的 GEP-NEN 治疗及预后差异较大。GEP-NEN 包括高分化胃肠胰腺神经内分泌肿瘤（gastroenteropancreatic neuroendocrine neoplasm，GEP-NEN）和低分化胃肠胰腺神经内分泌癌（gastroenteropancreatic neuroendocrine carcinomas，GEP-NEC），两者的生物学行为截然不同。

新辅助治疗在 GEP-NEN 患者综合治疗中的作用日益受到重视。越来越多的研究结果显示：新辅助治疗有助于提高恶性肿瘤 R0 切除率及消灭微转移灶，但是否提高 GEP-NEN 患者总生存率尚未可知。新辅助治疗原则在于选择合适患者，在合适时机，通过合理治疗方式为 GEP-NEN 患者带来生存获益。但是，新辅助治疗能否延长 GEP-NEN 局部进展期患者的疾病无进展生存时间，提高总生存率，尚未可知。目前，新辅助治疗在 GEP-NEN 患者中的治疗指征、方案选择、疗效及预后评估等方面仍存争议，临床应用尚处于探索阶段。在本章中，我们结合国内外相关指南，对近年来针对 GEP-NEN 新辅助治疗及转化治疗的循证医学证据作系统梳理，旨在为指导 GEP-NEN 患者的个体化、精准化、规范化的综合治疗提供参考。

二、G1 和（或）G2 级胃肠胰腺神经内分泌肿瘤

（一）局部可切除的高分化 G1 和（或）G2 级 GEP-NET

目前主流观点认为，局部可切除的高分化 G1 和（或）G2 级 GEP-NET 应

直接行手术而无须行新辅助治疗。

（二）局部进展期及远处转移的高分化 G1 和（或）G2 级 GEP-NET

对于局部进展及远处转移的高分化 G1 和（或）G2 级 GEP-NET 患者，NCCN 指南、ENETS 指南及中国指南对其是否需要接受新辅助治疗和（或）转化治疗均未作明确推荐。因其生物学行为相对惰性，且现阶段缺乏足够有效的循证医学证据，因此，目前认为局部可切除的高分化 G1 和（或）G2 级 GEP-NET 应直接行外科手术而无须行新辅助治疗。

对于肿瘤负荷大、手术切除难度高的患者，可进行新辅助治疗来实现降级、降期，从而提高手术 R0 切除率。新辅助治疗方案包括：①若患者生长抑素显像阳性和（或）合并激素综合征，可考虑使用奥曲肽或兰瑞肽等长效生长抑素类药物。② NCCN 指南指出若生长抑素显像阳性，应用长效生长抑素类药物后肿瘤进展，可考虑使用 ^{177}Lu-DOTATATE PRRT 核素治疗，其安全性较好。ENETS 指南也建议若远处转移的 G1 和（或）G2 级 GEP-NET 使用长效生长抑素类似物、分子靶向药物或一线化疗失败，可考虑使用 ^{177}Lu-DOTATATE PRRT 核素治疗。③胰腺是我国居民 NET 发生比例最高的部位，约占 31.5%。依维莫司或舒尼替尼等分子靶向药物仅适合胰腺神经内分泌肿瘤（p-NET）。④如上述治疗均失败，可行化疗。

NCCN 指南和 ENETS 指南均推荐针对 p-NET 应用替莫唑胺联合卡培他滨（CAPTEM 方案）作为一线化疗方案。有研究结果显示，细胞增殖指数 Ki-67 为 10% ～ 40% 的亚组人群中，CAPTEM 方案具有良好抗肿瘤效果。上述指南也推荐针对 p-NET 一线应用链脲霉素联合 5- 氟尿嘧啶。上述方案中替莫唑胺及链脲霉素均是以烷化剂为基础的组合。不推荐对胃肠神经内分泌肿瘤应用上述化疗方案，除非 Ki-67 > 15%、生长抑素显像阴性或存在恶性生物学行为。

三、G3 级胃肠胰腺神经内分泌肿瘤

G3 级 NET 的恶性程度高于 G1、G2 级 NET，2021 版 NCCN 指南首次对 G3 级 NET 的治疗进行了单独讨论，并且根据其生物学行为大致分为两大类：生物学行为可能较好的 G3 级 NET 和生物学行为可能较差的 G3 级 NET。前者主要表现为 Ki-67 指数 < 55%、生长速度相对较慢和肿瘤在 ^{68}Ga/^{64}Cu 标记生长抑素类似物 PET-CT 上呈阳性摄取的肿瘤。在治疗上，对于生物学行为可能仍较好的 G3 级 NET，考虑行原发灶切除及区域淋巴结清扫；而对于生物学行为可能较差的 G3 级 NET，目前几乎没有高质量的临床证据，可考虑行原发灶切除及区域淋巴结清扫或新辅助化疗后行手术切除，然而，NCCN 指南实际上更推荐此类患者直接进入临床试验，不过临床上这类患者相对较少。

（一）高分化 G3 级胃肠胰腺神经内分泌肿瘤

1. 局部可切除的高分化 G3 级 GEP-NET　对于局部可切除、生物学行为良好的 G3 级 GEP-NET 应先行外科手术而无须行新辅助治疗。对于生物学行为不良的局部可切除 G3 级 GEP-NET 患者，如 Ki-67 ≥ 55%、生长抑素显像阴性、肿瘤短期进展迅速，NCCN 指南推荐患者行新辅助化疗后再行肿瘤根治性切除联合区域淋巴结清扫术。临床上，可选的新辅助化疗方案主要有以下 2 种：① CAPTEM 方案。②奥沙利铂为主的方案（FOLFOX 方案、CAPEOX 方案）。

2. 局部晚期及远处转移的高分化 G3 级 GEP-NET

（1）生物学行为相对良好高分化 G3 级 GEP-NET：患者生物学行为相对良好（Ki-67 < 55%、生长抑素显像阳性、肿瘤进展较缓慢），肿瘤负荷较高，临床症状明显，可尝试选择以下全身性新辅助治疗和（或）转化治疗方案：① ^{177}Lu-DOTATATE PRRT 核素治疗，最适合中肠来源的 NET，p-NET 也可尝试。②依维莫司或舒尼替尼等分子靶向药物仅适合 p-NET 患者。③化疗方案同局部可切除的高分化 G3 级 GEP-NET，首选替莫唑胺单药或 CAPTEM 方案，也可考虑 FOLFOX 方案。多中心回顾性研究结果显示，FOLFOX 方案在客观缓解率和疾病控制率方面占优势，而 CAPTEM 方案在中位无进展生存时间方面占优势。顺铂联合依托泊苷（EP 方案）或卡铂联合依托泊苷对高分化 G3 级 GEP-NET 的有效性存在很大争议，因为 GEP-NET 很少发生 *Rb1*、*TP53* 和 *KRAS* 基因突变。④免疫治疗，使用 PD1 抑制剂帕博利珠单克隆抗体。肿瘤突变负荷高（≥ 10muts/Mb），错配修复缺陷，微卫星高度不稳定，PD-1 和（或）PD-L1 高表达的患者可能从免疫治疗中获益。⑤若患者生长抑素显像阳性和（或）合并激素综合征，可考虑使用奥曲肽或兰瑞肽等长效生长抑素类药物。

（2）生物学行为不良高分化 G3 级 GEP-NET：患者生物学行为不良（Ki-67 ≥ 55%、生长抑素显像阴性、FDG-PET 检查结果浓聚、肿瘤进展迅速），NCCN 指南推荐以下新辅助治疗方案。①化疗：包括 CAPTEM 方案，FOLFOX 方案，CAPEOX 方案，伊立替康为主的方案（FOLFIRI 方案），伊立替康联合顺铂（FOLFIRINOX 方案），EP 方案或卡铂联合依托泊苷。优选上述哪个方案目前仍有较大争议。②免疫治疗：PD-1 抑制剂帕博利珠单克隆抗体适合肿瘤突变负荷高（≥ 10muts/Mb）的患者，或 PD-1 抑制剂纳武利尤单克隆抗体联合细胞毒性 T 淋巴细胞相关抗原 4（cytotoxic T lymphocyte-associated antigen 4，CTLA-4）抑制剂伊匹木单克隆抗体。

此外，如条件允许可选择针对肝转移灶的局部治疗，如栓塞化疗、RFA、选择性内放射治疗、立体定向体部放射治疗等。也可针对有症状的骨转移患者行姑息性局部放射治疗。

（二）低分化 G3 级胃肠胰腺神经内分泌癌

1. 局部可切除的低分化 G3 级 GEP-NEC　目前对于局部可切除低分化 G3 级 GEP-NEC 的治疗策略仍有很大争议。可根据患者个体情况行新辅助化疗后再行肿瘤根治性切除联合区域淋巴结清扫术，也可直接行化疗、放疗或者联合放化疗。理论上，先行新辅助治疗可能会消灭肿瘤微转移病灶，减少复发转移率，改善预后。临床上，新辅助化疗方案按照 NCCN 指南及 ENETS 指南均首选 EP 方案或卡铂联合依托泊苷。有研究结果显示，*KRAS* 突变和 *Rb1* 缺失是铂类化疗有效的指标。低分化 G3 级 GEP-NEC 中这 2 个基因突变率较高，其类似于小细胞肺癌的生物学特性也侧面印证 EP 方案的价值；备选方案多推荐 FOLFOX 方案、CAPEOX 方案，伊立替康为主的方案（IP 方案、FOLFIRI 方案）和 CAPTEM 方案。低分化 G3 级 GEP-NEC 在二线后的治疗选择尚无标准，若一线治疗失败则预后极差。

2. 局部晚期及远处转移的低分化 G3 级 GEP-NEC　对于局部晚期及远处转移的低分化 G3 级 GEP-NEC，除需要姑息性手术处理出血、梗阻等肿瘤相关并发症，通常不推荐手术。但是也有观点提出，先行新辅助治疗可以筛选出进展迅速及预后不良的患者，由此可避免患者不能获益的手术。其他患者若实现肿瘤降期或者达到手术探查要求时，可考虑手术探查。手术治疗能否给这类患者带来生存获益，仍需要更多的临床研究进一步检验。

GEP-NEC 的新辅助治疗在各大指南中推荐意见均不明晰，在临床工作中，亟须通过多学科诊断与治疗讨论严格把控指征并优化治疗策略，选择最佳适宜人群，进行个体化、精准化、规范化的治疗，最终达到改善患者预后、提高生命质量的目的。总的来说，新辅助治疗的原则在于选择合适患者，在合适时机，通过合理治疗方式为 GEP-NEC 患者带来最大的生存获益，亟须开展高质量的前瞻性随机对照试验。

（程适妙）

第二节　胃肠胰腺神经内分泌肿瘤的术后辅助治疗

一、概述

神经内分泌肿瘤（NEN）是一类起源于肽能神经元和神经内分泌细胞，具有神经内分泌分化并表达神经内分泌标志物的少见肿瘤，可发生于全身各处，以胃肠胰及肺 NEN 最常见。国内外研究数据均提示，目前 NEN 的发病率在不断上升。NEN 分为功能性和非功能性，在病理学上根据其分化程度分为高分化神经内分泌肿瘤（WD-NET）和低分化神经内分泌癌（PD-NEC），并将 NET 分为 G1、G2、G3 共 3 级。我国人群以胰腺神经内分泌肿瘤（p-NEN）占比最高，且近年来发病率增长最快，外科手术作为治疗胰腺神经内分泌肿瘤（p-NEN）最有效的方法得以广泛应用，但如何进一步提升手术疗效、降低术后复发率的问题仍有待进一步探索。

对于手术切除的胃肠胰腺神经内分泌肿瘤（GEP-NEN）患者，仍缺乏支持辅助治疗的高水平证据。辅助治疗旨在最大程度杀死残存的微小病灶、微转移或循环肿瘤细胞。2021 年版 CSCO-NEN 指南建议对有淋巴结转移、神经脉管受侵、胰管扩张、肿瘤直径 > 4cm 等高危复发因素的 p-NET G2 级患者，可考虑术后辅助治疗，且推荐选择 SSA（针对 SSTR 阳性的患者）。但是，目前对 p-NET 围术期治疗仍有不少争议。多项研究证实，围术期治疗并不能改善 p-NET 患者 OS。未来的研究应专注于可能从辅助治疗获益的高危人群，并根据肿瘤异质性进行临床研究设计，开展更多前瞻性的 p-NET 辅助治疗研究。目前中国 p-NEN 指南仅推荐对高级别 p-NET 和 p-NEC 患者进行术后辅助治疗，对于 G1/G2 级的 p-NET 患者不作常规推荐。此外，术后辅助治疗仅在分化差、分期晚、肿瘤负荷高等具有高危复发因素的患者中考虑。

对于无功能、分化好的 p-NET 术后复发患者，应该选择系统治疗还是局部治疗？意大利的一项研究提示，术后首次复发采用系统治疗和采用局部治疗的 1 年 PFS 率分别为 78% 和 50%，提示首次复发患者应优先考虑系统治疗，避免直接选择局部治疗。日本的单中心回顾性研究也提示，对一线治疗有反应或接受过 ≥ 3 种治疗方案是不可切除 p-NET 的有利预后因素。从这些复发性疾病的治疗研究中可以看到系统治疗的获益特征，可能有助于术后辅助治疗的人群筛选。

目前，p-NET 患者的术后辅助治疗仍缺乏高质量循证医学证据，对于需要术后辅助治疗患者的优选方案及人群尚无标准。

二、胃肠胰腺神经内分泌肿瘤术后复发现状

根治性切除术是 p-NEN 的首选治疗，但术后患者仍存在一定的复发风险。21%～42% 的 p-NEN 患者在术后发生复发，我国居民 p-NEN 术后的总体复发转移率高达 13.7%～36.2%。此外，p-NEN 的 5 年复发率（39.6%）高于小肠（33.8%）及总体（33.5%）GEP-NEN。p-NEN 术后早期复发率（≤ 18 个月）显著高于晚期复发（> 18 个月），且多为远处转移。高分化 p-NEN 根治性切除术后综合复发率为 13%，非功能性 p-NEN 为 21%。既往研究分析了 1994—2012 年 936 例 GEP-NEN 患者临床数据，中位随访时间为 46.8 个月，发现 p-NEN 初次手术后复发率高于小肠和其他部位，3 年、5 年、10 年复发率分别为 26.5%、39.6%、

57%。另一项研究分析了 1997—2016 年 1020 例接受 p-NEN 手术切除的患者，154 例（15.1%）在中位随访 34.7 个月后出现复发，肝脏和残余胰腺是最常见的复发部位，其他复发部位包括远处淋巴结、腹膜、肺、腹膜后等，且复发高峰为术后 2 年内。

发生远处转移的 p-NEN 患者 5 年生存率不超过 30%。一项日本单中心回顾性研究显示，NET G3 级患者的中位生存时间仅为 34 个月，远短于 NET G1（261个月）和 NET G2（132 个月）患者，约有 26% 的根治性患者在术后 28.7 个月出现复发。一项意大利单中心回顾性研究则显示，中位随访 71 个月时 12.3% 的患者出现复发，包括肝转移（11.1%）、局部复发（2.3%）、淋巴结复发（2.1%）和其他器官转移（1.6%）。此外，多因素分析显示，肿瘤直径＞ 2cm、G3、N1、脉管侵犯患者的复发风险显著增加。

晚期患者主要存在肝脏转移复发的风险，因此建议 p-NEN 患者长期随访10 年以上。

三、胃肠胰腺神经内分泌肿瘤术后复发高危因素

目前，尚无高级别证据证实 p-NEN 术后辅助治疗疗效，临床上对于 p-NEN 根治术后的患者也没有标准术后辅助治疗方案。由于数据有限，辅助治疗通常在多学科团队（MDT）指导下进行。

（一）人口学特征

1. 高龄　年龄已被证明在很多肿瘤中是较差生存时间和疾病进展时间的有力预测因素。Chouliaras 等表明年龄（$P=0.002$）是复发的预测因子，但更多文献未见年龄与复发差异有统计学意义。

2. 血型　De Rycke 等研究表明 O（RhD+）型血患者在 p-NEN 根治性切除后复发风险可能降低，考虑与 ABO 糖基转移酶或糖基化模式及肿瘤坏死因子 α（TNFα）/ 细胞间黏附分子 1（ICAM1）的改变相关，但其确切的潜在机制尚未得到充分研究。

3. 血糖　研究显示 p-NEN 术前血糖异常与疾病晚期、长期预后不良相关，以及术后糖尿病恶化的患者复发风险增加。代谢综合征通常定义为肥胖、血压升高、血糖升高和血脂异常，初步根治性切除后，代谢综合征不影响复发风险，但与早期复发和复发后更差的预后相关。而在另一些研究中，术前血糖＞5.6mmol/L，以及术后糖尿病新发或恶化被认为与复发风险增加独立相关，但使用二甲双胍可降低复发风险。

（二）肿瘤学特征

p-NEN 患者的复发高危危险因素主要包括：分级、分期、大小、坏死、淋

巴结转移、淋巴结阳性率、局部侵犯、周围神经浸润等肿瘤病理特征。一项韩国多中心回顾性研究显示，切缘（R1 和 R2 的 HR 分别为 2.438 和 3.721）、分级（G2 和 G3 的 HR 为 3.864 和 7.352）、淋巴结累犯（N1 HR 为 2.273）是复发危险因素。一项欧洲多中心研究显示，淋巴结检出数与肿瘤分级、切缘、神经侵犯、微血管浸润相关，N0、N1、N2 患者的 3 年 DFS 率分别为 92%、72%、50%；而且当淋巴结检出 > 12 枚时，不同阳性淋巴结数对复发的预测效果更好。另一项美国 US-NETSG 的回顾性研究同样显示不同阳性淋巴结数患者的 5 年 RFS 不同，且总淋巴结检出数 ≥ 8 枚时对生存的区分度更好。

在多因素分析中，肿瘤大小是预测早期复发的显著因素，而肿瘤分级（G1 vs G2）是预测晚期复发的显著因素。来自中韩 18 家机构的研究显示，肿瘤直径 > 1.5cm、淋巴结转移是 OS 预后因素，神经侵犯、Ki-67 ≥ 3% 是 RFS 预后因素；对于 Ki-67 < 3%、无淋巴结转移、肿瘤直径 ≤ 1.5cm 的患者可以进行观察。一项分析了 168 例 p-NEN（90% 为 G1/G2）患者的研究显示，有 46% 和 23% 的患者肿瘤存在显著纤维化、浸润性生长，而且这两种特征可以显著降低 RFS 率和 OS 率。一项日美研究发现，肿瘤大小（直径 > 3.5cm）、囊性成分（< 50%）、主胰管直径（≥ 5mm）等术前影像学表现，可以预测淋巴结转移风险，从而确定是否进行区域淋巴结清扫。另一项意大利的研究显示，双示踪剂 PET-CT 有助于分级判断，但不能完全预测淋巴结转移，缺乏对直径 < 2cm NF-p-NEN 治疗决策的能力。

（三）血液循环标志物

血小板与淋巴结细胞比值、中性粒细胞与淋巴细胞比值、γ- 谷氨酰转移酶与淋巴细胞比值指数、^{18}F-FDG PET 的 SUV_{max}、术前 CgA 升高、高 CD68 评分、低 LKB1、UCHL1 或 α- 内联蛋白阴性、HDAC5 上调、DAXX/ATRX 缺失、端粒选择性延长、基于 MGMT、NDRG-1 和 PHLDA-2 IHC 的表达评分也被认为是复发高危因素。复旦大学附属肿瘤医院的研究显示，肿瘤浸润性中性粒细胞是 NF-p-NEN 独立且不利的预测因子；肿瘤浸润性血小板是可切除 p-NEN 的 RFS 和 OS 独立预后因素。来自日本的多中心回顾性研究显示，NLR > 3.41 的患者有更高的 Ki-67 指数、有丝分裂计数、病理分级、淋巴结转移率等，与 RFS 更差相关。国内一项多中心回顾性研究显示，对于根治性切除的 p-NEN 患者，术前空腹血糖（FGG）> 5.6mml/L 与较差的 OS 和 RFS 相关。

（四）影像与放射学特征

随着影像学技术的发展，p-NEN 术前评估更加细致而全面，主要包括 CT、MRI 及氟 -18 标记氟代脱氧葡萄糖正电子发射断层扫描 / 计算机断层扫描（^{18}F-FDG PET-CT）等。Okabe 等定义了"不规则形状和（或）增强"的肿瘤，发现其与同步肝转移、淋巴结转移、病理性包膜浸润、更大的肿瘤大小、更高分期和分级相关，使肿瘤复发风险增加（HR=13.6）。Han 等通过术前 MRI 发现门静脉和肠系膜上静脉的侵袭与 1 年复发显著相关，肿瘤大小、门静脉期等低增强、血管侵犯和胰胆管扩张亦可用于预测 p-NEN 术后的复发和不良 DFS。Han 等进一步将门静脉侵犯分类，再次证实其可能是术后复发的预测因子。Matsumoto 等研究认为，^{18}F-FDG PET-CT 的 SUVmax ＞ 2.0 可能与更高的 p-NEN 恶性潜能相关。近年来也有学者结合影像学研究表明肿瘤生长率 TGR3m ≥ 0.8 的患者无进展生存时间（PFS）更短（HR=2.13），12 个月时的进展风险更高。随着影像学技术的不断提升，影像组学将在疾病预后预测中发挥重要作用。

（五）肿瘤免疫微环境

p-NEN 中免疫细胞的浸润似乎高于中肠 NEN，这可能是由于 p-NEN 的突变负担较高。Wei 等筛选出包括 T 细胞、自然杀伤细胞、巨噬细胞和肥大细胞等在内的 6 个免疫特征（CCL19、IL-16、CD163、IRF4、CD8PT 和 CD8IT），创建了 p-NEN 的 Immunoscore（ISpnet）系统，并根据其表达水平的回归系数计算每例患者的免疫特征，根据截断值 2.14 将患者分为高风险和低风险，低风险患者的 5 年 RFS 更长（HR=0.061，$P ＜ 0.000 1$），预后更好。Zhang 等研究了三级淋巴结构（tertiary lymphoid structures，TLS），主要由具有生发中心的 B 淋巴滤泡和具有树突状细胞的 T 细胞区组成，研究发现 TLS 的存在与较长的 RFS 和 OS 相关，是根治性切除后的 G1/G2 NF-p-NET 的独立预测因子。他们的研究还发现高瘤内肿瘤浸润性中性粒细胞(TIN)、总肿瘤相关巨噬细胞(TAM)和瘤周 CD4$^+$ T 细胞浸润与较短的 RFS 相关，而高瘤内 CD8$^+$ T 细胞浸润与延长的 RFS 相关，Xu 等也得出类似的结论，他们还发现中性粒细胞或巨噬细胞细胞外陷阱的形成与较差的 RFS 相关。

（六）分子组学

分子技术的进步已经为 p-NEN 确定了潜在的预后生物标志物。全转录组和表观基因组研究发现转录因子 aristaless 相关同源框基因（ARX）的阳性表达和胰腺十二指肠同源框 1（PDX1）阴性表达可以作为根治性术后预测复发转移的标志物，PDX1 表达通常与惰性临床行为相关，而 ARX 的表达与侵袭性过程相关。α- 地中海贫血 / 智力迟钝 X 连锁（ATRX）/ 死亡域相关蛋白（DAXX）丢失和端粒的替代延长（ALT）阳性与术后复发转移和不良预后相关，ATRX/DAXX 阴性和 ALT 阳性 NF-p-NEN 患者与野生型相比，5 年 RFS 率分别为 40% vs 85% 和 42% vs 86%。一项国际队列研究显示，ATRX/DAXX、ALT 可作为 NF-p-NEN 的预后因子，ATRX/DAXX 缺失相较于野生型患者的 5 年 RFS 率更差。另一项来自日本的研究显示 *ATRX*、*TSC2* 和 *PTEN* 缺失可用于 G1/G2 p-NET 的临床结局判断，且可用于指导术后辅助治疗。复旦大学附属肿瘤医院的研究显示，在 12 种 DNA 损伤修复蛋白中，CHK2 低表达、ATM 缺失与 p-NEN 的术后复发显著相关。此外，循环神经内分泌基因转录本（NETest）也被认为可以作为 p-NEN 的诊断标志物用于预测手术效果，但是否可作为术后复发预测仍有待证明。

Hua 等通过构建组织微阵列，并对 DNA 损伤修复蛋白进行免疫组化检查，发现低检查点激酶 2（CHK2）表达和共济失调毛细血管扩张症突变（ATM）缺失与复发相关。其他一些研究通过 RNA 测序筛选差异表达基因，并通过免疫组化明确与根治性术后复发风险升高相关的分子，包括 C 型凝集素结构域家族 3A（CLEC3A）、基质金属蛋白酶 -7（MMP7）和脂质运载蛋白 2（LCN2）阳性表达，肝激酶 B1（LKB1）低或阴性表达，组蛋白去乙酰化酶 5（HDAC5）上调，白细胞分化抗原 44（CD44）和 133（CD133）上调表达等。随着检测技术的进步与对肿瘤认识的深入，还会有更多差异表达且与预后相关的分子被发现，其作用机制与预测强度有待进一步研究。

四、胃肠胰腺神经内分泌肿瘤术后复发的预测模型

与 p-NEN 根治性术后复发的危险因素繁多，涉及人口学特征、肿瘤学特征、血液循环标志物、影像与放射学特征、肿瘤免疫微环境、分子组学特征。目前国际公认的 ENETS/AJCC 指南分期系统包括肿瘤大小与局部进展范围、是否存在淋巴结转移和远处转移（TNM 系统），但没有针对 p-NEN 根治性术后复发风险的准确评估，仅以分级进行简单分类指导后续治疗和随访。为了更加准确地预测 p-NEN 根治性术后的复发风险，已开发了多种以列线图和评分系统为主要模式的预测模型。

预测模型早期主要以评分系统为主，具有相似临床病理学特征的患者分组为相应的风险类别（低风险、中风险和高风险）。相比于评分系统，列线图将复杂的回归方程转变为可视化的图形，对于肿瘤学的预后有更高的预测价值。在上述风险预测模型中，研究人群大多是分化良好的 G1/G2 级 NF-p-NET，研究得到的风险因素中除两个影像学预测模型外，均涉及 Ki-67（或组织学分级），其他主要包括肿瘤大小、淋巴结转移及数量、血管 / 神经侵犯等。

一项国际多中心合作研究，采用了一种综合"临床症状、肿瘤大小、Ki-67、淋巴结"的风险评估模型，显示低、中、高危患者术后 2 年复发率分别为 2%、14% 和 33%。另一项欧美澳研究构建了 p-NEN 术后复发风险预测的 nomogram 模型，包含淋巴结数、肿瘤大小、Ki-67、血管 / 神经周围浸润等变量。上海交通大学医学院附属瑞金医院的一项队列研究根据淋巴结、肿瘤大小、G2 级等由多因素分析所得的风险因素，可将患者分为低、中、高危组。复旦大学附属肿

瘤医院的研究则利用肿瘤分级(G3)、胰管扩张、周围神经侵犯确定了一个风险组，处于这一风险组中的患者可能从生长抑素类似物（SSA）辅助治疗中获益。此外，还有研究将肿瘤负荷评分（TBS；TBS2 ＝最大肿瘤直径 2 ＋肿瘤数量 2）用于复发风险评估，优于单独使用肿瘤大小或数量。另外，还有将血液循环标志物 CgA，肿瘤免疫微环境纳入模型，以此提高预测能力。

预测模型的准确性需要验证，包括内部独立验证、内部重复验证及外部验证，8 个预测模型未进行验证，需要进一步的研究证实。

五、胃肠胰腺神经内分泌肿瘤术后辅助治疗

尽管已有一些指标用于 p-NEN 预后判断，但还无法完全用于指导辅助治疗的选择和疗效判断。辅助治疗旨在最大程度杀死残存的微小病灶、微转移或循环肿瘤细胞。目前对 p-NEN 围术期治疗仍有不少争议。一项美国的匹配队列研究显示，与单独手术相比，围术期治疗并不能改善 p-NEN 患者 OS。另一项美国的回顾性非随机研究显示，GEP-NEN 切除后的辅助治疗与 RFS 呈负相关，且无 OS 益处；但作者认为较大或区域性 p-NEN 是前瞻性研究辅助治疗效果的合理人群。目前，中国 p-NEN 指南仅推荐高级别 p-NET 和 p-NEC 进行术后辅助治疗，G1/G2 p-NET 辅助治疗不常规推荐，仅在分化差、分期晚、肿瘤负荷高等具有高危复发因素的患者中考虑。

有近 90% 的 NEN 表达生长抑素受体（SSTR），生长抑素类似物（somatostatin analogue，SSA）可通过多种细胞信号通路抑制细胞增殖、促进细胞凋亡。2021 版 CSCO-NEN 指南建议对有淋巴结转移、神经脉管受侵、胰管扩张、肿瘤（直径 ＞ 4cm）等高危复发因素的 p-NET G2 患者，可考虑术后辅助治疗，且推荐选择 SSA（针对 SSTR 阳性的患者）。

对于无功能、分化好的 p-NET 术后复发患者应该选择系统治疗还是局部治疗的意大利的一项研究提示，术后首次复发采用系统治疗和采用局部治疗的 1 年 PFS 率分别为 78% 和 50%，提示首次复发患者应优先考虑系统治疗，避免直接选择局部治疗。日本的单中心回顾性研究也提示，对一线治疗有反应或接受过 ≥ 3 种治疗方案是不可切除 p-NEN 的有利预后因素。从这些复发性疾病的治疗研究中可以看到系统治疗的获益特征，可能有助于术后辅助治疗的人群筛选。

p-NEN 具有高度的异质性，其复发风险预测和疗效预测更需要个体化指标，需要有效、便捷、可动态观察的标志物。此外，p-NEN 患者术后辅助治疗尚缺乏高质量的研究证据，未来需要更多大样本回顾性研究找到辅助治疗获益的高危人群，并根据肿瘤异质性进行临床研究设计，并开展更多前瞻性的 p-NEN 辅助治疗研究。对于 p-NEN 开展前瞻性的临床研究难度非常大，目前没有足够的

临床循证医学证据支持术后辅助治疗方案。但由于存在高危因素的 p-NEN 患者术后复发风险高，因此开展 p-NEN 术后辅助治疗临床研究意义重大。

六、胃肠胰腺神经内分泌肿瘤相关临床研究探索

索凡替尼在 2021 年已获得国家药品监督管理局（NMPA）批准用于治疗无法手术切除的局部晚期或转移性、进展期非功能性、分化良好（G1、G2）的 p-NET。SANET-p 研究是一项在中国开展的索凡替尼治疗 G1/G2 级晚期胰腺神经内分泌肿瘤的Ⅲ期研究，纳入研究的患者中病理分级 G2 的占 87.6%，高达 95.6% 的患者伴有不同程度的肝转移。研究结果表明主要终点中位无进展生存期（mPFS）取得了显著的统计学差异（10.9 个月 vs 3.7 个月，$P = 0.001\ 1$），索凡替尼组客观缓解率（ORR）达 19.2%，而安慰剂组的数值为 2%（$P = 0.002\ 1$）。良好的ORR 率为索凡替尼肿瘤退缩效果打下基础，研究中 84% 的患者实现肿瘤退缩获益，68% 的患者肿瘤缩小超过 10%（与基线相比），其显著的肿瘤退缩效果将有望为外科新辅助、辅助及转化治疗创造应用潜力。

Ⅲ期临床 SANET-p 研究结果显示：索凡替尼在入组人群里 87.6% 的高复发风险 G2 级患者上疗效显著，说明对于此类伴有高危风险因素患者术后辅助治疗，索凡替尼有可能发挥出积极的治疗效果。该临床研究团队正在牵头开展一项 p-NEN 术后辅助治疗的随机、安慰剂对照、双盲、多中心临床研究，预计将纳入 100 例 G1、G2、G3 级的 p-NET 患者接受索凡替尼术后辅助治疗。期望通过开展这类高水平的临床研究能证实索凡替尼这一药物可降低术后复发率，延长患者 OS，发挥临床疗效。

七、胃肠胰腺神经内分泌肿瘤术后随访

p-NEN 根治性术后的随访内容包括临床症状、血液指标及传统影像学检查和生长抑素受体（SSTR）显像，欧洲肿瘤医学学会（European Society for Medical Oncology，ESMO）指南建议：对于 R0/R1 切除的 NET G1 和 NET G2 且 Ki-67 低（< 5%）的患者，每 6 个月进行一次影像学检查（CT 或 MRI），在 NET G2（Ki-67 > 5%）每 3 个月一次，在 NET G3 中每 2 ～ 3 个月 1 次，随着随访时间的增加，分期间隔可以延长。但此随访策略仅考虑到组织学分级和 Ki-67 指数，可能延误复发患者的治疗或者造成低风险患者的过度诊疗，仍需要根据复发风险进行更详尽的分组。

八、小结

p-NEN 根治性术后总体复发转移率可高达 13.7% ～ 36.2%，复发高危因素

主要包括 Ki-67 > 5%（或组织学分级 G2 及以上）、肿瘤直径 > 20mm、淋巴结转移阳性、血管 / 神经侵犯、非 R0 切缘等，除此之外还可能有 CT/MRI/18F-FDG PET-CT 特征、肿瘤免疫微环境如 ISpnet 系统及基因与转录组学等。复发预测模型以评分系统与列线图为主，除上述主要危险因素外，CgA、肿瘤免疫微环境等在模型中的纳入可能会提高预测能力。另外，基于影像组学的预测模型亦表现出一定优势。最后 p-NEN 根治性切除术后的随访策略目前主要依据 Ki-67（或组织学分级）分层决定，但更细致的风险分层需要进一步研究使其更具成本效益。另外，SSA 作为具有高危因素患者的辅助治疗可提高 OS 和 RFS，但术后辅助治疗效用需要更大规模的前瞻性随机对照试验进行验证。

（樊　滢　郑丽云）

参 考 文 献

雷继安, 李刚, 任思谦. 胰腺神经内分泌肿瘤根治性切除术后复发的研究进展 [J]. 中华普通外科杂志, 2024, 39(2): 155-160.

吴文铭, 陈洁, 白春梅, 等. 中国胰腺神经内分泌肿瘤诊疗指南 (2020)[J]. 中华外科杂志, 2021, 59(6): 401-421.

中国抗癌协会神经内分泌肿瘤专业委员会. 中国抗癌协会神经内分泌肿瘤诊治指南 (2022 年版). 中国癌症杂志, 2022: 1-36.

Barrett JR, Abbott DE. Adjuvant therapy following resection of gastroenteropancreatic neuroendocrine tumors-There is hope, but more data are needed[J]. J Surg Oncol, 2020, 122(3): 572.

Barrett JR, Rendell V, Pokrzywa C, et al. Adjuvant therapy following resection of gastroentero-pancreatic neuroendocrine tumors provides no recurrence or survival benefit[J]. J Surg Oncol, 2020, 121(7): 1067-1073.

Bertani E, Fazio N, Radice D, et al. Assessing the role ofprimary tumour resection in patients with synchronousunresectable liver metastases from pancreatic neuroendocrinetumour of the body and tail. A propensity score survivalevaluation[J]. Eur J Surg Oncol, 2017, 43(2): 372-379.

Caplin ME, Pavel M, wik a JB, et al. Lanreotide in metaStaticenteropancreatic neuroendocrine tumors[J]. N Engl J Med, 2014, 371(3): 224-233.

Casciani F, Trudeau MT, Asbun HJ, et al. Surgeon experience contributes to improved outcomes in pancreatoduodenectomies at high risk for fistula development[J]. Surgery, 2021, 169(4): 708-720.

Cives M, Ghayouri M, Morse B, et al. Analysis of potentialresponse predictors to capecitabine/temozolomide inmetastatic pancreatic neuroendocrine tumors[J]. Endocr Relat Cancer, 2016, 23(9): 759-767.

de Mestier L, Lamarca A, Hernando-Cubero J, et al. Prognosisand management of advanced digestive well-differentiatedgrade 3 neuroendocrine tumors(G3NETs): aNETCONNECTstudy performed in four expert centers[EB/OL]. (2020-03-11)[2022-01-22].

de Mestier L, Walter T, Evrard C, et al. Temozolomide aloneor combined with capecitabine for the treatment of advancedpancreatic neuroendocrine tumor[J]. Neuroendocrinology, 2020, 110(1/2): 83-91.

Dong DH, Zhang XF, Lopez-Aguiar AG, et al. Recurrence of non-functional pancreatic neuroendocrine tumors after curative resection: A tumor burden-based prediction model[J]. World J Surg, 2021, 45(7): 2134-2141.

Dong DH, Zhang XF, Lopez-Aguiar AG, et al. Tumor burden score predicts tumor recurrence of non-functional pancreatic neuroendocrine tumors after curative resection[J]. HPB(Oxford), 2020, 22(8): 1149-1157.

Falconi M, Eriksson B, Kaltsas G, et al. ENETS consensusguidelines update for the management of patients withfunctional pancreatic neuroendocrine tumors andnon-functional pancreatic neuroendocrine tumors[J]. Neuroendocrinology, 2016, 103(2): 153-171.

Fujimori N, Miki M, Lee L, et al. Natural history and clinical outcomes of pancreatic neuroendocrine neoplasms based on the WHO 2017 classification；a single-center experience of 30 years[J]. Pancreatology, 2020, 20(4): 709-715.

Gong Y, Fan Z, Zhang P, et al. High pre-operative fasting blood glucose levels predict a poor prognosis in patients with pancreatic neuroendocrine tumour[J]. Endocrine, 2021, 71(2): 494-501.

Guarneri G, de Mestier L, Landoni L, et al. Prognostic role of examined and positive lymph nodes after distal pancreatectomy for non-functioning neuroendocrine neoplasms[J]. Neuroendocrinology, 2021, 111(8): 728-738.

Hackeng WM, Brosens LAA, Kim JY, et al. Non-functional pancreatic neuroendocrine tumours: ATRX/DAXX and alternative lengthening of telomeres(ALT)are prognostically independent from ARX/PDX1 expression and tumour size[J]. Gut, 2022, 71(5): 961-973.

Harimoto N, Hoshino K, Muranushi R, et al. Prognostic significance of neutrophil-lymphocyte ratio in resectable pancreatic neuroendocrine tumors with special reference to tumor-associated macrophages[J]. Pancreatology, 2019, 19(6): 897-902.

Heidsma CM, Tsilimigras DI, Rocha F, et al. Identifying risk factors and patterns for early recurrence of pancreatic neuroendocrine tumors: A multi-Institutional study[J]. Cancers(Basel), 2021, 13(9): 2242.

Hua J, Shi S, Xu J, et al. Expression patterns and prognostic value of DNA damage repair proteins in resected pancreatic neuroendocrine neoplasms[J]. Ann Surg, 2022, 275(2): e443-e452.

Ikeda M, Okuyama H, Takahashi H, et al. Chemotherapyfor advanced poorly differentiated pancreatic neuroendocrinecarcinoma[J]. J Hepatobiliary Pancreat Sci, 2015, 22(8): 623-627.

Klein O, Kee D, Markman B, et al. Immunotherapy of ipilimumaband nivolumab in patients with advanced neuroendocrinetumors: a subgroup analysis of the CA209-538clinical trial for rare cancers[J]. Clin Cancer Res, 2020, 26(17): 4454-4459.

Kwon W, Jang JY, Song KB, et al. Risk factors for recurrence in pancreatic neuroendocrine tumor and size as a surrogate in determining the treatment strategy: A korean nationwide study[J]. Neuroendocrinology, 2021, 111(8): 794-804.

Luo G, Javed A, Strosberg JR, et al. Modified staging classification for pancreatic neuroendocrine tumors on the basisof the American Joint Committee on cancer and EuropeanNeuroendocrine

Tumor Society Systems[J]. J Clin Oncol, 2017, 35(3): 274-280.

Marchegiani G, Landoni L, Andrianello S, et al. Patterns of recurrence after resection for pancreatic neuroendocrine tumors: who, when, and where?[J]. Neuroendocrinology, 2019, 108(3): 161-171.

Natinal Comprehensive Cancer Network. NCCN clinical practice guidelines in oncology[J]. Neuroendocrine and adrenal tumors, Version 2. 2021.

NCCN organization. NCCN clinical practice guidelines inoncology(NCCN Guidelines): neuroendocrine and adrenaltumors [EB/OL]. (2021-08-13)[2022-01-22].

Paiella S, Landoni L, Tebaldi S, et al. Dual-Tracer(68Ga-DOTATOC and 18F-FDG-)-PET/CT scan and G1-G2 nonfunctioning pancreatic neuroendocrine tumors: A single-center retrospective evaluation of 124 nonmetastatic resected cases[J]. Neuroendocrinology, 2022, 112(2): 143-152.

Pavel M, O′Toole D, Costa F, et al. ENETS consensus guideLinesupdate for the management of distant metastaticdisease of intestinal, pancreatic, bronchial neuroendocrineneoplasms(NEN) and NEN of unknown primary site[J]. Neuroendocrinology, 2016, 103(2): 172-185.

Raj N, Valentino E, Capanu M, et al. Treatment responseand outcomes of grade 3 pancreatic neuroendocrine neoplasmsbased on morphology: well differentiated versuspoorly differentiated[J]. Pancreas, 2017, 46(3): 296-301.

Raymond E, Dahan L, Raoul JL, et al. Sunitinib malate forthe treatment of pancreatic neuroendocrine tumors[J]. NEngl J Med, 2011, 364(6): 501-513.

Sandini M, Strobel O, Hank T, et al. Pre-operative dysglycemia is associated with decreased survival in patients with pancreatic neuroendocrine neoplasms[J]. Surgery, 2020, 167(3): 575-580.

Singh S, Chan DL, Moody L, et al. Recurrence in resected gastroenteropancreatic neuroendocrine tumors[J]. JAMA Oncol, 2018, 4(4): 583-585.

Strosberg J, El-Haddad G, Wolin E, et al. Phase 3 trial of177Lu-Dotatate for midgut neuroendocrine tumors[J]. NEngl J Med, 2017, 376(2): 125-135.

Strosberg J, Mizuno N, Doi T, et al. Efficacy and safety ofpembrolizumab in previously treated advanced neuroenphase Ⅱ docrinetumors: results from the keynote-158study[J]. Clin Cancer Res, 2020, 26(9): 2124-2130.

Uemura J, Okano K, Oshima M, et al. Immunohistochemically detected expression of ATRX, TSC2, and PTEN predicts clinical outcomes in patients with grade 1 and 2 pancreatic neuroendocrine tumors[J]. Ann Surg, 2021, 274(6): e949-e956.

Wang W, Zhang Y, Peng Y, et al. A Ki-67 index to predicttreatment response to the capecitabine/temozolomide regimenin neuroendocrine neoplasms: a retrospective multicenterstudy[J]. Neuroendocrinology, 2021, 111(8): 752-763.

Wang WQ, Zhang WH, Gao HL, et al. A novel risk factor panel predicts early recurrence in resected pancreatic neuroendocrine tumors[J]. J Gastroenterol, 2021, 56(4): 395-405.

Wu WM, Chen J, Bai CM, et al. The Chinese guidelines forthe diagnosis and treatment of pancreatic neuroendocrineneoplasms(2020)[J]. J Pancreatol, 2021, 4: 1-17.

Xie H, Liu J, Yadav S, et al. The role of perioperative systemic therapy in localized pancreatic neuroendocrine neoplasms[J]. Neuroendocrinology, 2020, 110(3-4): 234-245.

Xu JM, Shen L, Bai CM, et al. Surufatinib in advanced pancreatic neuroendocrinetumours(SANET-p): a randomised, double-blind, placebo-controlled, phase 3 study[J]. Lancet Oncol, 2020, 21(11): 1489-1499.

Xu SS, Xu HX, Wang WQ, et al. Tumor-infiltrating platelets predict postoperative recurrence and survival in resectable pancreatic neuroendocrine tumor[J]. World J Gastroenterol, 2019, 25(41): 6248-6257.

Zhang WH, Wang WQ, Gao HL, et al. Tumor-infiltrating neutrophils predict poor survival of non-functional pancreatic neuroendocrine tumor[J]. J Clin Endocrinol Metab, 2020, 105(7): dgaa196.

Zhang XF, Xue F, Dong DH, et al. New nodal staging for primary pancreatic neuroendocrine tumors: A multi-institutional and national data analysis[J]. Ann Surg, 2021, 274(1): e28-e35.

第 6 章

转移性胃肠胰腺神经内分泌肿瘤的治疗

神经内分泌肿瘤（NEN）是一类起源于胚胎的神经内分泌细胞、具有神经内分泌标志物、可产生多肽激素、生长缓慢、罕见的肿瘤。从发病部位来看，胃肠胰腺神经内分泌肿瘤（GEP-NEN）约占 NEN 的 75%，肺及支气管则占25%。其中，胃肠胰腺神经内分泌肿瘤主要发生在消化道或胰腺，能产生 5- 羟色胺代谢产物或多肽激素，如胰高血糖素、胰岛素、胃泌素或促肾上腺皮质激素等。临床上依据激素的分泌状态和患者的表现，分为功能性和无功能性神经内分泌肿瘤，其中，分泌的物质能引发某些特定临床表现者为功能性肿瘤，而分泌的物质虽然在血和尿内水平升高，但并不表现出特定的症状或综合征者则为非功能性的肿瘤。这种划分对认识此类肿瘤的临床表现、诊断和治疗十分重要。神经内分泌肿瘤的治疗方式包括手术、介入、药物、核素等。药物治疗包括生物治疗、靶向治疗、化疗及免疫治疗等。通过上述治疗手段来抗肿瘤增殖及控制激素相关症状。

胃肠胰腺神经内分泌肿瘤其发病率逐年增高，而临床对此类肿瘤的治疗效果仍不理想，通常对肿瘤生长比较局限的胃肠胰腺神经内分泌肿瘤，依据其肿瘤生长的部位及大小，手术治疗可作为其优先选择的方法。而近年来在临床药物治疗方面也取得了一定的进展，其中生长抑素类似物的应用与发展对胃肠胰腺神经内分泌肿瘤的治疗有深远的影响，此类药物不仅可以减轻胃肠胰腺神经内分泌肿瘤所引起的激素异常分泌症状，还能抑制肿瘤的增长，如奥曲肽和兰瑞肽及其长效制剂对控制症状效果显著。血管生长抑制剂中的酪氨酸激酶抑制剂舒尼替尼已应用于临床治疗胰腺神经内分泌肿瘤（p-NEN）。mTOR 的选择性抑制剂依维莫司在 RADIANT 的一系列临床研究中也显示出良好的应用前景。而对于分化差和高增殖率（尤其是 Ki-67 指数超过 55% 的肿瘤）的胃肠胰腺神经内分泌肿瘤，化疗可作为其一线用药，常用药物有链脲霉素、替莫唑胺、卡培他滨等。放射性核素肽受体介导治疗（PRRT）利用放射性核素标记的生长抑素类似物与肿瘤表面的生长抑素受体特异性结合而达到靶向治疗的目的。最后，干扰素虽有多种抑制肿瘤生长的机制，但在治疗胃肠胰腺神经内分泌肿瘤效果不佳。干扰素的症状控制率为 40%～70%，低于生长抑素类似物的疗效。另外，其常伴有流感样症状、慢性乏力等不良反应，所以临床适用于生长抑素类似物耐药后的治疗。

第一节 抗肿瘤增殖的治疗

转移性胃肠胰腺神经内分泌肿瘤目前标准治疗是多学科综合治疗，除了手术外，化疗、生物治疗及靶向治疗均有一定的地位。其中，生物治疗及靶向治疗在最近的研究中显示出的良好疗效，使其有成为标准一线治疗的潜力。

一、化疗

（一）高度分化 G1 和 G2 GEP–NET 的细胞毒性化疗

化疗不是 G1 和 G2 级高度分化肿瘤患者的常见治疗选择；然而，它用于治疗不可切除的高度分化转移性神经内分泌肿瘤患者。在激素活性的 p-NET 中，Ki-67 指数值＞10%，化疗是首选的治疗方法。化疗方案可采用烷化药物与抗代谢药物链脲霉素（STZ）联合 5- 氟尿嘧啶（5-FU）或替莫唑胺联合卡培他滨（CAPTEM）；达卡巴嗪或多柔比星也可用于疾病进展患者。然而，由于链脲佐菌素等烷化药物的半衰期短且毒性显著，目前很少使用。目前，CAPTEM疗法最受关注。既往一项回顾性研究显示，替莫唑胺联合卡培他滨在 p-NET 患者中的客观缓解率（ORR）为 70%，中位无进展生存期（PFS）为 18 个月。一项正在进行的随机 Ⅱ 期试验的最新结果也比较了 CAPTEM 与卡陪他滨或替莫唑胺单药治疗进行性不可切除 G1、G2 级 p-NET 患者，结果同样令人鼓舞。接受 CAPTEM 治疗的患者已被证明具有高于接受单药治疗的患者的 ORR 和 PFS，尽管 ORR 明显低于原始研究中观察到的 ORR，但由于 CAPTEM 疗法的疗效，建议将其用于治疗 G1、G2 级不可切除的进展期 p-NET。对于胰腺外神经内分泌肿瘤的治疗，如果其他治疗失败或疾病进展，可考虑 5-FU、卡培他滨和奥沙利铂等化疗。

（二）低分化 G3 GEP–NET 和 GEP–NEC 的细胞毒性化疗

与高度分化 G1、G2 级 GEP-NET 相比，细胞毒性化疗是晚期、低分化 G3 级不可切除、转移性 GEP-NET 患者的"金标准"。根据几项研究的结果，CAPTEM似乎对 Ki-67 指数＜55% 的 G3 级泛神经内分泌肿瘤患者有效，上述研究的ORR 范围为 33%～70%。北欧研究者进行的一项研究也证实了 CAPTEM 治疗的优越性，该研究表明，在一组 Ki-67＜55% G3 p-NET 的患者中，依托泊苷联合顺铂治疗无效。另一方面，在 Ki-67＞55% 的 G3 p-NET 患者中，依托泊苷联合顺铂化疗被认为是一线药物。铂类加依托泊苷治疗侵袭性 G3 神经内分泌肿瘤（G3 NET）患者同样存在争议。关于 GEP-NEC 患者，异质性非常强，治疗的选择主要取决于组织学分期，其次取决于癌症的起源。根据 NORDIC 研究结果，可以根据 Ki-67 指数进行分类，临界点为 55%，因此可以在 GEP-NEC 患者中区分两个人群。在 Ki-67 增殖率高达 80% ～ 90% 的组中，TP53 突变常共存，对治疗的化疗敏感度高。另外，与 *DAXX/ATRX* 突变相关的组具有较低的肿瘤侵袭性，但对治疗的敏感度也较低。一般来说，G3 GEP-NEC 由于其高度的细胞分裂，比高度分化的 G1、G2 级肿瘤对细胞毒性治疗更敏感，但其预后要差得多。在 G3 神经内分泌癌（G3 NEC）患者的可用治疗方法中，依托泊苷加顺铂是最常用的。一项针对 G3 NET 和 NEC 患者的多中心、回顾性、随机研究显示，依托泊苷联合顺铂治疗 G3 NEC 的中位 PFS 为 4 个月，中位 OS 为 12 个月，RR 为 31%。推荐将 FOLFIRI 作为 NEC 患者的二线治疗，也可以使用 FOLFOX 疗法（叶酸 +5- 氟尿嘧啶＋奥沙利铂），替莫唑胺也被认为是 G3 NEC 患者的有效药物。其他资料报道，伊立替康和奥沙利铂可能是二线药物，但疗效较低。总体而言，细胞毒药物的治疗效果有限。

二、生物治疗

（一）生长抑素类似物

由于两项随机对照Ⅲ期试验（PROMID 和 CLARINET），生长抑素类似物（SSA）在抗癌治疗中的抗增殖作用已被证实。分化良好的 GEP-NET，肿瘤组织大多过表达生长抑素受体（SSTR）。SSTR 与 GEP-NET 的增殖、蛋白质合成及激素分泌相关。SSA 通过与 GEP-NET 上的 SSTR 结合，使腺苷酸环化酶活力受抑，使激素分泌与合成受阻，并且可将细胞周期 G1 级阻断，对肿瘤细胞发育微环境施以调控等途径阻止肿瘤细胞的生长。对于有功能的 SSTR 阳性的 GEP-NET，生长抑素类似物有较好疗效，但对于无功能的 GEP-NET，生长抑素类似物的治疗仍存在争议。现今，在临床领域应用的 SSA 包括兰瑞肽、奥曲肽，以及双方的长效剂型兰瑞肽缓释剂与奥曲肽微球。最新研究结果显示，干扰素和 SSA 的联合治疗不仅能提高 GEP-NET 的治疗效率，还能减少不良反应。

如今生长抑素类似物已广泛应用于激素综合征的疾病控制及抗肿瘤细胞增殖治疗，能够提高分化良好的转移性 NET 患者的疾病进展时间。非随机的临床研究结果显示，生长抑素类似物治疗神经内分泌肿瘤的有效率为 0 ～ 38%，无进展生存时间 8.5 ～ 18.0 个月。SPINET 随机、双盲、安慰剂、对照Ⅲ期研究显示 SSA 除在胃肠胰腺和原发不明神经内分泌肿瘤之外，对肺的典型 / 非典型类癌亦有疗效。德国开展的一项随机、对照、双盲的Ⅲ期临床研究，共招募了

85 例高分化的（基本为 G1 级）、来源于中肠（空肠、回肠、阑尾和盲肠）的转移性神经内分泌肿瘤患者，随机进行长效奥曲肽（每月 30mg，共 18 个月）或安慰剂治疗。结果表明，与安慰剂相比，长效奥曲肽组无疾病进展时间显著延长（14.3 个月 vs 6.0 个月，P=0.000 037）；治疗 6 个月后，疾病控制率分别为 64.0% 和 37.2%，而且疗效与有无分泌功能无关。PROMID 研究首次证实了长效奥曲肽能抑制高分化的、来源于中肠（空肠、回肠、阑尾和盲肠）的转移性神经内分泌肿瘤的增长。根据 RPOMID 和 CLARINET 两大经典研究结果，高肝转移瘤负荷显著缩短 SSA 类药物的有效时间。因此，对于肝内大肿瘤负荷患者，早期采用手术或肝动脉介入栓塞（TAE）减低肝内肿瘤负荷后可延长药物治疗的 PFS 时间。鉴于上述结果和 SSA 的良好耐受性，建议将奥曲肽和兰瑞肽自凝胶用于不可切除或转移性高级别或中级（G1，G2）的低至中等肿瘤体积（Ki-67 < 10%）的 GEP-NET 的一线治疗。对于不良反应轻微的患者，还可以选择治疗增加 SSA 的剂量。CLARINET FORTE 研究是一项针对标准剂量兰瑞肽（每 28 天一次）进展的患者的 II 期研究，测试了增加 SSA 剂量（每 14 天一次）的有效性及其与剂量相关毒性的关联。结果显示，p-NET 患者的 PFS 可延长至 5.6 个月，中肠 NET 患者的 PFS 可延长至 8.3 个月。观察到的不良反应是 SSA 常见的典型症状，如恶心、腹痛、脂肪性腹泻、胀气、高血糖和胆结石。

（二）干扰素 α

干扰素 α（INF-α）具有抗增殖和抗有丝分裂特性，可促进免疫细胞的涌入。与生长抑素类似物类似，它具有抗分泌特性，但由于其副作用较多，它现在是一种很少使用的药物。主要作用机制为：干扰素 -α 与神经内分泌肿瘤细胞膜表面特定受体结合后，一系列下游信号转导通路将被激活，导致多种肿瘤抑制基因的转录。干扰素 α 可作用于特定的酶，如 2′、5′-A 合成酶和 p68 激酶，导致肽类激素降解及抑制蛋白质合成。据小样本试验的报道，干扰素 α 的使用可以获得疾病稳定及一定的客观缓解率。研究结果显示，单药干扰素治疗神经内分泌肿瘤的中位有效率在 11% 左右，疾病稳定率较高，而关于干扰素 α 联合其他药物疗效的报道不一；也有研究报道，联合用药理论上可以增强抗肿瘤活性，表明，在类癌综合征的控制方面，生长抑素类似物和干扰素之间可能具有协同作用。西南肿瘤学小组进行了一项前瞻性、随机 III 期研究，以评估长效奥曲肽联合干扰素 α-2b 与长效奥曲肽联合贝伐珠单抗治疗晚期类癌综合征的疗效和安全性，两组中位 PFS 分别为 15.4 个月和 16.6 个月，结果相当。对于晚期患者，为了控制激素相关症状，奥曲肽加干扰素是一种可接受的治疗方案。但需关注干扰素的常见不良反应，包括流感样症状、食欲缺乏、消瘦、乏力和剂量依赖性骨髓毒性，如贫血、白细胞计数减少、血小板计数减少。

三、靶向治疗

（一）抗血管生成药物

抗血管生成药物包括血管内皮生长因子（VEGF）抑制剂贝伐珠单抗，以及酪氨酸激酶抑制剂舒尼替尼和索拉非尼、仑伐替尼。临床前研究表明，贝伐珠单抗可以通过调节肿瘤免疫微环境来诱导免疫反应。在一个由 MD Anderson 中心完成的随机、Ⅱ期临床试验中，奥曲肽联合贝伐珠单抗治疗后，利用功能性 CT 观察到肿瘤血供的快速和持续下降。据此，美国西南肿瘤协作组（SWOG）和美国国立癌症研究所（NIC）发起了一项Ⅲ期肿瘤临床试验，在晚期 NEN 患者中比较奥曲肽长效制剂联合贝伐诛珠单抗与奥曲肽长效制剂联合干扰素的疗效。已有多项 VEGF 受体酪氨酸激酶抑制剂的Ⅱ期临床研究开展，通过按原发部位对胰腺和非胰腺类癌患者进行分层分析，总体显示原发部位为胰腺的类癌患者有更高的缓解率。Raymond 等进行了一项多中心、随机、双盲、Ⅲ期临床试验，以评估舒尼替尼对比安慰剂治疗进展性、分化良好的 p-NEN 的安全性和疗效。2007 年 6 月至 2009 年 2 月，共入组了 171 例患者，随机分配接受舒尼替尼（n=86）或安慰剂（n=85）治疗。中期分析结果显示，舒尼替尼组患者的中位无进展生存期（PFS）为 11.4 个月，显著优于安慰剂组的 5.5 个月（HR=0.418，$P < 0.001$）；舒尼替尼组患者的预计总生存期也优于安慰剂组（HR=0.41，95% CI 0.19～0.89，P=0.02）；另外，舒尼替尼组患者的客观缓解率为 9.3%，而安慰剂组为 0（P=0.006 6），且有 2 例完全缓解的患者。而在 2011 年美国肿瘤学年会胃肠分会上更新的由独立盲态数据委员会评价的舒尼替尼组及安慰剂组 PFS 分别为 12.6 个月和 5.8 个月，进一步证实了舒尼替尼对胰腺神经内分泌肿瘤的有效性。2011 年 5 月，FDA 批准舒尼替尼治疗进展期胰腺神经内分泌肿瘤。另外，正在进行的 SANET-p Ⅲ期、随机、安慰剂对照试验评估了索凡替尼在高度分化 p-NEN 中的疗效，结果显示其 PFS 明显优于安慰剂组（n=172；PFS 10.9 个月 vs 3.7 个月；ORR 14%）。针对晚期、高度分化非胰腺神经内分泌肿瘤（ep-NET）患者的 SANET-ep Ⅲ期随机试验显示，索凡替尼治疗组的 PFS 为 9.2 个月，而安慰剂组为 3.8 个月（n=289；ORR 10%）。在美国进行的一项平行Ⅰ/Ⅱ期研究也显示，索凡替尼在既往接受过依维莫司或舒尼替尼治疗的 p-NET 和 ep-NET 患者中 PFS 具有良好的应用前景。这些研究的积极结果导致 FDA 批准索凡替尼用于治疗胰腺和胰腺外来源的晚期、进展后、高度分化 NET 患者。仑伐替尼为一种多靶点酪氨酸激酶抑制剂（tyrosine kinase inhibitor，TKI），在针对转移性低级别 NEN 的Ⅱ期 TALENT 试验中，共纳入 55 例胰腺和 56 例胃肠 NEN 患者，结果显示，仑伐替尼在胰腺组中可获得 44.2% 的客观缓解率，

疾病控制率达到了 96.2%，持续有效时间可达 19.9 个月，但由于该研究中仑伐替尼使用剂量达到了 24mg/d，而常规剂量仅为 8 ～ 12mg/d，因此，不良反应较大，93.7% 的患者因不良反应需要减量或终止用药。总体而言，靶向药物目前在高级别 NET 和 NEC 中尚未能显示出令人满意的疗效。

（二）哺乳动物雷帕霉素靶蛋白（mTOR）抑制剂

哺乳动物雷帕霉素靶蛋白(mTOR)抑制剂是一个保守的丝氨酸/苏氨酸激酶，通过对环境因子的应答及酪氨酸激酶受体，如胰岛素样生长因子受体、血管生长因子受体和表皮生长因子受体等的下游信号传递，调节细胞生长和代谢，代表药物包括替西罗莫司、依维莫司等。研究中，37 例晚期 NEN 患者接受静脉注射替西罗莫司每周 25mg，研究者发现替西罗莫司具有一定的临床活性，缓解率为 5.6%，中位疾病进展时间为 6 个月。Pavel 等报道了一项随机、双盲、对照多中心Ⅲ期临床试验（RADIANT-2）的结果，429 例中 - 高分化的不能手术或转移性神经内分泌肿瘤患者随机接受依维莫司联合长效奥曲肽治疗或安慰剂联合长效奥曲肽治疗，结果显示治疗组与对照组相比延长了 PFS（16.4 个月 vs 11.3 个月），降低了肿瘤进展风险（$P=0.026$）。RADIANT-3 研究是一项多中心、随机、对照、双盲的Ⅲ期临床研究，共入组 410 例无法手术或转移性的胰腺神经内分泌肿瘤（G1 和 G2 级）患者，随机进行依维莫司（10mg/d）或安慰剂治疗。结果显示依维莫司组和安慰剂组的中位无进展生存时间分别为 11.0 个月和 4.6 个月（$P < 0.001$），18 个月的无进展存活率分别为 34% 和 9%，不良反应大多比较轻微。结果证实依维莫司与安慰剂比能明显延长患者的无进展生存时间，而且不良反应轻微。2011 年 5 月，FDA 批准依维莫司治疗进展期胰腺神经内分泌肿瘤。

四、细胞减瘤术

细胞减瘤术通常用于伴有局限转移灶的患者，特别是肝转移灶。不同的消融技术，如冷冻消融术、射频消融术已被用于肝转移病灶的介入治疗。非对照的回顾性研究表明，接受肝脏介入细胞减瘤术的患者得到生存获益。

五、肽受体放射性核素

放射性核素肽受体介导治疗（PRRT）是一种利用放射性核素标记的多肽类似物对肿瘤细胞的靶向放射治疗，其并非为推荐的一线治疗方法，主要用于常规方法治疗无效时。放射性核素通常通过介入手段给药，尤其适合治疗 GEP-NEN 的肝脏转移灶。目前应用的放射性核素为 ^{90}Y 和 ^{177}Lu，可供标记的肽类包括 DOTATOC、DOTATATE、DOTA-lanreotide 和 DOTANOC。据报道，在表达生长抑素受体的转移性胃肠道神经内分泌肿瘤可获得 30% 的影像学评价的缓解率。一项回顾性分析研究评价 15 例转移性结直肠神经内分泌肿瘤病例，结果提示 27% 的患者获得了轻微或部分缓解。根据 NETTER-1 试验的结果，PRRT 已被批准用于高度分化、G1/G2 级晚期、不可切除的 GEP-NEN，这些神经内分泌肿瘤转移并表达 SSTR。NETTER-1 是一项随机对照试验，比较了 ^{177}Lu-DOTATATE 联合奥曲肽（每 4 周 30 mg）或联合使用更高剂量奥曲肽（每 4 周 60mg）用于生长抑素类似物治疗进展的具有 SSTR 表达的晚期 G1、G2 级中肠 GEP-NEN 患者。结果显示，^{177}Lu-DOTATATE 联合奥曲肽 LAR 治疗组比单独使用奥曲肽 LAR 组有更高的 20 个月 PFS 发生率（65.4% vs 10.8%）。2022 年 ESMO 年会报道了首个比较 ^{177}Lu- 奥曲肽 PRRT 对照舒尼替尼对不可切除进展期胰腺 NEN 疗效的多中心、前瞻性、Ⅱ期随机对照临床研究的初步结果。该研究共纳入 84 例患者，PRRT 组 41 例，舒尼替尼组 43 例，两组 80% 以上的患者分级达到 G2 级及以上，超过 40% 的患者存在肝转移瘤负荷 25% 以上的病理特征，且 40% 以上的患者为二线治疗后。初步结果显示，PRRT 较舒尼替尼有显著的 PFS 时间优势（20.7 个月 vs 11.0 个月）。其他对比 ^{177}Lu- 奥曲肽 PRRT 与依维莫司、CAPTEM 及 FOLFOX 的临床研究也都正在进行中，这一系列的研究结果或将重新定位 PRRT 在 NEN 治疗中的地位。PRRT 也被认为是其他治疗方式的新补充。在胰腺神经内分泌肿瘤患者中研究了在手术切除前或手术后添加 PRRT 的效果。已有研究证明，术前使用 PRRT 的 PFS 高于术后使用 PRRT 的 PFS。尽管 PRRT 治疗前景广阔，但可能对其他器官造成损伤，包括对肝脏、肾脏和骨髓造成毒性损害。在 NETTER-1 试验中，已报道的不良反应包括骨髓抑制（白细胞减少、贫血、血小板减少）、肾衰竭和类癌综合征，禁忌证包括肾小球滤过率（GFR）< 30ml/（1.73m^2 · min）和肝衰竭的患者。因此，建议 ^{177}Lu-DOTATATE 与氨基酸输注（通常为精氨酸或赖氨酸）联合给药，以预防肾毒性。

六、免疫治疗

尽管免疫对其他癌症类型具有极好的疗效，但迄今为止，免疫在治疗神经内分泌肿瘤患者中的疗效有限。

（兰　慧）

第二节　控制激素相关症状的治疗

一、外科手术

GEP-NEN 患者的主要治疗手段是根治性手术，而局限期患者的传统一线治疗手段也是根治性手术，这在靶向治疗出现之前是唯一可能治愈 GEP-NEN 的方法。然而，大多数 GEP-NEN 患者在诊断时已经发生了远处转移，几乎无法接受根治性手术，目前最合适的治疗模式是多学科综合治疗，而手术仍然占有十分重要的地位。当前主流的观点是，对于能够接受手术的患者要求切除至少90% 的肿瘤以获得症状控制。如果可能的话，在姑息性手术中原发肿瘤也应该切除。姑息性原发灶切除本质上也是一种减瘤术。减瘤术还可以通过减少生物活性物质的分泌使得内科治疗更为有效。功能性 p-NEN 可分泌大量的激素，导致相应的临床症状。因此，对无法获得根治性切除的功能性 NEN，减瘤术可减少激素的分泌量，便于通过药物控制激素相关症状。因此，《中国胃肠胰神经内分泌肿瘤专家共识》推荐：对功能性肿瘤，减瘤术应在最大限度切除肿瘤的前提下，尽可能保留正常脏器的组织结构；最好能切除 90% 以上的肿瘤；当所有的病灶均可被切除时，应同时切除转移灶和原发灶。局部晚期的无功能性 p-NEN，尤其对原发灶，原则上不建议做计划性减瘤手术。

二、生物治疗

生长抑素类似物可用于激素活性肿瘤患者，其中生长抑素 SSTR 受体已被证实。因此，在开始治疗前进行 SSTR 影像学检查很重要。SSA 主要用于控制由于神经内分泌细胞过度产生生长抑素激素引起的症状。使用中的 SSA 通过肌内注射（奥曲肽）和皮下注射（兰瑞肽自凝胶）给药。长效生长抑素类似物每月应用 1 次，在一项随机临床研究中已证实与短效奥曲肽等效，而且患者在耐受性和接受度上更倾向于长效生长抑素类似物，临床上常用于慢性症状的控制，而短效奥曲肽用于缓解或控制症状的爆发。

（叶成兰　张鑫杰）

参 考 文 献

Alter T, Tougeron D, Baudin E, et al. Poorly differentiated gastro-entero-pancreatic neuroendo-crine carcinomas: Are they really heterogeneous? Insights from the FFCD-GTE national cohort[J]. Eur J Cancer, 2017, 79: 158-165.

Basturk O, Yang Z, Tang LH, et al. Increased(> 20%)Ki-67 proliferation index in morphologically well differentiated pancreatic neuroendocrine tumors(PanNETs)correlates with decreased overall survival[J]. Modern Pathol, 2013, 26: 423a-423a.

Brixi-Benmansour H, Jouve JL, Mitry E, et al. Phase II study of first-line FOLFIRI for progressive metastatic well-differentiated pancreatic endocrine carcinoma[J]. Dig Liver Dis, 2011, 43(11): 912-916.

Cives M, Strosberg JR. Gastroenteropancreatic neuroendocrine tumors[J]. CA Cancer J Clin, 2018,

68(6): 471-487.

Frilling A, Akerström G, Falconi M, et al. Neuroendocrine tumor disease: an evolving land-scape[J]. Endocr Relat Cancer, 2012, 19(5): R163-185.

Garcia-Carbonero R, Sorbye H, Baudin E, et al. ENETS consensus guidelines for high-grade gas-troenteropancreatic neuroendocrine tumors and neuroendocrine carcinomas[J]. Neuroendocri-nology, 2016, 103(2): 186-194.

Hijioka S, Hosoda W, Matsuo K, et al. Rb loss and KRAS mutation are predictors of the response to platinum-based chemotherapy in pancreatic neuroendocrine neoplasm with Grade 3: A Japa-nese multicenter pancreatic NEN-G3 study[J]. Clin Cancer Res, 2017, 23(16): 4625-4632.

Howe JR, Merchant NB, Conrad C, et al. The north american neuroendocrine tumor society con-sensus paper on the surgical management of pancreatic neuroendocrine tumors[J]. Pancreas, 2020, 49(1): 1-33.

Jiao Y, Shi C, Edil BH, et al. DAXX/ATRX, MEN1, and mTOR pathway genes are frequently al-tered in pancreatic neuroendocrine tumors[J]. Science, 2011, 331(6021): 1199-1203.

Kulke MH, Ruszniewski P, Van Cutsem E, et al. A randomized, open-label, phase 2 study of everolimus in combination with pasireotide LAR or everolimus alone in advanced, well-differ-entiated, progressive pancreatic neuroendocrine tumors: COOPERATE-2 trial[J]. Ann Oncol, 2017, 28(6): 1309-1315.

Kunz PL, Graham NT, Catalano PJ, et al. Randomized study of temozolomide or temozolomide and capecitabine in patients with advanced pancreatic neuroendocrine tumors(ECOG-ACRIN E2211)[J] . J Clin Oncol, 2003, 41(7): 1359-1369.

Marabelle A, Fakih M, Lopez J, et al. Association of tumour mutational burden with outcomes in patients with advanced solid tumours treated with pembrolizumab: prospective biomarker analysis of the multicohort, open-label, phase 2 KEYNOTE-158 study[J]. Lancet Oncol, 2020, 21(10): 1353-1365.

NCCN organization. NCCN clinical practice guidelines in oncology(NCCN Guidelines): neuroen-docrine and adrenal tumors [EB/OL]. (2021-08-13)[2022-01-22].

Ouronne T, Girot P, Hadoux J, et al. Post first-line dacarbazine or temozolomide in neuroendocrine carcinoma[J]. Endocr Connect, 2020, 9(6): 498-505.

Pavel M, O'Toole D, Costa F, et al. ENETS consensus guidelines update for the management of distant metastatic disease of intestinal, pancreatic, bronchial neuroendocrine neoplasms(NEN) and NEN of unknown primary site[J]. Neuroendocrinology, 2016, 103(2): 172-185.

Raj N, Valentino E, Capanu M, et al. Treatment response and outcomes of grade 3 pancreatic neuroendocrine neoplasms based on morphology: well differentiated versus poorly differentiat-ed[J]. Pancreas, 2017, 46(3): 296-301.

Raymond E, Dahan L, Raoul JL, et al. Sunitinib malate for the treatment of pancreatic neuroendo-crine tumors[J]. N Engl J Med, 2011, 364(6): 501-513.

Scarpa A, Chang DK, Nones K, et al. Whole-genome land scapeof pancreatic neuroendocrine tu-mours[J]. Nature, 2017, 543(7643): 65-71.

Shi C, Klimstra DS. Pancreatic neuroendocrine tumors: pathologic and molecular characteristics[J]. Semin Diagn Pathol, 2014, 31: 498-511.

Sorbye H, Welin S, Langer SW, et al. Predictive and prognostic factors for treatment and survival in 305 patients with advanced gastrointestinal neuroendocrine carcinoma(WHO G3): the NOR-DICNECstudy[J]. Ann Oncol, 2013, 24(1): 152-160.

Strosberg J, El-Haddad G, Wolin E, et al. Phase 3 trial of 177Lu-Dotatate for midgut neuroendocrine tumors[J]. N Engl J Med, 2017, 376(2): 125-135.

Strosberg JR, Fine RL, Choi J, et al. First-line chemotherapy with capecitabine and temozolomide in patients with metastatic pancreatic endocrine carcinomas[J]. Cancer, 2011, 117(2): 268-275.

Thomas K, Voros BA, Meadows-Taylor M, et al. Outcomes of capecitabine and temozolomide(-CAPTEM)in advanced neuroendocrine neoplasms(NENs)[J]. Cancers(Basel), 2020, 12(1): 206.

Venizelos A, Elvebakken H, Perren A, et al. The molecular characteristics of high-grade gastroenteropancreatic neuroendocrine neoplasms[J]. Endocr Relat Cancer, 2021, 29(1): 1-14.

Wekkeboom DJ, Teunissen JJ, Bakker WH, et al. Radiolabeled somatostatin analog [177Lu-DOTA0, Tyr3]octreotate in patients with endocrine gastroenteropancreatic[J]. J Clin Oncol tumors, 2005, 23(12): 2754-2762.

Yachida S, Vakiani E, White CM, et al. Small cell and large cell neuroendocrine carcinomas of the pancreas are genetically similar and distinct from well-differentiated pancreatic neuroendocrine tumors[J]. Am J Surg Pathol, 2012, 36: 173-184.

Yao JC, Guthrie KA, Moran C, Strosberg JR, et al. Phase III prospective randomized comparison trial of depot octreotide plus interferon alfa-2b versus depot octreotide plus bevacizumab in patients with advanced carcinoid tumors[J]. J Clin Oncol, 2017, 35(15): 1695-1703.

第 7 章

胃肠胰腺神经内分泌肿瘤肝转移的介入治疗

肝脏作为人体内最大的实质性器官，其复杂的生理结构和丰富的血液供应特性，为肿瘤细胞的生长提供了理想的环境。肝脏不仅是消化系统的重要组成部分，负责代谢、解毒、合成蛋白质等关键功能，而且由于门静脉系统直接接收来自胃肠道的血液，使得它成为许多恶性肿瘤发生远处转移时的首要目标之一。特别是在神经内分泌肿瘤（NEN）中，肝脏更是成为转移病灶最常见的寄居地。统计数据显示，高达 28% ～ 77% 的 NEN 患者在病程进展过程中会出现神经内分泌肿瘤肝转移（NENLM），这一现象不仅严重影响了患者的预后，还对治疗策略构成了巨大挑战。

根据欧洲神经内分泌肿瘤学会（European Neuroendocrine Tumor Society，ENETS）发布的指南，NEN 肝转移分为 3 型：①Ⅰ型，简单肝转移型，占所有肝转移病例的 20% ～ 25%。这类患者的肝转移灶相对局限，通常局限于一个肝叶或相邻的两个肝叶，这意味着通过外科手段切除病变肝段，有可能实现根治的效果。对于此类患者，手术切除是首选，而且复发风险较低。②Ⅱ型，复杂肝转移型，占 10% ～ 15%。这类患者的肝转移灶分布相对较复杂，一侧肝叶存在较大或者预计可以通过手术完全切除的转移灶，但同时伴有对侧肝叶的多发小转移灶。尽管手术难度较高，但通过精细的手术操作或结合消融等局部治疗方法，仍然有可能达到良好的治疗效果。对于这些病例，需要更加个性化的评估，以确定最适合的综合治疗方案。③Ⅲ型，弥漫肝转移型，这是临床上最为常见也最为棘手的一种类型，占 60% ～ 70%。这类患者的肝脏内部存在大量的弥漫性多发转移灶，肿瘤负荷大，无论是手术还是消融治疗都难以彻底清除病灶。因此，针对这种类型的患者，治疗的重点在于控制病情发展，提高生活质量，延长生存时间。因此，介入治疗和其他非手术方法是这类患者的主要选择。

NEN 肝转移的治疗是一个复杂而艰巨的任务，需要综合运用多种治疗手段，制订个性化的治疗方案。对于 I 型和 II 型肝转移患者，推荐手术切除或消融治疗；而对于 III 型弥漫型肝转移患者，因其肿瘤负荷大，建议尽早行介入治疗减瘤，为原发病灶治疗创造机会。

随着介入医学的不断发展，介入综合治疗已成为 NEN 肝转移治疗的重要手段。通过血管性介入栓塞治疗联合局部消融术、放射性粒子植入等治疗手段，可以针对不同类型的肝转移瘤制订个性化的治疗方案。这种综合治疗模式不仅可以有效控制肝转移瘤的进展，还可以改善患者的生活质量，延长生存期。

介入治疗主要分为血管性和非血管性两大类。血管性介入治疗主要通过经肝动脉途径进行，如经动脉栓塞（TAE）、经导管动脉栓塞化疗（TACE）和经动脉放射栓塞术（TARE）等，目前已被广泛应用于临床实践，该技术利用导管将药物或栓塞物质直接送达肿瘤血管，以阻断肿瘤的血供，从而抑制其生长和扩散，有效减少肿瘤负荷并缓解症状。非血管性介入治疗则包括经皮局部消融治疗、放射性粒子植入等，如目前已广泛应用于临床的射频消融术（RFA）、微波消融术（MWA）、^{125}I 粒子植入等，通过物理或化学手段直接破坏肿瘤细胞，达到局部肿瘤灭活的目的，疗效显著，尤其适用于直径较小的病灶。

然而，介入治疗并非没有风险。常见的并发症包括但不限于肝脓肿、胆道损伤等。因此，在实施介入治疗前，必须对患者进行全面评估，包括影像学检查、实验室检查及肿瘤标志物的监测。此外，患者的整体健康状况和耐受能力也是决定治疗方案的重要因素。

第一节　胃肠胰腺神经内分泌肿瘤肝转移经肝动脉途径的介入栓塞治疗

NEN 的肝脏转移病灶常表现出丰富的血供特性，其中 80% ～ 90% 的血供来源于肝动脉。这种血供模式与正常肝脏组织截然不同，后者约 70% 的血供来自门静脉，而肝动脉仅提供约 30% 的血供。这种差异性的血供模式为经肝动脉途径的介入治疗提供了重要的理论依据和操作基础。因此，肝脏的局部干预以经肝动脉途径介入治疗最为推崇。这种方法旨在通过阻断或减少肿瘤的血液供应来抑制其生长，同时尽量保护周围正常组织的功能。

经肝动脉途径的血管性介入治疗，主要分为三大类：①单纯肝动脉栓塞术（transarterial embolization，TAE），是一种通过阻断肿瘤供血血管来选择性诱导肿瘤缺血坏死的治疗方法。在 TAE 过程中，医师利用导管将栓塞剂精确地送达肿瘤血管，阻塞其血流，导致肿瘤组织因缺血而坏死。这种方法具有操作简便、创伤小、恢复快等优点，尤其适用于那些对化疗药物不敏感或耐药的患者。然而，由于侧支循环的建立较快，TAE 的疗效可能较短暂，因此通常需要重复治疗以维持效果。此外，TAE 对于控制肿瘤体积迅速增大或缓解症状方面也显示出一定的优势，特别是在短期内改善患者的病情和生活质量上。②经导管动脉栓塞化疗（transcatheter arterial chemoembolization，TACE），是在 TAE 的基础上结合了动脉内化疗技术。在 TACE 中，医师除了使用栓塞剂阻塞肿瘤血管外，还会通过导管向肿瘤组织内注射化疗药物。这种联合治疗方式不仅可以达到栓塞的效果，还能够在肿瘤局部灌注高浓度的化疗药物，从而发挥更强的抗肿瘤作用。此外，由于栓塞后肿瘤区域的血流速度降低，化疗药物能够在肿瘤部位滞留更长时间，起到长期化疗的效果。随着技术的发展，TACE 还可以与其他治疗方法如射频消融术（RFA）、分子靶向治疗等联合使用，进一步提高治疗效果。例如，在某些情况下，TACE 可以作为桥接治疗，为后续的手术或其他局部治疗创造更有利的条件。③经动脉放射栓塞术（transarterial radio embolization，TARE），是一种将放射性治疗和栓塞术相结合的新技术。在 TARE 过程中，医师将含有放射性粒子的微球通过导管选择性地注入肿瘤血管中，这些微球会随着血流到达肿瘤组织并在其中沉积。放射性粒子会不断释放出射线，对肿瘤组织进行局部放疗，同时微球本身也起到栓塞作用，阻断肿瘤的血供。TARE 技术结合了放疗和栓塞的双重优势，能够在局部产生高剂量的射线照射，有效杀灭肿瘤细胞，同时减少对周围正常组织的损伤。尽管 TARE 在临床上应用相对较少，但其独特的治疗机制和显著的治疗效果已经引起了广泛的关注和研究。TARE 特别适用于那些不适合传统手术或化疗的患者，或者那些肿瘤位于特殊位置的患者。

随着技术的进步，TACE、TAE 和 TARE 等介入治疗方法逐渐被优化和改进。例如，药物洗脱珠动脉化疗栓塞（drug-eluting bead transarterial chemoembolization；DEB-TACE）的出现提高了治疗耐受性和有效性。DEB-TACE 通过与周围环境的离子交换，能够更可控地释放药物，显著提高局部药物浓度和抗肿瘤效果，同时减少全身副作用。这种技术的应用使得治疗更加精准，减少了不必要的毒副作用，提高了患者的生活质量和治疗的安全性。

此外，TACE 还可以与其他治疗方法如射频消融术（RFA）、微波消融术（MWA）、分子靶向治疗等联合使用，以进一步提高治疗效果。例如，射频消融术（RFA）和微波消融术（MWA）可以通过物理手段直接破坏肿瘤细胞，适用于直径较小的病灶；而分子靶向治疗则针对特定的肿瘤标志物或信号通路，能够更加精准地攻击肿瘤细胞，减少对正常细胞的影响。多学科团队（MDT）合作模式也在 NEN 肝转移的管理中显示出显著优势，能够为患者提供更为全面和个性化的治疗方案。

医师可以根据患者的具体病情、肿瘤特征及肝功能状态进行个体化决策，通过精准而有效的局部干预来控制肿瘤的生长和扩散，改善患者的生活质量并延长生存期。

本节主要阐述 TACE/TAI 治疗。

一、适应证与禁忌证

（一）适应证

①经组织病理学、细胞学及影像学等检查确诊肝转移患者；②无功能性患者经治疗后进展、功能性患者或无功能性患者但肝肿瘤高负荷的 NEN 肝转移瘤；③Ⅲ型 NEN 肝转移瘤患者及由病灶所在解剖位置导致难以外科手术切除的复杂性肝转移瘤；④ G1/G2 级 NET 存在双叶复杂性的肝转移和弥漫性肝转移病灶；⑤外科切除后复发，作为辅助治疗为肝切除、肝移植创造条件或消融减轻肿瘤负荷；⑥肝功能评级为 Child A 或 B 级，KPS 评分 > 80 分；⑦无严重心、肺及肾功能等不全者。

（二）禁忌证

①肝功能严重障碍，Child-Pugh C 级者或重度腹水、门静脉主干癌栓或其他原因导致门静脉闭塞及转移病灶占肝脏体积 80% 以上者；②严重心、肺及肾功能不全无法耐受介入治疗；③近期有活动性出血史或严重凝血功能障碍；④肿瘤体积超过全肝体积 75%；⑤梗阻性黄疸，总胆红素大于 1.5 倍的正常值，⑥对比剂过敏、发热或脓毒血症等；⑦严重感染；严重自身免疫性疾病者。

二、介入术前常规准备

（一）辅助检查

为了确保介入治疗的安全性和有效性，术前进行全面的辅助检查至关重要。这些检查旨在全面了解重要脏器如脑、心、肺、肝、肾和血液系统的生理状况，并判断机体是否存在其他病变。对于既往接受全身化疗的患者，特别需要注意监测血常规变化，以评估骨髓抑制情况。

1. 基础检查

（1）三大常规：包括血常规、尿常规和粪便常规，用于评估患者的血液状态、泌尿系统功能及消化道健康。

（2）肝功能与肾功能：通过检测 ALT、AST、总胆红素等指标来评估肝脏功能；通过肌酐、尿素氮等指标来评估肾脏功能。这对于制订合理的治疗方案尤为重要，因为肝脏和肾脏是药物代谢和排泄的主要器官。

（3）血糖、电解质：测量血糖水平和体内电解质（如钾、钠、氯、钙等）浓度，确保患者没有糖尿病或电解质紊乱问题，避免手术过程中可能出现的风险。

（4）凝血功能：检测凝血酶原时间（PT）、活化部分凝血活酶时间（APTT）等，确保患者不存在凝血障碍，减少介入操作引发出血的风险。

（5）肿瘤标志物：如 CEA、AFP、CA19-9 等，有助于评估肿瘤负荷及预测治疗效果。

2. 传染病筛查　包括乙肝三系、丙肝抗原及抗体、梅毒、HIV 艾滋病抗体 4 项传染病筛查。这是为了预防在介入治疗过程中可能发生的交叉感染，保护医护人员和其他患者的安全。

3. 影像学检查

（1）胸部 CT 和心电图：评估心脏和肺部的健康状况，排除潜在的心肺疾病，确保患者能够耐受介入治疗。

（2）上腹部增强 CT 或增强 MR 检查：这是最为关键的影像学检查之一，可以明确肝脏转移瘤的位置、数目及其血供情况，同时了解腹腔动脉与肝动脉的走行位置。这些信息为超选择性动脉插管和预定栓塞剂用量提供了重要的参照依据，帮助医师精准规划手术路径，提高治疗效果。

（二）药物准备

术前药物准备是确保介入治疗顺利进行的重要环节。根据患者的肝脏功能及基础状况，围术期给予适当的药物治疗，以优化患者的整体状态，降低手术风险。

1. 保肝药物　对于肝功能受损的患者，术前应给予保肝药物，如甘草酸制剂、还原型谷胱甘肽等，以减轻肝脏负担，促进肝细胞修复，改善肝功能。

2. 抑酸药物　使用质子泵抑制剂（PPI）或 H_2 受体拮抗剂，如奥美拉唑等，预防胃肠道应激性溃疡的发生，尤其是在使用化疗药物时，这可以有效减少胃肠道不良反应。

3. 升高血细胞药物　如果患者存在贫血或白细胞减少的情况，可以考虑使用促红细胞生成素（EPO）、粒细胞集落刺激因子（G-CSF）等药物，提升血红蛋白水平和白细胞计数，增强机体免疫力。

4. 抗生素预防　一般不常规预防使用抗生素。但如果 TACE 或 TAI 预计术中栓塞剂量较大，可在手术当天开始给予敏感抗菌药物治疗，如头孢菌素类或喹诺酮类抗生素，预防术后感染。抗生素的选择需根据患者的具体情况和细菌培养结果进行调整。

5. 化疗药物准备

（1）化疗药物选择：TACE 术中化疗药物的选择参考原发肿瘤的一线静脉化疗方案。目前临床上常用的化疗药物有表柔比星、顺铂、奥沙利铂、吉西他滨、多柔比星、丝裂霉素 C 等。这些药物可以通过乳化后经动脉注入的方式直接作用于肿瘤部位，达到局部高浓度的治疗效果。

（2）药物剂量调整：考虑到介入治疗的特点，药物剂量通常会根据患者的具体情况进行适当调整。例如，多柔比星（50～100mg）、奥沙利铂（50～150mg）、吉西他滨等药物可以在 10～15ml 碘化油中乳化后经动脉注入，药物剂量选择可根据患者的具体情况，静脉化疗总剂量酌情减少至 75%～85%。

（3）载药微球的应用：载药微球是一种新型的介入治疗工具，可以选择直径为 100～300μm、300～500μm 或 500～700μm 的不同规格，加载多柔比星（60～80mg 或 25mg/ml）。这些载药微球在非离子碘化对比剂中稀释后与生理盐水 1∶1 混合使用，能够在阻断肿瘤血供的同时释放化疗药物，进一步提高治疗效果。

（三）患者准备

为了确保手术安全，患者应在术前禁食禁饮 4 小时（如全身麻醉，需禁食禁饮 8 小时以上），避免因麻醉或手术过程中发生呕吐而导致误吸。此外，还应对患者进行心理辅导，缓解其紧张情绪，使其积极配合治疗。对于长期服用抗凝药物或其他特殊药物的患者，应在术前咨询主治医师，根据医嘱调整用药方案，确保手术顺利进行。

三、介入操作

（一）应用解剖

肝脏组织 75% 的血供来自门静脉，但对于肝转移癌而言，超过 90% 的血供来自肝动脉，并且肿瘤体积越大，动脉血供的比例越多，巨大的肝转移癌几乎只被肝动脉的分支所供应，这就为经肝动脉进行局部介入治疗（包括肝动脉栓塞术等）提供了理论基础。腹腔干出现于第 12 胸椎下缘，发自腹主动脉，走向前下，分为胃左动脉、脾动脉、肝总动脉。肝总动脉进入肝十二指肠韧带后，分为肝固有动脉、胃十二指肠动脉、胃右动脉三支。其中肝固有动脉在肝十二指肠韧带内沿胆总管左侧上行，至肝门附近分为左支、右支入肝。肝固有动脉右支在入肝门前发出胆囊动脉分布到胆囊。肝动脉的变异率较高，肝左右动脉变异主要来自胃左动脉和肠系膜上动脉。

（二）器械准备

主要器械包括以下：① 5F 血管鞘；②常用 5F 肝管；③ 2.7F 微导管；④亲水膜导丝；⑤碘化油；⑥栓塞微球（直径为 100～300μm、300～500μm），或载药微球（直径为 100～300μm、300～500μm）；⑦其他栓塞材料，如明胶海绵、聚乙烯醇（PVA）或海藻酸钠等品种。

（三）常规操作过程

主要操作步骤包括以下：①局部消毒铺巾后，利多卡因针局部浸润麻醉后，经股动脉改良 Seldinger 技术穿刺右侧股动脉途径并置管，引入血管鞘，经鞘管引入导丝和导管，5F RH 导管分别行腹腔动脉及肠系膜上动脉造影，再以微导管超选至肝总动脉进行造影，明确病灶位置、大小及主要供血动脉，以及有无动静脉瘘、门静脉癌栓等情况。②根据 DSA 表现决定介入治疗方式，富血供病灶可行 TACE，乏血供结节和肝内弥散多发病灶可行 TAI。③栓塞前注意避开胆囊动脉等正常器官动脉分支，要求尽量完全阻断肿瘤血供，直至造影示肿瘤血供消失及供血区域的肝动脉二级分支廓清；3 次心搏内肿瘤供血动脉内对比剂流动接近停滞状态时视为到达栓塞终点。

（四）术中给药及栓塞方式选择

1. 经导管动脉栓塞化疗（TACE）　术中需行一次冲击性灌注化疗和栓塞，可将导管超选择至肿瘤靶血管，将化疗药物与超液化碘油充分混合成乳剂，这种混合物通常包含蒽环类、铂类等化疗药物，如多柔比星、表柔比星等。混合后的乳剂用量一般为 5～20ml，最多不超过 30ml。然后，缓慢注入肿瘤靶血管，通常灌注时间不应少于 20 分钟。在注入过程中，需密切观察造影图像，确保碘化油沉积浓密且肿瘤周围门静脉小分支显影清晰，这标志着碘化油乳剂栓塞的终点；在碘化油乳剂栓塞后，通常会加用颗粒性栓塞剂，如明胶海绵颗粒、空白微球或聚乙烯醇颗粒，以进一步阻断肿瘤血供。在注射过程中，应避免碘化油滞留在血管内或发生反流，如果出现这种情况，应立即停止注射。最后，通过造影验证肿瘤染色消失，以作为治疗是否成功的标准。

2. 载药微球栓塞化疗（DEB-TACE）　利用药物洗脱微球作为化疗药物的载体，在栓塞肿瘤供血动脉的同时释放化疗药物，达到局部高浓度的效果。在DEB-TACE 中，首先需要确认肿瘤的血供情况，并将导管超选择性插入肿瘤供血动脉。载药微球通常加载蒽环类化疗药物，在推注过程中需保持微球均匀悬浮状态，并控制推注速度为 1ml/min。推注过程中，需注意微球的再分布，尽可能充分栓塞远端肿瘤滋养动脉，同时保留肿瘤近端供血分支，以减少微球反流对正常肝组织的影响。当载药微球和对比剂悬浮液流速在 3～4 个心动周期内未排空时，可视为栓塞终点。在 DEB-TACE 中，如果目标剂量全部注入后仍未达到栓塞终点，则需额外推注空白微球，直至达到栓塞终点。治疗结束后，需暂停 5～15 分钟，并再次进行血管造影以确认肿瘤染色是否完全消失。如果仍有残留染色，则继续栓塞直至达到栓塞终点（肿瘤染色消失）。DEB-TACE的优势在于能够持续缓慢释放化疗药物，提高药物局部浓度，降低全身血药浓度，从而减少不良反应并提高治疗效果。然而，由于价格昂贵及医疗条件限制，其临床应用仍需进一步推广和研究。

3. 肝动脉化疗灌注（TAI）　是一种通过导管将化疗药物直接注入肝动脉，以提高局部药物浓度并延长药物与肿瘤接触时间的介入治疗方法。这种方法也被称为肝动脉灌注化疗（HAIC），其主要目的是将高浓度的化疗药物直接输送到肝脏病变部位，从而增强抗肿瘤效果，同时减少全身毒副作用。TAI 的优点在于能够克服部分静脉化疗无法通过的生理屏障，显著提高肿瘤局部药物浓度，使药代动力学的血药浓度峰值较全身静脉给药明显滞后，从而提高化疗效果。此外，TAI 治疗虽为局部化疗，但动脉灌注后化疗药物同样会沿血液循环至全身，因此也起到一定程度的全身系统化疗作用。在选择化疗药物时，既要遵循常规系统化疗的基本原则，又要兼顾经导管动脉内灌注的特性。常用的化疗药物包括 5-氟尿嘧啶、奥沙利铂等，这些药物具有较高的局部浓度和较低的系统毒性。例如，氟尿嘧啶因其高首过提取率，可进入动脉循环，导致肝内高浓度药物和低系统毒性。TAI 的灌注时间根据药物的特性决定。例如，氟尿嘧啶可采用 $500 \sim 700\text{mg/m}^2$，连续 46 小时持续性灌注化疗，重复周期基本同系统化疗。此外，TAI 治疗过程中需注意导管的固定和无菌操作，以防止导管脱位、堵塞或感染等不良事件。TAI 作为一种区域性局部化疗方法，通过提高肿瘤局部药物浓度、延长药物与肿瘤接触时间，显著增强了抗肿瘤效果，同时减少了全身毒副作用。

四、术后注意事项及护理要点

（一）术后充分补液、水化、保肝及对症治疗

术后应密切监测患者的液体平衡，确保充分补液和水化，以维持电解质平衡和有效循环血量。同时，应给予保肝药物，以保护肝脏功能。对症治疗包括使用镇痛药和止吐药物，但一般不需要常规使用抗生素，除非有明确感染迹象。

（二）密切观察患者生命体征

术后需持续监测体温、血压、心率、血氧饱和度等生命体征的变化。这些指标的异常变化可能预示着术后并发症的发生，如低血压、低氧血症等，需及时处理。

（三）术后禁食与饮食过渡

术后常规禁食 2～4 小时。若患者无恶心、呕吐、腹痛、腹胀等不适症状，可提前少量进食，从易消化的半流质饮食开始过渡到正常饮食。

（四）导管护理

术后需妥善固定导管，使用透明敷料覆盖穿刺点，密切观察穿刺点有无渗血或感染迹象，并定期检查导管状态，保持药液充足。对于动脉导管留置期间，

患者需卧床休息，避免同侧肢体弯曲或活动，以防止导管移位或出血。

（五）股动脉入路护理

拔除动脉鞘管后，在穿刺点行局部沙袋加压 6 小时，并适当制动 12 小时左右。为预防下肢深静脉血栓形成，同侧膝关节与踝关节要适当伸展活动，保证腓肠肌与股四头肌的适当收缩，对侧肢体也可伸展活动。手术次日即可适当下床活动。

（六）桡动脉入路护理

拔除过程中，注意动作轻柔，避免按压过紧或暴力，导致桡动脉闭塞和动静脉瘘的发生。鞘管拔除后，以弹性绷带进行局部加压包扎 5 ～ 6 圈，之后每 2 小时松一圈，直至全部绷带松完。术后腕部制动 4 ～ 6 小时，避免过早活动。观察穿刺部位有无渗血、血肿或感染迹象，如有异常需及时处理。

（七）并发症预防与护理

合理使用抗生素，保证有效引流，密切观察切口愈合情况，预防腹腔脓肿、切口感染等并发症。同时，需注意出血、血栓形成等潜在风险，并采取相应的预防措施。

五、随访

术后 1 周内应复查血常规、超敏 C 反应蛋白（hs-CRP）、肝功能、肾功能、电解质、降钙素原及肿瘤标志物等实验室指标，以全面评估患者的术后恢复情况和潜在问题。此外，1 个月后建议进行肝脏增强 CT 或 MR 增强检查，以评估手术疗效和排除复发可能。术后随访的频率和内容会根据患者的个体情况和复发风险进行调整。

六、并发症与防治

（一）与血管内操作相关的并发症

血管内操作可能导致血肿、夹层等并发症，这些情况需要局部保守治疗或进一步介入治疗。例如，术中出血可能因血管粥样硬化或操作不当引起，需采取止血措施，如覆膜支架覆盖损伤段血管或使用医用胶栓塞止血。此外，术中迷走神经反射也可能发生，表现为血压降低和心率减慢，可通过术前预防（如使用阿托品）和术中处理（如吸氧、静脉推注阿托品）来缓解。

（二）与化疗药物应用相关的并发症

化疗药物的应用常引起恶心、呕吐、腹胀、便秘、骨髓抑制等不良反应。对症药物治疗可逐渐缓解这些症状。例如，恶心和呕吐可通过止吐药和镇痛药进行管理。骨髓抑制则需使用升白细胞和血小板药物进行治疗。

（三）与肿瘤栓塞相关的并发症

肿瘤栓塞后可能出现腹痛、腹胀、发热等症状，统称为栓塞后综合征。这些症状通常为一过性，可通过对症支持疗法（如止吐、吸氧、镇痛等）进行处理。然而，部分患者可能出现严重并发症，如肝脓肿、胆汁瘤或上消化道出血，需及时干预。

（四）其他常见并发症

消化道溃疡和出血是常见的并发症，轻者可通过保守治疗（如制酸药和止血药等）缓解，严重者需介入栓塞止血。此外，患者术后可能出现感染、血管损伤等并发症，需密切观察病情变化并及时处理。

在神经内分泌肿瘤肝转移（NENLM）的治疗领域，经肝动脉途径的介入治疗凭借其独特的优势，已成为一种重要的治疗手段。然而，这种治疗方法并非无风险，其并发症管理同样重要。通过合理的预防和对症处理，可以有效改善患者的预后和生活质量。接下来我们将对介入相关症状、并发症及其处理方法进行详细探讨，以期为读者提供更为全面的医学知识。

首先，最为常见的就是栓塞后综合征。在经肝动脉途径介入治疗后，大部分患者都会出现不同程度的疼痛、发热、恶心、呕吐、食欲缺乏、乏力等症状。这些症状的出现，就是栓塞后综合征。主要是由于介入治疗过程中，栓塞剂阻断了肿瘤供血血管，导致肿瘤组织缺血坏死，进而引发了身体的炎症反应。此外，短期内复查实验室指标时，也常会发现肝功能指标如肝酶升高，白细胞计数、超敏C反应蛋白(hs-CRP)等炎症指标也会有所升高。这些反应一般都是正常的，属于自限性反应，即随着时间的推移，这些症状和指标会逐渐恢复正常。通常，经过对症处理后，如使用镇痛药、解热药、止吐药等，患者的不适感会在1周内得到缓解。

然而，除了上述常见的栓塞后综合征外，还有一些较为少见的并发症需要引起我们的警惕。这些并发症包括由于过度栓塞或误栓引起的肝功能损伤甚至衰竭、肝性脑病、胃肠道及胆管穿孔、胆汁瘘、皮肤坏死等。这些并发症的发生，往往与介入治疗过程中的操作失误或患者个体差异有关。因此，在进行介入治疗时，医师需要严格掌握操作技巧，确保栓塞剂能够准确到达肿瘤部位，避免对正常组织造成损伤。此外，对于有功能性的肝转移灶患者来说，经肝动脉栓塞术后可能会出现类癌危象。这是由于急性5-羟色胺和其他血管活性肽大量释放引起的，可能导致患者血压下降、心率加快、呼吸困难等严重症状。为了预防这种情况的发生，介入术前术后需要使用短效生长抑素类似物（SSA），以有效地预防NENLM在治疗后因肿瘤坏死释放激素而引起的激素相关症状。

另外值得一提的是，经动脉放射栓塞术（TARE）治疗。虽然 TARE 的耐受性好于经肝动脉栓塞术（TAE）或经导管动脉栓塞化疗（TACE），但患者仍可能出现一些并发症。最常见的并发症包括腹部疼痛、恶心、发热等。这些并发症的出现，可能是由于胃十二指肠动脉、胃右动脉、胆囊动脉及胰十二指肠动脉分支等非靶血管被放射性栓塞物误栓塞所致。因此，在进行 TARE 治疗时，医师需要特别小心，确保放射性栓塞物能够准确到达靶器官，避免对周围正常组织造成损伤。

尽管经肝动脉途径的介入治疗可能带来一系列的反应和并发症，但其疗效也是显著的。研究表明，这种治疗方式的客观缓解率（ORR）最高可达 80%，5 年生存率可达 57%。对于低级别分化良好的 NENLM 患者来说，肝动脉途径介入治疗是一种非常适合的治疗选择。对于 G3 级别的患者，虽然疗效肯定，但也需要根据具体情况进行个体化治疗。尤其对于肝内肿瘤负荷较大的患者来说，为了减轻并发症的发生和提高治疗效果，建议采用分次行介入治疗的方式。此外，在选择栓塞剂时，小粒径栓塞剂往往能够达到更佳的疗效。这是因为小粒径栓塞剂能够更好地渗透到肿瘤组织中，实现更广泛的栓塞效果。综上所述，经肝动脉途径的介入治疗在 NENLM 的治疗中具有重要的地位。医师需要根据患者的具体情况选择合适的治疗方案，并密切监测患者的反应和并发症情况，确保治疗的安全有效。

国外学者研究发现作为一、二线治疗方法，接受血管介入治疗的患者客观反应率分别为 74% 和 75%，作为三线治疗和后续治疗的客观反应率分别为 59% 和 40%。影响患者长期生存的主要因素为原发病灶来源、肝脏肿瘤的大小、数目、有无肝外转移，以及采用何种介入治疗方法等。肿瘤体积超过 50% 肝体积、存在肝外转移等的患者 TAE 后总生存期（OS）较短。国外文献报道患者 OS 为 3 ～ 4 年，非胰腺 NEN OS 要比胰腺 NEN OS 长。Gupta 等在研究中发现，经 TAE 和 TACE 治疗后的 NEN 肝转移的患者 5 年生存率为 13.7% ～ 83.0%，非胰腺 NEN OS 为 33.8 个月，而胰腺 NEN OS 为 23.2 个月。Ho AS 等通过对 46 例患者的研究结果发现经 TAE 或 TACE 治疗 NEN 肝转移的患者总生存期 OS 为 3.5 年，无进展生存期为 1.5 年。对于存在肝外转移的患者也可采用 TAE 或 TACE，有所获益。目前临床上 TACE 治疗 GEP-NEN 术中常用的化疗药有表柔比星、顺铂、丝裂霉素 C 等，但选用何种化疗方案能够使患者获益最大尚无文献报道。虽然 TAE 和 TACE 已经广泛应用于 GEP-NEN 肝转移的治疗，但 TACE 是否优于 TAE，以及采用何种化疗药物能更有效的抑制肿瘤生长，由于缺乏大规模临床随机试验证据，目前也尚无定论。Fiore 等对 30 例接受 TAE（17 例）和 TACE（13 例）治疗 GEP-NEN 肝转移患者的有效性和安全性回顾性研究发现，TAE 和 TACE 有同等效果，中位无进展生存期均为 36 个月，差异无统计学意义，且栓塞后综合征的发病率 TAE（41%）比 TACE（61%）少。此外，目前仍缺少大量随机证据表明 DEB-TACE 治疗效果比传统 TACE 效果更好。

目前仍缺少有关 RE 治疗 GEP-NEN 的一级证据。Devcic Z 等的荟萃分析显示：RE 治疗 GEP-NEN 肝转移客观反应率为 38% ～ 62%，疾病控制率为 78% ～ 92%，胰腺 NEN 肝转移患者反应率更低至 23%。患者 CR 和 PR 与中位生存期相关（R=0.85，P=0.008）。Paprottka PM 等对 42 例肝转移患者研究发现，采用 RECIST 标准衡量 3 个月后 随访影像学显示 PR、SD 和 PD 分别为 22.5%、75% 和 2.5%。97.5% 的患者中肝脏病灶血供减少或部分坏死。平均随访时间为 16.2 个月，生存率为 95.2%，肿瘤标志物水平 3 个月时平均下降 54.8%（CgA）和 37.3%（5-羟色胺）。在 38 个有类癌综合征的患者中，有 36 个在治疗后 3 个月临床症状缓解。因此，在现有的证据下，RE 是一种安全有效的治疗方法，它可以局部控制肿瘤生长，降低肿瘤标志物水平，改善患者临床症状。当前医学研究表明，在针对特定病症的介入治疗中，经动脉栓塞（TAE）和经导管动脉栓塞化疗（TACE）的疗效在统计学上并未显示出显著差异。然而，深入分析后发现，TAE 相较于 TACE 具备更高的客观缓解率（ORR），这一优势在于 TAE 能够避免 TACE 术中所使用的化疗药物可能引发的各种不良反应，如恶心、呕吐、骨髓抑制等。另外，尽管经动脉放射栓塞术（TARE）在疗效上与 TAE/TACE 相近，但其高昂的治疗费用及可能引发的放射性肝炎和远期肝纤维化等并发症，限制了其在临床的广泛应用。综合考虑以上因素，TAE 在目前临床实践中更受青睐。

经导管动脉栓塞化疗治疗神经内分泌肿瘤肝转移的远期疗效和肿瘤反应评估：一项为期 15 年的单中心回顾性研究，纳入了 202 例 NEN 肝转移患者，进行了 TACE 治疗包括 C-TACE（多柔比星 50 ～ 100mg、伊达阿霉素 5 ～ 10mg 或奥沙利铂 50 ～ 100mg 联合 10 ～ 15ml 碘化油）和 D-TACE（载多柔比星 25mg/ml），TACE 治疗 NEN 肝转移瘤具有客观疗效和持续的局部疾病控制率，RECIST 和 mRECIST 应答与较长 OS 相关。TACE 治疗神经内分泌肿瘤肝转移患者中位 OS 为 5.3 年，在第 1 年和第 2 年的 OS 率分别为 95% 和 72%；TACE 治疗神经内分泌肿瘤肝转移患者疾病控制可达 26 个月；根据 mRECIST 评估应答者的中位 OS 是无应答者的 2 倍，分别为 80.5 个月和 39.6 个月；肝脏进展与延迟接受 TACE 治疗相关。

介入治疗后并发肝脓肿的原因复杂多样，包括细菌感染、胆道梗阻、胆汁淤积等。对于这些患者，及时的影像学监测和早期诊断至关重要。一旦发现肝脓肿或胆管炎的迹象，应立即采取相应的治疗措施，如经皮穿刺引流术和抗生素治疗。在临床实践中，对于既往接受胰十二指肠切除术、胆道支架置入术或胆道内外引流术的患者，在进行介入治疗时需特别谨慎。根据中国抗癌协会神经内分泌肿瘤诊治指南（2022 年版），这类患者在接受介入治疗时发生肝脓肿或胆管炎的概率接近 20%。这一数据提示我们，介入治疗前必须充分评估患者的既往病史和手术史，以降低并发症的风险。胰十二指肠切除术后，由于手术创伤较大，患者容易出现胆管炎、胰腺炎等并发症。对于既往接受过相关手术的患者，在介入治疗前应进行全面评估，并在术后加强监测和管理，以降低并发症的发病率。这不仅有助于提高治疗的安全性，还能有效改善患者的预后。

此外，胆道支架置入术虽然可以有效缓解胆道梗阻，但其也可能引发胆管炎和胆汁性肝脓肿。因此，对于这些高危患者，术前应进行详细的影像学检查，如 CT 或 MRI，以评估胆道和肝脏的状况，并制订个性化的治疗方案。尤其对于有胆道疾病史的患者，术前应进行充分的抗感染准备，并在术后密切观察患者的体温、白细胞计数等指标，以便及时发现并处理感染风险。

七、挑战与展望

胃肠胰腺神经内分泌肿瘤（GEP-NEN）肝转移的治疗一直是医学领域的一大挑战。这类肿瘤具有隐匿性强、进展缓慢但易转移的特点，尤其是肝脏作为最常见的转移部位，对患者的预后影响重大。因此，如何有效治疗 GEP-NEN 肝转移成为临床研究的重点。

介入治疗在 GEP-NEN 肝转移的治疗中扮演着重要角色。其微创、精准和高效的特点使其成为不可切除肿瘤的重要治疗手段之一。例如，射频消融术、冷冻消融术、微波消融术等介入技术已被广泛应用于肝转移灶的局部治疗，这些方法创伤小、并发症少，且疗效显著。此外，介入治疗还可以与其他治疗手段相结合，如化疗、靶向治疗和免疫治疗，形成综合治疗方案，为患者提供更加全面和有效的治疗选择。然而，尽管介入治疗在 GEP-NEN 肝转移的治疗中具有重要意义，但在实际应用中仍面临诸多挑战。首先，介入治疗技术的操作难度较高，需要医师具备丰富的经验和精湛的技艺。例如，射频消融术和微波消融术等技术需要精确控制能量的释放，以确保肿瘤组织被完全破坏而不损伤周围正常组织。其次，介入治疗的效果受到多种因素的影响，如肿瘤的大小、位置、数量及患者的身体状况等。因此，需要个体化评估和精细化操作，以提高治疗效果。此外，介入治疗还可能引发一些并发症，如肝功能损害、感染等，需要密切监测和及时处理，以避免不良事件的发生。从方案制定到方案实施，再到之后的随访，每一步都是关键，需要全程管理，不容忽视。

未来，GEP-NEN 肝转移的介入治疗将更加注重技术创新和个性化治疗。随着医学影像技术的不断进步，如三维重建和人工智能技术的应用，通过技术创新和个体化治疗策略的不断优化，将使介入治疗更加精准、高效。例如，基于影像组学的预测模型，如动脉增强容积（VAE）和最大强化体积（ETB），已被证明在评估介入治疗效果方面具有重要作用。此外，人工智能辅助下的影像学分析能够更精确地定位肿瘤位置和大小，从而提高治疗的针对性。而且，伴随药物研发的不断推陈出新，为介入治疗提供更为有效的药物选择，提升治疗效果。例如，索凡替尼等新型靶向药物的出现为非胰腺神经内分泌肿瘤提供了新的治疗选择。同时，免疫治疗有望成为晚期 GEP-NEN 治疗的新方向，进一步提高患者的生存率和生活质量。此外，跨学科合作必将成为常态。外科医生、肿瘤专科医师和影像科医师等将共同探讨研究，为患者制订更加个性化的治疗方案。这种多学科协作模式不仅能够综合考虑患者的病理分期、肿瘤负荷及手术可行性等因素，还能在全面评估的基础上，制订最佳诊疗方案。例如，在某些情况下，介入治疗可以作为手术前的减瘤手段，为后续手术创造机会。

综上所述，通过技术创新、个体化治疗策略及跨学科合作的不断优化，介入治疗有望成为 GEP-NEN 肝转移治疗的重要支柱。这不仅能够为患者带来更加安全、高效的治疗体验，还能显著延长患者的生存时间，提高生活质量。未来，随着研究的深入和技术的发展，相信更多的患者将从中获益。

（陈　丽　涂建飞　赵中伟）

第二节　胃肠胰腺神经内分泌肿瘤肝转移的消融治疗

一、局部消融治疗分类及治疗原理

局部消融治疗在神经内分泌肿瘤（NEN）肝转移中的应用日益广泛，尤其在面对不能完全手术切除的转移病灶时，其独特的优势使其成为一种重要的治疗手段。目前临床上的局部消融治疗形式多样，根据消融方式的不同，可以分为经皮消融及腹腔镜下或开腹手术中的消融。其中，经皮消融治疗属于微创手术，对患者的身体损伤小，术后恢复快，且经皮消融治疗在医学影像设备的引导下进行，能够精确定位肿瘤组织，确保治疗的有效性和安全性。此外，经皮消融治疗操作简便易行，费用相对较低，因而临床应用更为广泛，更能被患者所接受。

局部消融治疗，根据其消融原理的不同，又可分为化学消融及物理消融。化学消融是指在 B 超、CT 或 MRI 等引导下直接将化学物质注入肿瘤组织内，使肿瘤细胞变性、凝固坏死，常用的化学物质包括肿瘤化学药物，无水乙醇等。物理消融包括射频消融术（radiofrequency ablation，RFA）、微波消融术

（microwave ablation，MWA）、冷冻消融术（cryoablation，CA）、高强度超声聚焦消融（high intensity focused ultrasound ablation，HIFU）、激光消融术（laser ablation，LA）、不可逆电穿孔（irreversible electroporation，IRE）等。目前临床上最常见局部消融方式为射频消融术、微波消融术及冷冻消融术，这些方法各具特点，适用于不同的临床情况。

经皮射频消融术在临床上应用较为广泛，它的治疗原理是将射频电极经皮插入到肿瘤组织中，在 375 ～ 500kHz 的高频交变电流作用下，使肿瘤组织内局部温度达 60 ～ 120℃，从而使肿瘤及周围组织蛋白质发生不可逆的热凝固变性、坏死，最终达到灭活肿瘤的目的。但 RFA 也存在应用局限性，当病变位于大血管边缘，RFA 产生的热量会随着血液流失，可能无法达到足够高的温度来杀死肿瘤细胞，并且需要较长的时间来消融病变。微波消融术是一种较新的技术手段，它的治疗原理是在超高速微波电场下激发水分子电偶剧烈旋转运动摩擦生热，从而导致细胞凝固坏死，并且热消融后机体免疫功能提高，热休克蛋白的合成增多，促进机体杀伤肿瘤。相较于 RFA，微波消融术具有受大血管影响更小，灭活面积更大，传递到目标病变的温度更高，手术时间更短，且能使用多个探针同时治疗多个病变等优势，因而在临床治疗中逐渐被重视。以上两种方式都是通过高温加热杀死肿瘤细胞，故可能会对周围正常组织造成一定的热损伤。而冷冻消融术则是一种利用超低温冷冻与复温原理，对肿瘤组织进行破坏的技术。目前临床上最常用氦气和氩气进行治疗，故又被称为是氩氦刀冷冻消融技术。在治疗过程中，氩氦刀能够产生超低温（－ 196 ～－ 160℃），使肿瘤组织在极短时间内迅速冷冻，形成冰晶，破坏肿瘤细胞的结构和代谢。随后，再通过快速复温，产生高温（20 ～ 40℃），通过反复冻融的方式来诱导肿瘤组织破坏。同时低温能使微血管收缩，血流减慢，微血栓形成，从而导致肿瘤组织缺血坏死。此外，低温和亚低温环境还能使肿瘤细胞微环境改变，致肿瘤细胞坏死和凋亡，并激活抗肿瘤免疫反应。相比于 RFA 及 MWA，冷冻消融术在治疗过程中可以减少患者疼痛，消融过程可以在超声、CT 或 MRI 下更加可视化，且可以减少对肿瘤周围大血管及重要脏器的损伤。不可逆电穿孔则是目前一种较为新型的局部治疗方式，它的优势在于它不是通过加热来杀死肿瘤，而是通过电脉冲在细胞膜上制造小孔，从而导致细胞死亡。这一特点使得消融可以沿着重要的结构进行，造成永久性损伤的风险较小，但其应用仅限于较小的病变，而且费用较为昂贵。以上几种治疗方案各有优缺点，需由医师根据患者的具体情况和病情严重程度进行综合评估，选择最适合患者的治疗方法。

局部消融治疗，根据治疗目的的不同，又可分为根治性消融及减瘤消融。根治性消融治疗有较为严格的适应证及禁忌证，患者需符合条件方可进行治疗。射频消融术及微波消融术的适应证：①单发肿瘤最大直径≤5cm，多发肿瘤数目≤3个、最大直径≤3cm；②无血管、胆管和邻近脏器侵犯及肝外转移；③肝功能分级 Child-Pugh A/B 级。射频消融术治疗的禁忌证：① ECOG-PS > 2，恶病质或多脏器功能衰竭；②严重全身感染、高热（> 38.5℃）；③肾功能障碍，血肌酐 > 176.8μmol/L 或者肌酐清除率 < 30ml/min；④严重心肺功能异常，无法耐受平卧及麻醉；⑤不可纠正的凝血功能异常，即血小板计数 < 50×10^9/L（冷冻消融血小板计数 < 100×10^9/L），凝血酶原时间 > 18秒，凝血酶原活动度 < 40%，且无法纠正；⑥有食管胃底静脉曲张破裂病史且未得到内镜、介入、外科手术等有效治疗；⑦发作期精神病患者；⑧合并其他肿瘤并有广泛转移，预期生存时间 < 3个月；⑨肝功能 Child-Pugh C 级；⑩需消融范围 > 1/3 肝脏体积。而对于不能实现根治性消融的肝转移灶，我们也可以通过减瘤消融进行姑息治疗，减轻肿瘤负荷，缓解压迫症状，提高患者的生活质量。目前减瘤消融这一治疗措施仍缺少充分的循证医学依据。甚至有研究表明，不彻底的消融治疗反而会促进肝肿瘤转移。

二、经皮射频消融治疗具体实施流程

经皮射频消融术需在影像学引导下进行，目前主流的引导技术包括超声、X 线、计算机断层摄影术（CT）或磁共振成像（MRI）。由于 MRI 引导下 RFA 操作需要用到磁场专用消融针且手术时定位耗时久，所以目前临床主要应用超声和 CT 作为肝癌消融的影像引导技术。肝转移灶局部消融的具体手术流程如下。

（一）术前准备

1. 患者评估

（1）影像学评估：术前行肝脏增强 MRI 或肝脏增强 CT 检查，观察肝转移灶的大小、形态、内部结构、位置及其与邻近重要脏器、血管、门脉或胆管的关系。

（2）实验室检查：包括血常规、尿常规、大便常规、凝血功能、肝肾功能、电解质、血糖、肿瘤标志物、术前传染性疾病筛查、血型，心电图、心脏 B 超、肺功能等相关检查评估患者状态。

2. 患者准备

（1）患者及家属（被委托人）签署知情同意书。

（2）局部麻醉前 4 小时禁食，全身麻醉前 6 小时禁食、2 小时禁饮。

（3）必要时手术部位备皮。

（4）建立静脉通道。

（5）患者术前教育，主要是呼吸训练。

（6）对于需要全身麻醉的患者需用约束带约束患者上肢，并避开穿刺点。

（7）曾经有胆管支架或者外科手术病史造成 Oddi 括约肌功能不全患者，或者合并严重糖尿病、肝硬化、胆石症等高危状态的患者推荐围术期适当使用抗菌药物预防感染。

（8）对于血小板计数 $< 50 \times 10^9/L$ 的患者推荐输注血小板或者使用血小板生成素受体激动剂（如阿伐曲泊帕等）等提升血小板计数以降低术中出血风险。

（二）手术流程

1. 术前计划

（1）确定肿瘤病变区（gross tumor region，GTR）：指影像学能界定的病变区域，即确定病灶的位置、大小、形态、与邻近器官的关系，初步确定 GTR。

（2）消融参数：根据不同消融设备和肿瘤大小、解剖位置，初步制定消融温度、时间、功率、循环次数等。

2. 体位选择　根据病灶的位置选择仰卧位（通常病灶位于 $S_2 \sim S_5$ 及 S_8 段）、俯卧位（通常病灶位于 S_1 及 $S_6 \sim S_7$ 段），必要时可以选择左侧卧位，对于选择侧卧位消融的患者，建议选择真空垫固定以便在手术过程中患者能始终保持合适的体位。

3. 设定扫描参数　推荐选择腹部扫描条件，平静呼吸方式，设定层厚及层间距为 $2 \sim 5mm$ 的连续螺旋扫描，常规选择腹部窗宽窗位进行观察，为了详细观察高密度的碘油沉积病灶及减少穿刺针伪影的干扰，可以调整到骨组织窗进行观察。

4. 穿刺路径设计与定位　根据患者术中平扫 CT 并结合术前的增强 CT/MRI 的扫描信息，确认病灶的位置及穿刺路径，穿刺路径的设计和选择上尽量避免经过肋骨、大血管、胆管、胃肠道、胆囊等重要组织 / 器官情况。可以选择最短距离进针，但对于肝包膜下病灶应避免直接穿刺病灶，穿刺路径需要经过部分正常肝实质。对于肝右叶病灶的穿刺尽量避免肋间动脉损伤，对于左叶病灶的穿刺需注意避免穿刺心包及胸廓内动脉。

5. 局部麻醉　确定体表穿刺点及进针路径后进行穿刺部位的消毒、铺单、麻醉。

6. 穿刺靶区　定位及局部麻醉后再次进行以病灶为中心的 CT 扫描，确认进针点及穿刺路径。手术医师通过分步进针（在进入肝脏、靠近病灶、穿刺到位时至少 3 次 CT 扫描引导及必要调整）将消融针置入预定位置，再次 CT 扫描确认消融针的位置及与病灶、周围脏器关系。穿刺针远端应超过病灶边缘 5mm。术中须结合影像及时调整进针点及穿刺路径。如果同期进行多个病灶的消融治疗，可以同时或者分次采取上述步骤定位，将消融针穿刺放置到目标靶点。

7. 全身 / 静脉麻醉　采用全身麻醉、静脉麻醉或者神经阻滞的方法进行肝癌消融术中的麻醉与镇痛。

8. 消融靶病灶　根据肿瘤大小、部位采用单针单点、单针多点、多针多点靶病灶消融。所使用的消融参数（如温度、功率、时间、循环等）根据不同的设备和术者经验进行相应选择。

9. 术中监测　在消融过程中动态扫描明确消融针是否脱靶、是否需要调整消融针、是否达到了预定消融范围、是否有并发症（如出血、气胸等）发生。消融过程密切监测心率、血压和血氧饱和度等生命体征。消融结束后退针时推荐行针道消融。

10. 消融后即刻评估　消融结束后再次行全肝平扫 CT 进行即刻评估。平扫 CT 可用于判断是否存在气胸、出血、邻近器官损伤等并发症，并及时作出相应处理。如果患者生命体征稳定且无相关并发症表现。可以送至复苏间。

11. 消融术的辅助技术

（1）消融术前 TACE 治疗：对于 CT 引导下进行肝转移灶消融的患者，推荐行术前常规经导管动脉栓塞化疗（conventional transcatheter arterial chemoembolization，cTACE）治疗。术前的 cTACE 碘油标记可以提高病灶在 CT 引导时的可辨识度，且联合治疗可提高治疗疗效。

（2）消融术中隔离技术：为了减少对附近结构的可能损伤并最大程度地减少并发症，推荐邻近危险的结构，在消融中使用各种辅助隔离技术。其中液体隔离是将生理盐水、5% 的葡萄糖水溶液等隔离液注射至目标病变和邻近器官（如胃肠道、肾脏、膈肌或血管）之间，以保护重要器官免受可能的热损伤。在液体中使用 1 : 50 的碘对比剂，可改善隔离液体的可视性。其他隔离方法包括注入空气或二氧化碳的气体隔离。放置球囊隔离或者利用消融电极拖拽使消融区域远离危险结构等。最近也有注入热保护性凝胶进行隔离的报道。

12. 消融后处理　确认消融手术安全结束后，患者转入复苏间，清醒后送回病房。术后监测生命体征 4 ～ 6 小时。常规给予保肝、PPI 抑酸、止吐、镇痛、营养支持等对症治疗 1 ～ 3 天。对于术中消融针经过肺组织的患者，建议术后 24 小时内行胸部 CT 平扫、胸部 X 线检查，观察是否存在气胸或胸腔积液等并发症的发生。

（三）术后不良反应及处理

1. 出血　发生率约为 0.8%。轻微出血予以止血药物多可控制，如药物控制不理想且影像提示活动性出血时，可考虑彩色多普勒超声或超声造影引导下局部热消融或介入栓塞止血等治疗，如止血效果不佳应及时采取腔镜或开放外科手术。

2. **感染**　发生率约为 0.6%。多因合并糖尿病、胆肠吻合术后、肠道感染、消融范围过大或患者体质虚弱抵抗力差等。一般早期抗生素治疗可获得较好的控制。对于感染较重、形成脓肿者，需进一步行置管引流，并根据细菌培养结果应用敏感抗生素，仍难以控制者需外科手术干预。

3. **邻近器官组织损伤**　发生率约为 0.7%。此类并发症发生率较低，但较严重，如肠穿孔、胰腺损伤、膈肌损伤等，肠道损伤一般需要手术治疗。

4. **胆道损伤**　发生率约为 0.2%，主要包括胆道狭窄、胆汁瘤、胆囊炎、胆漏及胆汁性腹膜炎等。通常由消融热场累及胆道导致，无症状者可选择观察，肝内 1 ～ 2 级胆管狭窄致胆道扩张并严重黄疸时，需置管引流或胆管支架置入。胆汁瘤合并感染者需行置管引流，胆囊炎、胆漏及胆汁性腹膜炎需抗感染治疗，必要时行外科治疗。

5. **大量胸腔积液或血气胸**　发生率约为 0.2%。多因消融伤及膈肌或肺组织、或患者合并严重肝硬化所致，可行置管引流治疗。

6. **针道种植**　发生率约为 0.3%。研究者认为种植多与穿刺活检相关。发生种植转移后可选择消融、手术切除、放射治疗等。

7. **肝功能不全**　发生率为 0.2% 左右。多因肝功能较差、发生严重并发症、肝硬化患者多次治疗、消融范围较大所致。需积极保肝治疗，术前严格掌握适应证。

第三节　胃肠胰腺神经内分泌肿瘤的放射栓塞治疗

一、经动脉放射栓塞术简介

经动脉放射栓塞术（transarterial radio embolization，TARE）是一种新兴的治疗方法。在临床实践中，这种治疗可以作为胃肠胰腺神经内分泌肿瘤肝转移灶的一线治疗，二线或二线以上治疗的挽救性治疗。经动脉放射栓塞又被称作放射性栓塞法（radioembolization）或内部放射疗法（selective internal radiation therapies，SIRT）。它的治疗原理是通过将放射性微球（microsphere）注入肝动脉，从而通过粒子短距离的辐射对肿瘤细胞进行杀伤。目前临床上使用的常见的放射性粒子为钇 -90（Yttrium 90，简写为 ^{90}Y），现批准使用的共有两种搭载 ^{90}Y 的微球粒子：SIR-Spheres®（Resin-based ^{90}Y 树脂微球）和 TheraSphere™（Glass-based ^{90}Y 玻璃微球）。另有一种搭载放射性钬 -166 元素的 QuiremSpheres 微球粒子。其中 ^{90}Y-SIRT 应用相对广泛。^{90}Y 微球选择性内放射治疗（Yttrium-90 selective internal radiation therapy，^{90}Y-SIRT）是通过将载有放射性核素 ^{90}Y 的微球注射到靶区域，^{90}Y 发射的纯 β 射线会产生的电离辐射，从而使肿瘤细胞坏死，达到控制肿瘤的目的。有荟萃分析收集了156 项研究，分析证实 TARE 是神经内分泌肿瘤肝转移患者的有效治疗选择。同时，研究证实，TARE 兼顾临床有效性及安全性。在一项对 155 例 NEN 肝转移患者的研究中，TAE、TACE 和 SIRT 显示出相似的疗效，肝脏 PFS 无明显差异。

　　^{90}Y-SIRT 操作前需充分评估适应证及禁忌证。适应证需要满足以下条件：①不可切除或患者拒绝接受手术切除 / 消融的肝脏恶性肿瘤；②预期生存时间＞3 个月。排除以下禁忌证：① ECOG 评分＞2 分或恶病质或多脏器功能衰竭；②肝功能 Child-Pugh C 级，严重肝功能障碍（肝性脑病、难治性腹水、肝肾综合征等）；③无法纠正的凝血功能障碍；④肾功能不全（Cr＞176.8μmol/L 或肌酐清除率＜30ml/min）；⑤合并活动性肝炎或严重感染；⑥肿瘤广泛转移，且预期生存时间＜3 个月；⑦肝动脉血管解剖结构异常，或存在严重的不可纠正的肝动脉 - 门静脉瘘、肝动脉 - 肝静脉分流；⑧门静脉主干癌栓、栓塞，侧支血管形成少，且不能行门静脉支架复通门静脉主干恢复向肝血流；⑨不可纠正的肝动脉 - 胃肠道动脉分流；⑩严重碘对比剂过敏；⑪肺分流百分数（lung shunt fraction，LSF）超过安全阈值（＞20%），或单次肺部辐射剂量超过 30Gy，或累计肺部辐射剂量超过 50Gy；⑫其他，包括孕妇或哺乳期妇女等。

二、^{90}Y-SIRT 手术治疗具体实施流程

（一）术前准备

　　1. 实验室检查　^{90}Y-SIRT 治疗前，应完善血清肿瘤标志物、肝功能、血常规、凝血功能和肾功能等实验室检查。

　　2. 影像学评估　术前影像学评估包括以诊断和分期为目的的一般性影像学评估及以治疗过程模拟和预测为目的的特殊影像学评估。一般影像学评估主要包括 CT、MRI、正电子发射计算机断层显像（positron emission tomography- computed tomography，PET-CT）。后者主要包括 ^{99m}Tc- 聚合白蛋白（^{99m}Tc-macroaggregated albumin，^{99m}Tc-MAA）、单光子发射计算机断层显像 / CT（single-photon emission computed tomography/CT，SPECT/CT）显像、选择性动脉造影。其中，^{99m}Tc-MAA SPECT/CT 显像是模拟和预测治疗过程的必需环节，可以协助进行术前风险评估，规避手术风险。此外，选择性动脉造影能帮助评估肝动脉解剖、肿瘤供血动脉、危险动脉 / 吻合等，必须在正式手

术前 2 周完成。

3. 术前谈话及知情同意　术前与患者及其家属进行充分的沟通是非常必要的，详细告知 ^{90}Y-SIRT 治疗的必要性、操作的流程、预期疗效、术中和术后可能的并发症及术后的注意事项等，并签署知情同意书。

（二）治疗计划的制订

^{90}Y-SIRT 治疗计划包括治疗方案的制订及治疗剂量的选择两个部分。

1. 治疗方案的制订　根据治疗目的不同，^{90}Y-SIRT 方案分为根治性治疗、降期转化治疗、姑息性治疗。以上治疗方案应基于患者的肿瘤特征、体能状态、肝脏储备功能、实验室检查等综合制订。

（1）根治性治疗：目的是肿瘤得到治愈，如放射性肝段切除和放射性肝叶切除。放射性肝段切除适用于肿瘤病灶局限于 2 个肝段及以下的患者。放射性肝叶切除适用于单叶病变的患者，允许靶肝叶接受较高的吸收剂量，并诱导对侧肝叶增生、肥大。

（2）降期转化治疗：目的是通过 ^{90}Y-SIRT 后使病灶能够接受根治性治疗。适用于临界可切除或有转化潜能的患者。

（3）姑息性治疗：目的是控制肝内肿瘤、改善生命质量、延长生存时间。对于存在 ^{90}Y-SIRT 适应证，但不适合以上两种治疗方式的患者，均适合姑息性治疗。

2. 治疗剂量的选择　正常肝组织对电离辐射的耐受量为 70 ～ 80Gy，肝功能正常患者其剩余正常肝脏体积 > 30% 是安全的，但对伴有慢性肝病及前期接受过化疗的患者，肝脏对电离辐射的耐受量为 50 ～ 70Gy。单位放射性活度的 ^{90}Y 树脂微球和玻璃微球授予肝组织和肿瘤组织的吸收剂量是常数（又称转化因子）。如果组织内 ^{90}Y 微球均匀分布，且 ^{90}Y 微球衰变产生的 β 射线被组织完全吸收，那么注射一定放射性活度的 ^{90}Y 微球后，组织的吸收剂量可通过 MIRD 方程计算（公式一）。

$$D(\text{Gy}) = \frac{A(\text{GBq}) \times \text{CF}}{\text{TM(kg)}} \qquad 公式一$$

其中，D 为吸收剂量；A 为放射性活度；CF 为转化因子；TM 为靶区组织质量。

目前临床上医学内照射剂量（medical internal radiation dose，MIRD）的具体计算方式是依照房室模型个性化计算得到的，具体计算方式如下。

（1）单房室模型：将肝脏灌注区视为单一房室，指定所需的吸收剂量后，通过公式二计算所需的放射性活度。在此基础上，需进一步考虑肺分流情况，通过公式三能得到最终的处方剂量 Ap（GBq）。

$$A_{\text{MIRD}}(\text{GBq}) = \frac{D(\text{Gy}) \times \text{TM}(\text{kg})}{\text{CF}} \qquad \text{公式二}$$

其中，A_{MIRD} 为所需的放射性活度；D 为吸收剂量；CF 为转化因子；TM 为靶区组织质量。

$$A_{\text{P}}(\text{GBq}) = \frac{A_{\text{MIRD}}(\text{GBq})}{(1 - \text{LSF})} \qquad \text{公式三}$$

其中，A_{P} 为单房室模型计算的处方剂量；A_{MIRD} 为所需的放射性活度；LSF 为肺分流率。

单房室模型仅考虑了靶区体积和剂量的关系，不区分肿瘤和正常肝组织微球分布的差异，当病灶和灌注区域较局限或病灶与肝实质微球分布差异较小时，单房室模型即能满足计算需要。但对于肿瘤和正常肝组织微球分布差异显著的情形，建议使用分区模型进行计算。

（2）分区模型：充分考虑到肿瘤和正常肝组织微球分布的不同，将其区分为不同房室，计算时需要依据 $^{99\text{m}}$Tc-MAA 模拟显像勾画测量肿瘤体积、灌注区正常肝组织体积，以及其内放射性活度（A）或计数，并计算肿瘤 / 正常肝组织放射性微球分布比率（公式四）。同样需要进一步校正肺分流的影响（公式五）。

$$\text{TNR} = \frac{A_{\text{tumor}}}{V_{\text{tumor}}} \bigg/ \frac{A_{\text{normal liver}}}{V_{\text{normal liver}}} \qquad \text{公式四}$$

其中，TNR（tumor/normal liver rate）为肿瘤 / 正常肝实质放射吸收剂量比值微球分布比率；A_{tumor} 为肿瘤内放射性活度或计数；V_{tumor} 为肿瘤体积；$A_{\text{normal liver}}$ 为灌注区正常肝组织内放射性活度或计数；$V_{\text{normal liver}}$ 为灌注区正常肝组织体积。

$$A_{\text{PM}}(\text{GBq}) = \frac{D(\text{GBq}) \times M_{\text{tumor}}(\text{kg}) \times (\text{TNR} \times V_{\text{tumor}} + V_{\text{normal liver}})}{\text{CF} \times \text{TNR} \times V_{\text{tumor}}(1 - \text{LSF})} \qquad \text{公式五}$$

其中，A_{PM} 为分区模型计算的处方剂量；M_{tumor} 为肿瘤质量（为 $1.03\text{kg/L} \times V_{\text{tumor}}$）；$V_{\text{normal liver}}$ 为灌注区正常肝组织体积；LSF 为肺分流率。

（三）操作实施流程

^{90}Y-SIRT 除放射性微球给药装置和注入不同外，其他流程与传统肝动脉化疗栓塞过程相同，具体流程如下。

1. 术前准备　术前 4 小时禁食、禁水、备皮等。

2. 麻醉　心电监护，穿刺点周围皮肤消毒，铺巾，通常采用 0.5% 利多卡因 2ml 做局部浸润麻醉。

3. 动脉造影　放射性微球注射前必须再次行动脉造影，以确保放射性微球被安全有效地注入。

4. **放射性微球给药装置准备**　根据产品的具体要求进行准备给药装置，注意术中需保持输送系统的密闭性和无菌操作。

5. **放射性微球注入**　输注前确保给药装置所处的水平高于患者身体中心水平约 20cm，注入液体预充管路系统，排出注射管路中的气泡，检查并确认注射管路的通畅性和各连接处是否密闭，微导管头端位置无移位，全部确认完毕后开始输注微球。输注完毕，将导管、剂量瓶、输注管道和接触敷料回收至核废物专用塑料罐，并由核医学技师送至核废物储存室。

6. **术中及术后放射防护注意事项**　手术室内所有人员除穿铅衣防护外，还要对眼、皮肤和手等进行防护。避免无关人员、器械和区域的接触。任何有潜在污染可能的物品均需立即放入放射性污物回收罐内。在确保无手术人员、操作台、手术室地面放射性污染之后才能对患者进行下一步处理，如拔鞘、压迫止血等。所有在场人员在离开房间时均需检测体表部位可能接触的放射性污染。还要对推车、铅筒、设备、导管连接处下方及推车下方区域等进行放射性污染检测。

7. **术后管理**　由于 ^{90}Y 的辐射范围小、半衰期短，大部分能量在 1 周内释放，患者的表面辐射剂量范围通常为 4 ～ 12mrem/h，因此患者术后无须特殊防护。出院后 1 周内应电话随访 1 次，侧重询问患者饮食、精神及体能状况，以及有无腹痛等情况。治疗后的 2 ～ 4 周第 1 次门诊随访，之后常规门诊随访，内容主要包括询问病史、体格检查、实验室及影像学检查，术后影像学疗效评估包括增强 CT、增强 MRI、PET-CT 检查，术后第 1 次影像学检查应在治疗后 1 ～ 3 个月进行，之后每 2 ～ 3 个月复查 1 次。

（四）术后不良反应及并发症

^{90}Y 放射微球治疗的常见不良反应为乏力、发热、恶心、腹痛和呕吐，还可出现肝功能异常，但症状大多较轻微且能在数日内有所改善，也有部分患者的症状持续时间可达 2 周，主要的治疗措施为对症处理，改善患者症状。^{90}Y 放射微球治疗的并发症是指非靶血管栓塞所引起的组织器官放射性损伤，主要包括急性和慢性放射性损伤。常见的急性放射性损伤包括放射性肺炎、上消化道放射性损伤、放射性胆囊炎和放射性胰腺炎等。慢性放射性损伤又称迟发性毒性反应（常发生于治疗后 30 ～ 90 天），主要表现常为肝功能异常，肝纤维化或肝硬化、门静脉高压、腹水和静脉曲张，大多数患者通过对症治疗可改善肝功能异常，也有部分患者会出现肝功能指标永久性升高，被称为放射性肝病。

（杜雪丹　方世记）

参 考 文 献

陈洁，聂勇战．中国抗癌协会神经内分泌肿瘤专业委员会．中国抗癌协会神经内分泌肿瘤诊治指南 (2022 年版)[J]. 中国癌症杂志，2022(6):032.

崔伟，王于．胃肠胰神经内分泌肿瘤肝转移的介入治疗 [J]. 影像诊断与介入放射学，2015: 1005-8001.

房星宇，于淼，杨倚天，等．肝动脉化疗栓塞及射频消融治疗胰腺神经内分泌肿瘤肝转移的疗效和生存分析 [J]. 介入放射学杂志，2013, 22(5):4.

李晓光，金征宇，潘杰，等．肝动脉化疗或栓塞治疗胰腺神经内分泌肿瘤肝转移的疗效分析 [J]. 介入放射学杂志，2010, 19:442-446.

秦立东，李金鹏．肝动脉化疗或栓塞治疗神经内分泌肿瘤肝转移的疗效分析 [J]. 临床肿瘤学杂志，2013, 18(5):445-448

中国抗癌协会肿瘤消融治疗专业委员会，中国临床肿瘤学会（CSCO）肿瘤消融治疗专家委员会，中国医师协会肿瘤消融治疗技术专家组．CT 引导下热消融治疗原发性肿瘤中国专家共识 [J]. 中华内科杂志，2023, 62(6):647-660.

中国医师协会介入医师分会临床诊疗指南专委会，中国研究型医院学会肝胆胰外科专业委员会．钇 -90 微球选择性内放射治疗肝脏恶性肿瘤规范化操作专家共识 (2024 版)[J]. 中华医学杂志，2024, 104(7):486-498.

中国医师协会介入医师分会临床诊疗指南专委会．中国肝细胞癌经动脉化疗栓塞 (TACE) 治疗临床实践指南 (2021 年版)[J]. 中华内科杂志，2021, 60(7):599-614.

中华医学会消化病学分会胃肠激素与神经内分泌肿瘤学组．胃肠胰神经内分泌肿瘤诊治专家共识 (2020, 广州)[J]. 中华消化杂志，2021, 41(2):76-87.

Anbari Y, Veerman FE, Keane G, et al. Current status of yttrium-90 microspheres radioembolization in primary and metastatic liver cancer[J]. J Interv Med, 2023, 6(4):153-159.

Cannon R, Ellis S, Hayes D, et al. Safety and early efficacy of irreversible electroporation for hepatic tumors in proximity to vital structures[J]. J Surg Oncol, 2013, 107(5):544-549.

Chen JX, Rose S, White SB, et al. Embolotherapy for neuroendocrine tumor liver metastases:Prognostic factors for hepatic progression-free survival and overall survival[J]. Cardiovasc Intervent Radiol, 2017, 40(1):69-80.

Clift AK, Frilling A. Liver-directed therapies for neuroendocrine neoplasms[J]. Curr Oncol Rep, 2021, 23(4):44.

Cloyd JM, Ejaz A, Konda B, et al. Neuroendocrine-liver-metastases:a contemporary review of treatment strategies[J]. Hepatobiliary Surg Nutr, 2020, 9(4):440-451.

de Baere T, Deschamps F, Tselikas L, et al. GEP-NETS update:Interventional radiology:role in the treatment of liver metastases from GEP-NETs[J]. Eur J Endocrinol, 2015, 172(4):R151-166.

Devcic Z, Rosenberg J, Braat AJ, et al. The efficacy of hepatic 90Y resin radioembolization for metastatic neuroendocrine tumors:a meta-analysis[J]. J Nucl Med, 2014, 55(9):1404-1410.

Dliir M, Shrestha R, Steel JL, et al. Initial treatment of un resectable neuroendocine tumor liver metastases with transarterial chemoemholization using streplozotocin :a 20-year experience[J].

Ann Surg Oncol, 2017, 24:450-459.

Do Minh D, Chapiro J, Gorodetski B, et al. Intra-arterial therapy of neuroendocrine tumour liver metastases :comparing conventional TACE, drug-eluting beads TACE and yttrium-90 radioem-holisation as treatment options using a propensity score analysis model[J]. Eur Radiol, 2017, 27:4995-5005.

Eriksson B, Skogseid B, Kölby L. Interventional treatment of neuroendocrine tumors with liver metastases[J]. Acta Oncologica, 2015, 54(7):931-938.

Fairweather M, Swanson R, Wang J, et al. Management of neuroendocrine tumor liver metasta-ses:long-term outcomes and prognostic factors from a large prospective database[J]. Ann Surg Oncol, 2017, 24(8):2319-2325.

Frilling A, Clift AK, Braat A, et al. Radioembolisation with 90Y microspheres for neuroendocrine liver metastases:an institutional case series, systematic review and meta-analysis[J]. HPB(Ox-ford), 2019, 21(7):773-783.

Gala KB, Shetty NS, Patel P, et al. Microwave ablation:How we do it?[J]. Indian J Radiol Imag-ing, 2020, 30(2):206-213.

Iyer RV, Salem R. Radioembolization for hepatic metastases from neuroendocrine tumors[J]. Sem-inars in Oncology, 2013, 40(2):236-246.

Izzo F, Granata V, Grassi R, et al. Radiofrequency ablation and microwave ablation in liver tumor-s:An update[J]. Oncologist, 2019, 24(10):e990-e1005.

Jia ZZ, Wang WP. Yttrium-90 radioembolization for unresectable metastatic neuroendocrine liver tumor:A systematic review[J]. Eur J Radiol, 2018, 100:23-29.

Kose E, Kahramangil B, Aydin H, et al. Outcomes of laparoscopic tumor ablation for neuroendo-crine liver metastases:a 20-year experience[J]. Surg Endosc, 2020, 34(1):249-256.

Kulke MH, Mayer RJ, Capanu M. Management of patients with gastrointestinal neuroendocrine tumors:Recent advances in diagnosis, classification, and treatment[J]. CA:A Cancer Journal for Clinicians, 2018, 68(6):444-459.

Lau WY, Teoh YL, Win KM, et al. Current role of selective internal radiation with yttrium-90 in liver tumors[J]. Future Oncol, 2016, 12(9):1193-1204.

Moris D, Tsilimigras DI, Ntanasis-Stathopoulos I, et al. Liver transplantation in patients with liver metastases from neuroendocrine tumors:A systematic review[J]. Surgery, 2017, 162(3):525-536.

Niessen C, Thumann S, Beyer L, et al. Percutaneous Irreversible Electroporation:Long-term survival analysis of 71 patients with inoperable malignant hepatic tumors[J]. Sci Rep, 2017, 7:43687.

Perrodin SF, Renzulli MM, Maurer MH, et al. Can microwave ablation be an alternative to resection for the treatment of neuroendocrine liver metastases?[J]. Endocr Pract, 2020, 26(4):378-387.

Sarmiento JM, Rindi G, de Herder WW, et al. ENETS consensus guidelines for the management of patients with liver and other distant metastases from gastroenteropancreatic neuroendocrine tumors:A focus on interventional procedures[J]. Neuroendocrinology, 2016, 103(2):145-158.

Saxena A, Chua TC, Bester L, et al. Factors predicting response and survival after yttrium-90 radioembolization of unresectable neuroendocrine tumor liver metastases:a critical appraisal of 48 cases[J]. Ann Surg, 2010, 251(5):910-916.

Shi LL, Wang JJ, Ding NH, et al. Inflammation induced by incomplete radiofrequency ablation accelerates tumor progression and hinders PD-1 immunotherapy[J]. Nat Commun, 2019, 10(1):5421.

Smith JA, Johnson DB, Pazdur R. Hepatic artery embolization and chemoembolization for hepatic neuroendocrine tumor metastases[J]. Journal of the National Comprehensive CancerNETwork, 2017, 15(5):643-652.

Strosberg J R, Kvols L K, Capdevila J, et al. Effect of everolimus on progression-free survival and overall survival in patients with well-differentiated pancreatic neuroendocrine tumors[J]. Journal of Clinical Oncology, 2017, 35(4):391-403.

Su TH, Huang ML, Liao JB, et al. Insufficient radiofrequency ablation promotes hepatocellular carcinoma metastasis through N6-methyladenosine mRNA methylation-dependent mechanism[J]. Hepatology, 2021, 74(3):1339-1356.

Swierz MJ, Storman D, Riemsma RP, et al. Percutaneous ethanol injection for liver metastases[J]. Cochrane Database Syst Rev, 2020, 2(2):CD008717.

Tamim Abo El-Naga, A. Harfoush et al. "comparative study between radial and femoral artery approaches in acute st segment elevation myocardial infarction；immediate and short-term follow up" [J]. Al-Azhar Medical Journal, 2023.

Tan Y, Liang T, Xu J, et al. Transarterial chemoembolization versus embolization for unresectable liver metastases from gastroenteropancreatic neuroendocrine tumors:A systematic review and meta-analysis[J]. Journal of Gastroenterology and Hepatology, 2020, 35(10):1710-1718.

Tomozawa Y, Jahangiri Y, Pathak P, et al. Long-term toxicity after transarterial radioembolization with Yttrium-90 using resin microspheres for neuroendocrine tumor liver metastases[J]. J Vasc Interv Radiol, 2018, 29(6):858-865.

Van Cutsem E, de Herder W W, Rindi G, et al. ENETS Consensus Guidelines for the management of patients with digestive neuroendocrine neoplasms:interventional endoscopy[J]. Neuroendocrinology, 2016, 103(2):172-185.

Wang Z, Liu M, Zhang DZ, et al. Microwave ablation versus laparoscopic resection as first-line therapy for solitary 3-5-cm HCC[J]. Hepatology, 2022, 76(1):66-77.

WHO Classification of Tumors Editorial Board. WHO classifi-cation of tumours. digestive system tumours M[J]. Fifth Edition. United States:IARC Publications, 2019.

Zuo MX, Huang JH. The histore of interventional therapy for liver cancer in China[J]. J Interventl Med, 2018, 1:70-76.

第 8 章

胃肠胰腺神经内分泌肿瘤的放射治疗

放射性核素治疗是使用放射性核素对神经内分泌肿瘤进行精准靶向治疗，尽管没有随机对照的Ⅲ期临床研究数据的证实。但在使用生长抑素类似物和（或）干扰素治疗后，肿瘤继续生长的患者通常需要额外的治疗，可能包括化疗和外部放射治疗。全身放射性核素肽受体介导治疗（PRRT）适用于有症状的不可切除转移瘤患者，他们在诊断成像期间有证据表明所有已知肿瘤部位都摄取了 ^{123}I MIBG 或 ^{111}In- 奥曲肽，尽管神经内分泌肿瘤对外照射的反应有限，但 PRRT 的引入已经显示出对不能切除的生长抑素受体阳性的神经内分泌肿瘤患者的潜在益处。

在既往的研究中表明，基于生长抑素受体（SSTR）受体的分子靶向全身放射性核素肽受体介导治疗（PRRT）作为一种重要的治疗方式在晚期、转移性或不可手术的进展性生长抑素受体阳性的神经内分泌肿瘤的临床治疗中取得了显著的疗效，PRRT 是一种靶向内照射治疗方法，利用神经内分泌肿瘤细胞表面过表达的生长抑素受体，将放射性核素标记的生长抑素类似物导入肿瘤细胞，释放高能量的β射线，从而特异性地破坏肿瘤细胞，对正常组织的影响相对较小。目前常用治疗神经内分泌肿瘤的 PRRT 药物是将发射 β 射线的 ^{177}Lu 标记在生长抑素类似物上（^{177}Lu-DOTATATE），通过与神经内分泌肿瘤细胞表面的生长抑素受体进行结合，从而发挥抗肿瘤的作用。主要适用于不可手术切除或转移性的晚期胃肠胰神经内分泌肿瘤患者，尤其是生长抑素受体阳性的患者。在治疗前，通常需要进行生长抑素受体显像技术，如 ^{68}Ga-OCT-PET 扫描等，以确定患者是否适合 PRRT 治疗。对于神经内分泌肿瘤患者，在 SSA 治疗期间，如出现疾病的进展，并且表现为生长抑素受体高表达，应该首先考虑使用放射性核素标记的生长抑素类似物 - 放射性核素肽受体介导治疗。与 SSA 不同，PRRT 是一种分子靶向和受体为基础的放射性多肽疗法，将靶向的高剂量辐射直接传递到神经内分泌肿瘤细胞，并对靶细胞造成损害。NETTER-1 临床试验结果表明，^{177}Lu-DOTATATE 治疗疾病进展的转移性中肠神经内分泌肿瘤的疗效优于长效奥曲肽。研究组患者 20 个月无进展生存期为 65.2%，对照组仅 10.8%。有研究探索了 PRRT 与其他治疗方法的联合应用。如德国的研究显示原发灶切除联合 PRRT 可改善预后指标；还有研究探讨了 PRRT 与化疗、靶向治疗等的联合应用，以进一步提高治疗效果。PRRT 治疗存在骨髓毒性和肾毒性等不良反应，但相关研究表明，其安全性在一定范围内可控。为减少肾脏对放射性药物的摄取，可给予氨基酸输注。在一项使用 ^{177}Lu-DOTATATE 的非盲前瞻性 II 期试验中未观察到 3 ～ 4 级血液学毒性，但在另一项研究中，这些毒性发生在 32.1% 的患者中。PRRT 治疗主要适用于生长抑素受体阳性的患者，对于受体阴性的患者疗效不佳。此外，肿瘤细胞表面的生长抑素受体表达水平可能会随着治疗的进行而发生变化，从而影响治疗效果。

尽管 PRRT 的安全性相对较好，但在治疗过程中也可能引发一系列不良反应：①骨髓抑制，是较为常见的不良反应。放射性核素释放的射线会抑制骨髓造血干细胞的增殖和分化，导致外周血细胞数量减少。其中，白细胞和血小板减少最为常见，严重时可增加感染和出血风险。例如，患者在接受 PRRT 治疗后的数周内，白细胞计数可能降至正常范围以下，使其更容易遭受细菌、病毒等病原体的侵袭；血小板数量减少则可能导致皮肤瘀斑、鼻出血、牙龈出血等症状。②消化系统反应，包括恶心、呕吐、腹泻等症状。一方面，放射性药物可能刺激胃肠道黏膜，引发胃肠道的应激反应；另一方面，射线对胃肠道正常细胞的损伤，影响了胃肠道的正常消化和吸收功能。恶心、呕吐通常在治疗后数小时至数天内出现，腹泻的程度则因人而异，轻者可能仅表现为大便次数增多，重者可能出现水样便，导致脱水与电解质紊乱。部分患者在 PRRT 治疗后可能出现肝功能指标异常，如转氨酶升高、胆红素升高等。这可能是由于放射性核素对肝脏细胞的直接损伤，以及肝脏作为药物代谢的重要器官，在处理放射性药物及其代谢产物过程中受到影响。长期或严重的肝功能损伤可能影响患者后续的治疗方案选择和生活质量。③泌尿系统影响，肾脏是清除放射性药物及其代谢产物的主要器官之一，因此容易受到放射性损伤。放射性核素在肾脏内的沉积，可能导致肾小管上皮细胞受损，影响肾脏的滤过和重吸收功能。早期可能表现为肾功能指标如肌酐、尿素氮的轻度升高，随着损伤的加重，可能出现蛋白尿、血尿等症状，严重时可发展为肾功能不全。④其他不良反应，少数情况下，PRRT 可能引起神经毒性反应，如周围神经病变，表现为肢体麻木、刺痛、感觉异常等。这可能是由于放射性核素对周围神经的直接损伤，或者是药物在体内代谢过程中对神经系统产生的间接影响。胃肠道神经内分泌肿瘤本身可能影响内分泌功能，PRRT 治疗也可能进一步干扰体内激素平衡。例如，部分患者可能出现甲状腺功能减退，表现为乏力、嗜睡、体重增加、畏寒等症状。这可能是由于放射性药物对甲状腺组织的辐射损伤，影响甲状腺激素的合成和分泌。PRRT 治疗需要使用放射性核素和特殊的药物，治疗费用相对较高，可能限制了其在临床中的广泛应用。

PRRT 的疗效主要通过 3 个量表进行评估：①症状反应和健康相关生活质量（HRQOL）的改善；②肿瘤标志物（血清 CGA、24 小时尿 5HIAA 水平）降低 / 增加的变化；③影像反应（RECIST 和 PERCIST 量表）。在这 3 个参数中，最令人满意的结果是症状显著改善及生活质量提高 [包括那些使用 SSA（如长效奥曲肽 / 兰瑞肽等），但未得到控制的功能性疾病]。虽然两者之间改善的比例略有不同，但大多数患者的改善幅度超过了 80%，并且观察到 90% 的患者有症状改善。其次是生化反应，60% ～ 70% 的患者出现血清 CGA/ 尿 5-HIAA 的比例降低。在影像学上，约 30% 的患者有部分客观反应（完全反应 2% ～ 6%）。此外，在使用 SSA 治疗（服用奥曲肽或兰曲肽）的患者中，约 60% 的患者在影像（RECIST 或 PERCIST 量表评估）呈现稳定的状态。

除了通过上述 3 个参数评估疗效外，也被认为是疗效参数为无进展生存期（PFS）和总生存期（OS）。对于无法手术、进展性 SSR 阳性的胃肠道神经内分泌肿瘤的患者进行的Ⅲ期、多中心的临床研究研究（NETER-1）记录了十分鼓舞人心的结果，研究表明 PRRT 疗法的 PFS 约为 40 个月，而奥曲肽 LAR 为 8.4个月。除此之外，对 1048 例神经内分泌肿瘤患者进行回顾性分析，获得的总生存期为 51 个月（47.0 ～ 54.9 个月）。在双示踪剂 PET-CT 高摄取 ^{68}Ga-DOTATE 和 ^{18}F-FDG 摄取的转移性神经内分泌肿瘤中，"三明治"化疗 -PRRT 方案形成一种特殊的肿瘤亚群，可进行 PRRT 和化疗的联合治疗。

多肽受体化疗（PRCRT）联合氟尿嘧啶化疗：FDG-AvidNET 研究中，纳入 52 例患者中，采用 ^{177}Lu-octreotate 的 PRCRT 联合氟尿嘧啶放射增敏灌注化疗的方案，取得了良好的成功，并获得了 48 个月的长期无进展生存。在这个方案中，PRCRT 中氟尿嘧啶的剂量是 200mg/（m^2·24h），从 PRRT 给药前 4 天开始，总共持续 3 周，如果出现手足综合征或其他急性中毒，则提前停药。在胃肠道神经内分泌肿瘤的治疗中，PRCRT 与氟尿嘧啶化疗的联合应用尚未成为标准治疗方案，但已有一些研究在探索其可行性和疗效。氟尿嘧啶作为一种常用的化疗药物，通过干扰 DNA 合成来抑制肿瘤细胞的生长，常与链脲霉素联合使用治疗胰腺 NEN 和一些胃肠道 NEN。而 PRCRT 则是一种靶向内照射治疗方法，利用神经内分泌肿瘤细胞表面过表达的生长抑素受体，将放射性核素导入肿瘤细胞发挥治疗作用。胃肠道神经内分泌肿瘤细胞通常高表达生长抑素受体，PRCRT 可特异性地将放射性核素输送到肿瘤细胞内，对肿瘤细胞进行精准打击。氟尿嘧啶化疗药物则可通过不同的作用机制，如干扰 DNA 合成、抑制细胞周期进程等，进一步抑制肿瘤细胞的生长和增殖。两者联合应用可能具有协同作用，增强对肿瘤细胞的杀伤效果，同时减少肿瘤细胞对单一治疗方式产生耐药性的风险。一项回顾性研究分析了接受 PRCRT 联合氟尿嘧啶类化疗药物治疗的胃肠道神经内分泌肿瘤患者，结果显示，联合治疗组患者的肿瘤控制率较单纯 PRCRT 治疗组有所提高，患者的无进展生存期和总生存期也有延长的趋势，但差异未达到统计学意义。正在进行的一些前瞻性临床试验旨在进一步评估 PRCRT 联合氟尿嘧啶化疗在胃肠道神经内分泌肿瘤中的疗效和安全性。初步结果显示，联合治疗在部分患者中显示出较好的耐受性和一定的治疗效果，但仍需要更多的研究数据来证实。骨髓抑制是较为常见的不良反应，联合治疗可能会加重骨髓抑制的程度，需要密切监测血常规，并根据情况给予相应的支持治疗，如使用造血生长因子等。胃肠道反应也是常见的不良反应之一，包括恶心、呕吐、腹泻等，可通过预防性使用止吐药物和对症治疗来缓解症状。放射性核素治疗可能会对肾脏造成一定的损害，在联合治疗时需要更加注意肾功能的监测和保护，必要时调整治疗方案。目前关于 PRCRT 联合氟尿嘧啶化疗的研究大多为小样本研究，缺乏大规模、多中心的临床试验验证，研究结果的可靠性和普遍性有待进一步提高。胃肠道神经内分泌肿瘤是一组异质性很强的肿瘤，不同患者的肿瘤生物学行为、生长抑素受体表达水平及对治疗的反应等存在很大差异，难以准确预测哪些患者最适合接受联合治疗。联合治疗的最佳时机、药物剂量和治疗顺序等尚未明确，需要进一步的研究来优化治疗方案。

在新辅助治疗环境下的 PRRT 已经被验证，通过 PRRT 新辅助治疗，减少原发肿瘤的大小，使最初不能切除的肿瘤成为可手术的，并取得了一定的成功。在一项对已发表结果的分析中，手术成功率约为接受治疗患者的 1/3。这与 PRRT 获得的部分应答的比例大致相同。^{177}Lu-DOTATE 受益于所有分层和预后因素，包括放射性示踪剂摄取、肿瘤分级、年龄、性别和肿瘤标志物水平。治疗还与症状的改善和生活质量恶化的时间有关。G3 级 NET/NEC 患者 PRRT 治疗：回顾性小样本研究发现，经严格筛选的 G3 级 NET/NEC 患者，20% < Ki-67 增殖指数 < 55% 的患者用 PRRT 治疗后疾病控制率可达 30% ~ 80%，PFS 为 9 ~ 23 个月，OS 为 19 ~ 53 个月，显著高于 Ki-67 增殖指数 > 55% 的患者。^{177}Lu-DOTATATE PRRT 核素治疗前需先行 SRI 显像检查，明确全身肿瘤负荷及肿瘤 SSTR 表达情况。静脉滴注 7.4GBq ^{177}Lu-DOTATATE，每 6 ~ 10 周 1 次，3 ~ 5 次为 1 个疗程，治疗同时滴注保护肾脏的药物，注射后需再次显像评估药物在病灶的浓聚情况。PRRT 治疗主要的不良反应包括骨髓抑制和肾功能损伤，3% ~ 4% 的患者出现骨髓抑制，30% 左右的患者出现轻度肾功能损伤。在 PRRT 中使用 ^{177}Lu-DOTATE 纳米颗粒、139 生长抑素拮抗剂（^{177}Lu-DOTA

JR11 或 ^{177}Lu-OPS201140，141）或 α 粒子发射体（如 Bi141）在 PRRT 方法中改善肿瘤摄取和将肾脏毒性降至最低的未来策略正在进行临床前和临床评估。提高 PRRT 疗效的其他策略可能是药物上调 NEN 中生长抑素受体的表达。目前 PRRT 在胃肠道神经内分泌肿瘤中的应用多集中在晚期或转移性患者的治疗上，作为新辅助治疗的研究相对较少。部分研究正在探索其在新辅助治疗中的潜力，以评估能否使原本不可切除的肿瘤转化为可切除，或降低肿瘤分期。一些小型前瞻性研究显示，PRRT 作为新辅助治疗可使部分患者的肿瘤标志物水平下降，如血清嗜铬粒蛋白 A 等，提示肿瘤细胞活性受到抑制。同时，通过影像学检查发现部分患者的肿瘤负荷减轻，肿瘤组织坏死、纤维化增加，为后续手术创造了更好的条件。PRRT 的不良反应主要包括骨髓抑制、肾脏毒性和胃肠道反应等。在新辅助治疗的研究中，发现这些不良反应大多可控。通过调整放射性核素的剂量、给予支持治疗等措施，可在一定程度上减轻不良反应对患者的影响，使患者能够耐受后续的手术治疗。有研究尝试将 PRRT 与其他治疗方法联合应用于新辅助治疗，如化疗、靶向治疗等。初步结果显示，联合治疗可能具有协同作用，进一步提高治疗效果。例如，PRRT 联合卡培他滨和替莫唑胺化疗在一些患者中显示出较好的肿瘤控制率，但仍需要更多的研究来确定最佳的联合治疗方案。目前尚缺乏明确的指标来筛选适合接受 PRRT 新辅助治疗的患者。需要进一步研究确定哪些患者能够从新辅助治疗中获益最大，如通过肿瘤的生物学特征、生长抑素受体表达水平、患者的一般状况等因素进行综合评估。PRRT 的剂量、治疗次数、与其他治疗方法的联合顺序等都需要进一步优化。同时，如何在新辅助治疗期间密切监测患者的病情变化，及时调整治疗方案，也是需要解决的问题。目前关于 PRRT 新辅助治疗的研究多为短期观察，对于患者的长期生存率、无复发生存率等长期疗效指标的评估还不足。未来需要开展大规模、长期随访的研究，以全面评估 PRRT 新辅助治疗的价值。

　　关于 PRRT 的研究描述了该治疗的多个方面的发展方向，包括病理学、放射药学和剂量学等，以便为这种非常有希望的转移性 / 晚期胃肠道肿瘤和其他神经内分泌肿瘤的治疗提供见解，并以更合理的方式使用它，期待改善目前 PRRT 无法解决的具有挑战性和渐进性耐药病例。病理学研究表明，大多数胃肠道神经内分泌肿瘤细胞表面高表达生长抑素受体，尤其是 SSTR2，这为 PRRT 治疗提供了关键的靶点。通过免疫组化等病理学技术，可以对肿瘤组织中的生长抑素受体表达进行检测和定量分析，以筛选出适合 PRRT 治疗的患者。病理学检查可以在治疗前后对肿瘤组织进行观察和分析，以评估 PRRT 的治疗效果。研究发现，PRRT 治疗后肿瘤组织会出现坏死、纤维化等病理改变，肿瘤细胞的增殖活性降低，如 Ki-67 指数下降等。目前，用于 PRRT 治疗胃肠道神经内分泌肿瘤的放射性药物主要有 ^{177}Lu-DOTATATE、^{90}Y-DOTATOC 等。为了提高放射性药物的疗效和安全性，研究人员正在不断研发新型的放射性药物。如北京协和医院朱朝晖教授课题组研发的 ^{177}Lu-LNC1010，在临床前及临床研究中表现出了较 ^{177}Lu-DOTATATE 更高的肿瘤摄取及吸收剂量、更持久的肿瘤滞留时间。通过对药物载体的优化，可以改善放射性药物的药代动力学特性和靶向性。如将放射性药物与纳米材料、脂质体等载体结合，可提高药物在肿瘤组织中的摄取和滞留，减少在非靶组织中的分布。不同剂量的放射性药物对治疗效果和不良反应有重要影响。目前，关于 PRRT 治疗胃肠道神经内分泌肿瘤的最佳剂量仍在探索中。一些研究通过剂量递增试验，观察不同剂量水平下患者的疗效和不良反应，以确定最佳的治疗剂量。如北京大学肿瘤医院的研究中，患者接受每 8～12 周一次，每次剂量为 150～200mCi 的 ^{177}Lu-DOTATATE 治疗，取得了较好的疗效和安全性。准确的剂量学评估对于优化 PRRT 治疗方案至关重要。目前，常用的剂量学评估方法包括基于影像学的方法和基于血液样本的方法。研究人员正在不断改进剂量学评估方法，提高评估的准确性和可靠性。如利用 PET-CT 等先进影像学技术，可更准确地测量肿瘤组织中的放射性药物摄取和分布，为剂量计算提供更准确的依据。

确定 PRRT 治疗胃肠道神经内分泌肿瘤的剂量，需综合多方面因素考量，目前尚未形成绝对统一标准。目前认为肿瘤体积大、数量多，意味着需更多放射性药物释放足够辐射剂量来破坏肿瘤细胞。比如，多发且大体积转移瘤的患者，相较肿瘤局限、体积小的患者，可能需更高剂量 PRRT。研究显示，为保证治疗效果，肿瘤总体积每增加一定比例，放射性药物剂量可能需相应提升。不同部位肿瘤对辐射敏感性有差异。胃肠道不同区域血供、组织微环境不同，影响放射性药物摄取与分布。如小肠肿瘤与胃部肿瘤，因所处环境不同，达到相同治疗效果所需剂量不同。靠近重要器官的肿瘤，确定剂量时还需考虑对周围组织的潜在辐射损伤。PRRT 依赖肿瘤细胞表面生长抑素受体摄取放射性药物。通过生长抑素受体显像（如 ^{68}Ga-DOTATATE PET-CT）评估受体表达。表达水平高，药物摄取多，较低剂量可能达治疗效果；表达低则需增加剂量。研究表明，受体高表达患者较低表达者，使用较低剂量放射性药物，也能实现较好肿瘤控制。除表达水平，受体与放射性药物亲和力也重要。亲和力高，药物与受体结合紧密，停留时间长，辐射剂量传递更有效，所需剂量或可降低。但目前精准测定受体亲和力技术复杂，临床广泛应用受限，不过仍是剂量确定需考虑的潜在因素。老年患者或身体虚弱、合并多种基础疾病者，对辐射耐受性差，过高剂量易引发严重不良反应，剂量应适当降低。年轻、身体状况好的患者，可能耐受更高剂量。例如，老年胃肠道神经内分泌肿瘤患者，肝肾功能及骨髓储备功能下降，剂量需谨慎调整。体重和体表面积影响药物在体内分布与代谢。一般而言，体重较重、体表面积大的患者，达到有效药物浓度与辐射剂量，需相对较高剂量的药物。临床常根据体重或体表面积公式计算初始剂量，后续依治疗反应调整。曾接受放疗或化疗的患者，正常组织对辐射耐受性可能改变。放疗使局部组织纤维化、血管损伤，再次接受辐射易受损；化疗可能影响骨髓功能、肝肾功能。此类患者接受 PRRT，剂量需调整，避免过度损伤正常组织。如曾接受大剂量化疗的患者，骨髓抑制明显，PRRT 剂量应降低，并密切监测血常规。若患者对既往治疗（如生长抑素类似物治疗）反应良好，提示肿瘤细胞对药物敏感，PRRT 剂量或可保守；若既往治疗效果不佳，肿瘤进展迅速，可能需更高剂量以控制肿瘤。不同放射性核素发射射线类型、能量、射程不同。如 ^{177}Lu 发射 β 射线能量相对较低、射程短，对周围组织损伤小；^{90}Y 发射 β 射线能量高、射程长。使用不同核素，剂量确定不同。通常能量高、射程长的核素，为避免正常组织过度损伤，剂量需更精准计算与控制。放射性药物载体影响其在体内生物学分布与代谢。高效标记且能精准靶向肿瘤的药物载体，可提高肿瘤摄取，降低正常组织分布，此时剂量或可优化。标记效率也影响药物活性与稳定性，标记效率低，需增加药物量保证辐射剂量。

　　放疗（放射治疗）在胃肠胰神经内分泌肿瘤中，主要应用于：①术前放疗，对于局部进展期难以切除的 GEP-NEN，术前放疗可缩小肿瘤体积，降低肿瘤分期，提高手术切除率。通过使肿瘤细胞凋亡、抑制肿瘤细胞增殖，减少肿瘤与周围组织的粘连，为手术创造更好条件。临床研究中，部分小肠 NEN 患者在接受术前放疗后，肿瘤体积缩小，原本不可切除的肿瘤变为可切除，且手术切缘阳性率降低，有助于提高患者的长期生存率。但目前关于术前放疗的最佳剂量、放疗技术选择及与手术间隔时间等方面，尚未达成共识。②术后放疗，对于手术切除后有高危复发因素的患者，如切缘阳性、区域淋巴结转移、脉管浸润等，术后放疗可降低局部复发风险。放疗可消灭手术区域残留的肿瘤细胞，减少肿瘤复发概率，提高患者的无病生存期。在胃和胰腺 NEN 术后，若存在上述高危因素，术后放疗可作为辅助治疗手段。例如，对于胰腺 NEN，术后放疗可针对瘤床、区域淋巴结引流区进行照射，降低局部复发风险。然而，由于缺乏大规模前瞻性随机对照试验，术后放疗在 GEP-NEN 中的具体疗效和适用人群仍需进一步研究明确。③根治性放疗，对于无法手术切除且对其他治疗方式不敏感的局限性 GEP-NEN 患者，根治性放疗可作为一种潜在的治愈性治疗手段。通过给予肿瘤足够高的辐射剂量，使肿瘤细胞坏死，达到控制肿瘤生长的目的。在一些特定病例中，如老年患者或因合并其他严重疾病无法耐受手术的患者，根治性放疗可作为替代治疗选择。对于较小的局限性肿瘤，高剂量放疗可实现较好的局部控制。但根治性放疗需精准定位肿瘤，同时注意保护周围正常组织，以避免严重的放射性损伤。④姑息性放疗：对于转移性 GEP-NEN 患者，姑息性放疗主要用于缓解症状，如骨转移引起的疼痛、脑转移导致的神经系统症状等。通过对转移灶进行放疗，可减轻肿瘤对周围组织的压迫，缓解疼痛，提高患者的生活质量。骨转移是 GEP-NEN 常见的转移部位，针对骨转移灶的放疗能有效缓解疼痛，减少病理性骨折的发生风险。对于脑转移患者，放疗可缩小肿瘤体积，减轻脑水肿，改善神经系统症状。姑息性放疗通常采用较低的分割剂量，以减少治疗相关不良反应，同时达到缓解症状的目的。

三维适形放射治疗（3DCRT）与调强放射治疗（IMRT）的优势与区别为：3DCRT 通过多个照射野从不同方向对肿瘤进行照射，使高剂量区分布与肿瘤形状在三维方向上一致，减少对周围正常组织的照射剂量。IMRT 则在此基础上进一步发展，能够通过调节每个照射野内的射线强度，使剂量分布更精确地符合肿瘤形状，更好地保护周围正常组织。在 GEP-NEN 放疗中，3DCRT 和 IMRT 已广泛应用。对于位于复杂解剖部位的肿瘤，如胰腺 NEN，周围有重要器官如肝脏、肾脏、肠道等，IMRT 可在给予肿瘤足够剂量的同时，有效降低周围正常组织的受量，减少放射性肠炎、放射性肾炎等并发症的发生。

立体定向放射治疗（SRT）是一种高精度的放疗技术，通过将大剂量的射线聚焦于肿瘤，采用少分次、大剂量的照射方式，利用肿瘤与正常组织在放射生物学上的差异，实现对肿瘤的有效控制，同时减少对周围正常组织的损伤。其具有疗程短、肿瘤局部控制率高的优点。对于寡转移的 GEP-NEN 患者，SRT 可针对转移灶进行局部消融治疗。例如，对于肺部或肝脏的寡转移灶，SRT 可在短时间内给予高剂量照射，达到类似手术切除的效果，且患者耐受性较好。研究表明，SRT 治疗寡转移 GEP-NEN 可获得较好的局部控制率和生存获益。

质子放疗利用质子束的物理特性，其在进入人体后，剂量在射程末端形成一个尖锐的剂量峰（布拉格峰），可使肿瘤得到高剂量照射，而在肿瘤前方和后方的正常组织受量显著减少。这一特性使得质子放疗在保护周围正常组织方面具有独特优势，尤其适用于紧邻重要器官的肿瘤。对于位于胃肠道周围且与重要器官关系密切的 NEN，如胰腺 NEN，质子放疗可减少对胃肠道、肝脏、肾脏等器官的辐射损伤，降低放射性并发症的发生风险。然而，由于质子放疗设备昂贵，技术复杂，目前其应用相对受限。

放射治疗和化学治疗联合应用具有协同作用。化学治疗药物可使肿瘤细胞同步化，增强肿瘤细胞对放射治疗的敏感性；放射治疗则可破坏肿瘤细胞的 DNA，使化学治疗药物更容易进入肿瘤细胞内发挥作用。此外，两者联合还可针对不同增殖周期的肿瘤细胞，提高治疗效果。在 GEP-NEN 治疗中，多项临床研究探索了放疗联合化疗的方案。例如，对于局部晚期胰腺 NEN，吉西他滨联合放疗可提高肿瘤局部控制率，延长患者的生存期。但联合治疗也可能增加不良反应，如骨髓抑制、胃肠道反应等，需要在治疗过程中密切监测和管理。放射治疗联合靶向治疗其协同作用机制：靶向治疗药物可针对肿瘤细胞的特定分子靶点，抑制肿瘤细胞的生长、增殖和血管生成等。放射治疗与靶向治疗联合，可通过不同途径共同作用于肿瘤细胞，增强抗肿瘤效应。例如，抗血管生成靶向药物可改变肿瘤组织的血管结构，使放射治疗药物更容易到达肿瘤细胞，同时放射治疗可诱导肿瘤细胞产生一些信号通路的改变，增强靶向药物的敏感性。在 GEP-NEN 的研究中，一些靶向药物如依维莫司、舒尼替尼等与放射治疗联合应用的探索正在进行。初步结果显示，联合治疗可能提高肿瘤控制率，但仍需更多大规模临床试验验证其安全性和有效性。放射治疗联合免疫治疗的协同作用机制：放射治疗可诱导肿瘤细胞释放肿瘤相关抗原，激活机体的免疫系统，促进免疫细胞对肿瘤细胞的识别和杀伤。免疫治疗药物则可解除肿瘤细胞对免疫系统的抑制，增强免疫细胞的活性。两者联合可产生协同的抗肿瘤免疫反应，提高治疗效果。在 GEP-NEN 领域，放射治疗联合免疫治疗的研究尚处于起步阶段。由于 GEP-NEN 的免疫微环境较为复杂，如何选择合适的免疫治疗药物及优化联合治疗方案，仍需进一步探索。一些小型临床研究正在评估不同免疫检查点抑制剂与放射治疗联合在 GEP-NEN 中的疗效和安全性。

　　放射治疗在 GEP-NEN 的局部控制方面具有一定疗效。对于局限性肿瘤，根治性放疗或术前、术后放射治疗可有效控制肿瘤生长，降低局部复发风险。在姑息性放疗中，对于缓解转移灶相关症状也有较好效果，如骨转移疼痛缓解率可达 60%～80%。虽然放射治疗单独应用对 GEP-NEN 患者总体生存率的影响尚需更多高级别证据支持，但在与其他治疗手段联合应用时，可显著提高患者的生存获益。例如，术前放射治疗联合手术切除可提高局部进展期患者的无病生存期和总生存期；放射治疗联合化疗或靶向治疗，也可在一定程度上延长患者的生存期。

　　胃肠道神经内分泌肿瘤放疗的不良反应主要体现在以下几方面：①胃肠道黏膜损伤，放射治疗射线累及食管、胃、小肠、大肠等部位，会引发黏膜充血、水肿，造成吞咽疼痛、恶心、呕吐、腹痛、腹泻等症状，严重时黏膜破溃、出血，形成溃疡，极大影响患者进食与营养摄取，延缓康复进程。②放射性肠炎，腹部放疗后常见，早期肠道蠕动加快，有痉挛性腹痛、水样泻；后期因肠壁纤维化，可致肠腔狭窄、梗阻，出现腹胀、便秘、排便困难交替，部分患者还伴有便血。③骨髓抑制，放射治疗抑制骨髓造血功能，使外周血细胞数量减少。白细胞降低让机体抵抗力下降，易受病原体侵袭，频繁发热、感染；血小板减少则增加出血风险，轻微碰撞就可能出现瘀斑、鼻出血。④乏力与疲劳，治疗期间，多数患者感到全身乏力、精神萎靡、嗜睡，日常活动耐力大幅下降，生活质量受到影响，且随放射治疗剂量累积、疗程推进，疲劳感越发强烈。⑤营养状况恶化，由胃肠道反应引发进食困难，加上肿瘤消耗，患者体重快速下降，出现消瘦、贫血、低蛋白血症等营养不良表现，反过来又削弱身体对放射治疗耐受性。

除此之外，放疗主要应用于头颈部、肺部的神经内分泌肿瘤的治疗，在胃肠道神经内分泌肿瘤的系统治疗中主要以姑息治疗为主，对于晚期转移性神经内分泌肿瘤，全身系统治疗占主导地位，放射治疗可起到局部减瘤及镇痛作用。对无法切除的肿瘤或广泛转移，应根据肿瘤负荷、分级和生物学特征，尤其是化学治疗后寡残留、寡进展或寡复发的病灶，可评估放疗参与的时机。

目前关于放射治疗在 GEP-NEN 中的应用，大多基于回顾性研究或小样本前瞻性研究，缺乏大规模、多中心、随机对照试验的高级别证据支持。这使得放射治疗在 GEP-NEN 治疗中的最佳时机、剂量、分割方式及与其他治疗手段的联合应用等方面，尚未形成统一的标准治疗方案。GEP-NEN 具有高度异质性，不同患者的肿瘤生物学行为、分子特征、对放射治疗的敏感性等存在较大差异。这给放射治疗方案的制订带来困难，难以实现精准治疗。如何根据肿瘤的异质性，筛选出适合放射治疗的患者，并制订个体化的放射治疗方案，是目前面临的重要挑战之一。尽管放射治疗技术不断进步，但仍难以完全避免对周围正常组织的放射性损伤。尤其是对于位于胃肠道周围的肿瘤，放射性肠炎、放射性肝损伤等并发症可能影响患者的生活质量和后续治疗。如何进一步优化放射治疗技术，在提高肿瘤局部控制率的同时，降低放射性损伤的发生风险，是放射治疗应用中需要解决的关键问题。随着基因检测、分子影像等技术的发展，有望实现基于肿瘤分子特征和基因分型的精准放疗。通过对肿瘤细胞的基因表达谱、突变状态等进行分析，预测肿瘤对放疗的敏感性，制订个体化的放射治疗方案，提高放射治疗疗效，减少不良反应。进一步加强放射治疗与手术、化疗、靶向治疗、免疫治疗等多学科的协作，开展更多前瞻性随机对照试验，探索最佳的综合治疗模式。通过优化治疗顺序、联合方案等，提高 GEP-NEN 患者的治疗效果和生存质量。不断研发新型放疗技术，如重离子放射治疗、自适应放射治疗等，以及与放射治疗联合的新型药物，如放射治疗增敏剂、免疫调节剂等。这些新技术和药物的应用，有望为 GEP-NEN 的治疗带来新的突破。放射治疗在胃肠胰神经内分泌肿瘤的治疗中具有重要地位，在局部控制、缓解症状和与其他治疗联合应用等方面发挥着积极作用。随着放射治疗技术的不断发展和多学科综合治疗模式的推广，放射治疗在 GEP-NEN 治疗中的应用前景广阔。然而，目前仍面临诸多挑战，需要进一步开展高质量的临床研究，以优化放射治疗方案，提高治疗效果，为 GEP-NEN 患者提供更有效的治疗选择。

（王子婕　谢艳茹）

参 考 文 献

Abou SM,Mansoor E,Anindo M,et al. Prevalence of Small Intestine Carcinoid Tumors:A US Population-Based Study 2012-2017[J].Dig Dis Sci,2019,64(5):1328-1334.

Baum RP,Kulkarni HR,Singh A, et al. Results and adverse events of personalized peptide receptor radionuclide therapy with(90) Yttrium and (177)Lutetium in 1048 patients with neuroendocrine neoplasms[J]. Oncotarget,2018, 9(24):16932-16950.

Cate EMT,Wong LA,Groff WL,et al. Post-surgical surveillance of locally advanced ileal carcinoids found by routine ileal intubation during screening colonoscopy:a case series[J]. J Med Case Rep, 2014, 8:444.

Clement D, Ramage J,Srirajaskanthan R. Update on Pathophysiology, Treatment, and Complications of Carcinoid Syndrome[J]. J Oncol,2020,2020:8341426.

Clift AK, Faiz O,Goldin R,et al. Predicting the survival of patients with small bowel neuroendocrine tumours:comparison of 3 systems[J].Endocr Connect 2017,6(2):71-81.

Dasari A,Shen C,Halperin D, et al. Trends in the Incidence, Prevalence, and Survival Outcomes in Patients With Neuroendocrine Tumors in the United States[J]. JAMA Oncol,2017,3(10):1335-1342.

Genus TSE,Bouvier C,Wong KF,et al. Impact of neuroendocrine morphology on cancer outcomes and stage at diagnosis:a UK nationwide cohort study 2013-2015[J]. Br J Cancer,2019,121(11):966-972.

Halperin D, Shen C, Dasari A,et al. Frequency of carcinoid syndrome at neuroendocrine tumour diagnosis:a populationbased study[J]. Lancet Oncol,2017,18(4):525-534.

Kaczmarska-Turek D,Pryc M,Ku A,et al. Pitfalls in the diagnosis of carcinoid syndrome[J]. Fam Med Prim Care Rev, 2016, 2:109-113.

Kashyap R,Hofman MS,Michael M,et al. Favourable outcomes of(177)Lu-octreotate peptide receptor chemoradionuclide therapy in patients with FDG-avid neuroendocrine tumours[J]. Eur J Nucl Med Mol Imaging, 2015,42(2):176-185.

Khan MS, Walter T, Buchanan-Hughes A,et al. Differential diagnosis of diarrhoea in patients with neuroendocrine tumours: a systematic review[J].World J Gastroenterol, 2020, 26((30):4537-4556.

Levy S,van Veenendaal LM, Korse CM,et al. Survival in Patients with Neuroendocrine Tumours of the Small Intestine: Nomogram Validation and Predictors of Survival[J]. J Clin Med,2020,9(8):2502.

Lewkowicz E, Trofimiuk-Müldner M,Wysocka K, et al. Gastroenteropancreatic neuroendocrine neoplasms:a 10-year experience of a single center[J]. Pol Arch Med Wewn,2015,125(5):337-

346.

Pradeep T, Rohit R, Vikas O, et al. Performance of 177Lu-DOTATATE-based peptide receptor radionuclide therapy in metastatic gastroenteropancreatic neuroendocrine tumor:a multiparametric response evaluation correlating with primary tumor site, tumor proliferation index, and dual tracer imaging characteristics[J]. Nucl Med Commun,2016,37(10):1030-1037.

Severi S,Grassi I, Nicolini S,et al. Peptide receptor radionuclide therapy in the management of gastrointestinal neuroendocrine tumors:efficacy profile, safety, and quality of life[J].Onco Targets Ther,2017,10:551-557.

Strosberg J, Wolin E,Chasen B,et al. Health-Related Quality of Life in Patients With Progressive Midgut Neuroendocrine Tumors Treated With(177)Lu-Dotatate in the Phase III NETTER-1 Trial[J].J Clin Oncol,2018 ,36(25):2578-2584.

Tsilimigras DI,Hyer JM,Paredes AZ,et al. Resection of Primary Gastrointestinal Neuroendocrine Tumor Among Patients with Non-Resected Metastases Is Associated with Improved Survival:A SEER-Medicare Analysis[J]. J Gastrointest Surg 2021,25 (9):2368-2376.

van Vliet EI,van Eijck CH, de Krijger RR,et al. Neoadjuvant Treatment of Nonfunctioning Pancreatic Neuroendocrine Tumors with [177Lu-DOTA0, Tyr3]Octreotate[J].J Nucl Med,2015,56(11):1647-1653.

Xu Z,Wang L,Dai S,et al. Epidemiologic Trends of and Factors Associated With Overall Survival for Patients With Gastroenteropancreatic Neuroendocrine Tumors in the United States[J].JAMA Netw Open,2021,4(9):e2124750.

第 9 章

胃肠胰腺神经内分泌肿瘤疼痛的
介入治疗

自 1986 年世界卫生组织（WHO）发布"癌痛三阶梯镇痛治疗原则"以来，经过 30 多年来姑息治疗学科的不断进步、发展，其按阶梯给药、口服给药、按时给药、个体化给药、具体细节的药物治疗原则已逐渐被各级医师所掌握，80%～90% 肿瘤患者的癌性疼痛能够通过规范、有效的三阶梯治疗得以缓解。但仍有 10%～20% 患者的疼痛属于难治性癌痛，仅通过常规的药物治疗效果不满意和（或）出现不能耐受的不良反应。故 Scarborough 等通过总结癌痛治疗的重要性证据、评估和管理癌症相关疼痛的策略，给出了修改后的 WHO 镇痛阶梯（四阶梯，图 9-1），并且提出微创介入治疗能够贯穿癌痛管理的全程。胃肠胰腺神经内分泌肿瘤常见的疼痛微创介入治疗介绍如下。

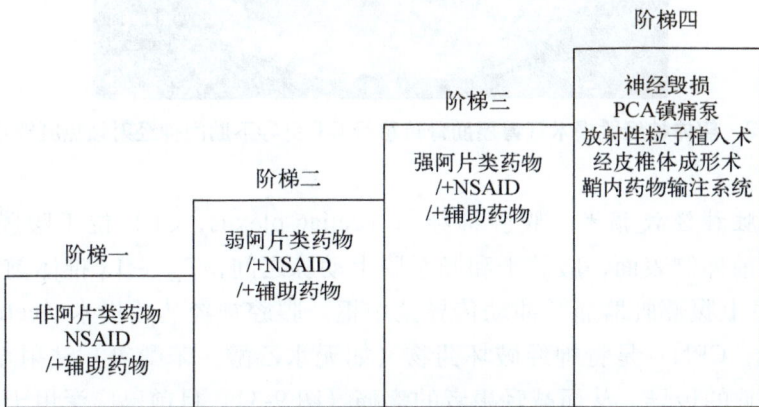

阶梯四

神经毁损
PCA镇痛泵
放射性粒子植入术
经皮椎体成形术
鞘内药物输注系统

阶梯三

强阿片类药物
/+NSAID
/+辅助药物

阶梯二

弱阿片类药物
/+NSAID
/+辅助药物

阶梯一

非阿片类药物
NSAID
/+辅助药物

图 9-1 修改后的癌痛四阶梯镇痛疗法

神经毁损术

神经毁损术是临床上较常用的癌痛微创介入技术，通过毁损的方法可分为物理毁损（神经射频热凝术）和化学毁损（如乙醇、苯酚等），根据毁损的部位不同分为躯体神经毁损和内脏神经毁损。

1. **躯体神经毁损术** 躯体神经毁损术推荐用于肿瘤累及胸部节段的神经（即肋间神经），颈部、腰骶部等涉及肢体运动功能的神经应慎用，除非患者已存在肢体运动功能障碍且已征得患者及其家属的同意。

躯体神经毁损术用于恶性肿瘤浸润或治疗引起的癌性神经病理性疼痛（图 9-2）。

（1）适应证：①肋骨转移破坏；②恶性肿瘤椎体转移、椎旁转移、胸膜转移等侵犯肋间神经；③开胸术后疼痛综合征等。

（2）禁忌证：①穿刺部位皮肤、软组织感染；②全身严重感染；③严重凝血功能障碍；④生命体征不平稳，如全身衰竭的晚期或终末期患者；⑤合并精神疾病或严重心理异常；⑥穿刺路径有肿瘤转移者；⑦体位欠配合。

（3）并发症：常为局部出血、局部感染、气胸等。

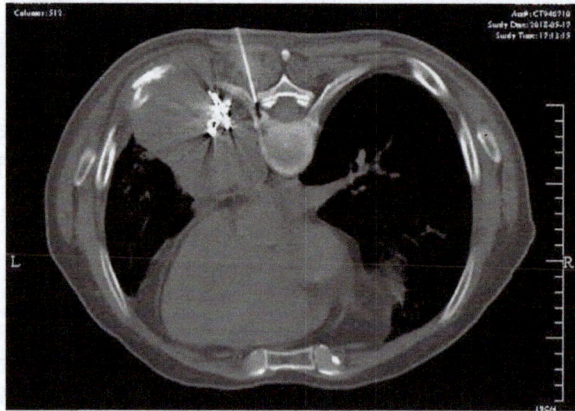

图 9-2　躯体神经毁损术（胃癌肋骨转移行 CT 引导下肋间神经射频热凝毁损术）

2. **内脏神经毁损术** 腹腔神经丛（celiac plexus，CP）位于腹膜后间隙，在主动脉前外侧表面，腹腔干和肠系膜上动脉之间，$T_{12} \sim L_1$ 椎体前缘对应部位。CP 将上腹部脏器痛觉冲动传导至中枢。腹腔神经丛毁损术（celiac plexus neurolysis，CPN）是将神经破坏药物（如无水乙醇、苯酚等）注射至 CP，阻断脏器痛觉的传导，从而减轻患者的疼痛（图 9-3）。目前已广泛用于上腹部癌痛的患者，如胰腺癌、食管癌、胃癌、肝癌等。尤其适用于胰腺癌，CPN 应该作为胰腺癌腹痛介入治疗的首选，其可以缓解疼痛、减少阿片类药物的用量及降低药物不良反应。Yondonjamts 等纳入了 56 名上腹部癌痛的患者，其中 28 名患者行 NCBP，结果发现 NCBP 组患者的疼痛评分、吗啡消耗量和吗啡相关不良反应在术后显著减少，在 8 周内从平均 78mg 降至平均 18mg，且 CPN 可在癌痛患者中反复多次进行。

（1）适应证：上腹部脏器癌性疼痛包括从食管到横结肠的胃肠道、胰腺、肝脏、脾、肾上腺、输尿管和腹部血管的恶性病变，特别适用于不可手术切除的胰腺癌、肝癌、胆管癌及转移性肝癌、腹膜后淋巴结转移相关的难治性腹痛。

（2）禁忌证：①难以纠正的凝血障碍或血小板减少症患者，以避免增加出血的风险；②穿刺部位或腹腔内感染及败血症患者；③穿刺路径有肿瘤转移者；④器质性肠梗阻患者，因为 CPN 可促进肠道运动加重梗阻；⑤极度消瘦衰竭、休克患者，难以承受毁损后的血压下降。

（3）并发症：常见背痛、低血压、腹泻、局部血肿等。

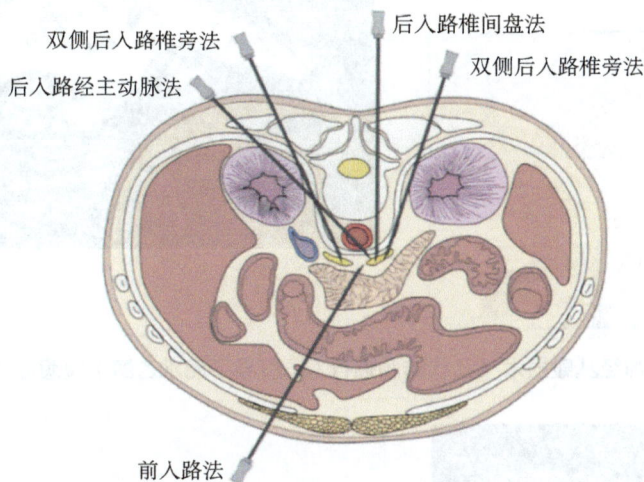

双侧后入路椎旁法　　　后入路椎间盘法

后入路经主动脉法　　　双侧后入路椎旁法

前入路法

图 9-3　腹腔神经丛毁损术

3. **上腹下神经丛毁损术**　上腹下神经丛位于第 5 腰椎至第 1 骶椎水平前面、腹主动脉末端及其分叉处。其包含来自乙状结肠、直肠、膀胱、前列腺、子宫、卵巢等盆腔结构的痛觉传入纤维（图 9-4）。

（1）适应证：盆腔原发肿瘤或转移瘤所致的下腹部及会阴内脏痛患者。

（2）禁忌证：同腹腔神经丛毁损术。

（3）并发症：穿刺损伤第 5 腰神经根、局部出血、感染、大小便障碍，如经椎间盘路径可能导致椎间盘炎等。

4. **奇神经节毁损术**　奇神经节是交感神经链的终末联合部，位于骶尾关节的前方，接受腰椎和骶椎交感神经和副交感神经的纤维，并向盆腔脏器和生殖器官发出交感神经，支配会阴部、直肠末端、肛门、阴囊及阴道尾侧 1/3 的痛觉（图 9-5）。

（1）适应证：直肠癌或其他恶性肿瘤导致的肛门会阴区局限性疼痛。

（2）禁忌证：同肋间神经毁损术。

（3）并发症：局部血肿、穿刺部位感染、损伤肠道等。

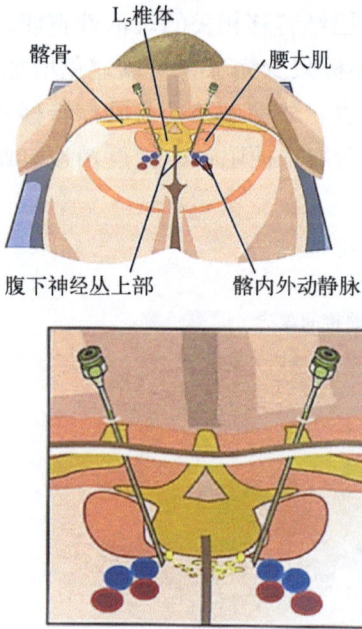

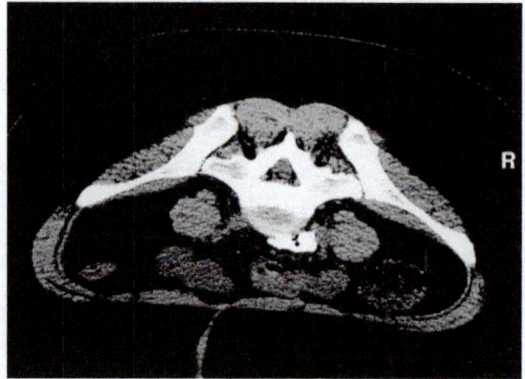

图 9-4　上腹下神经丛毁损术（乙状结肠癌行 CT 引导下无水乙醇上腹腹腔神经丛毁损术）

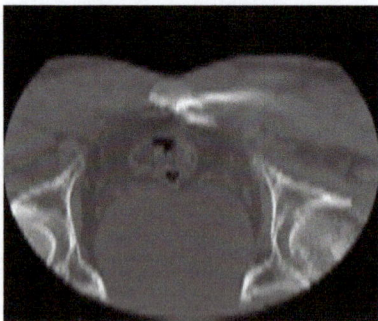

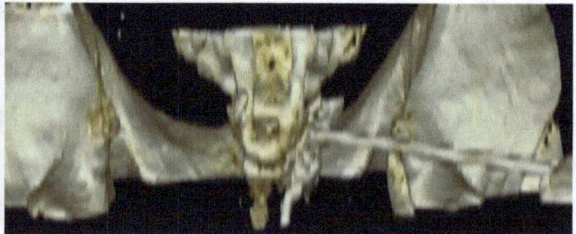

图 9-5　奇神经节毁损术（直肠癌行 CT 引导下奇神经节射频热凝毁损术）

5. 患者自控镇痛（patient-controlled analgesia，PCA）　患者自控镇痛是由医师根据患者的状况，确定镇痛药物、镇痛剂量和给药模式，由护士配药，患者根据自身疼痛感受，自己决定和控制给药的时机和次数。PCA 技术通常在病房应用，镇痛泵连接于静脉、皮下、硬膜外、蛛网膜下腔等，其中患者自控静脉镇痛（patient-controlled intravenous analgesia，PCIA）泵是临床上最多最常用的自控给药模式。PCIA 泵的使用让患者能够自己掌握用药时机，消除恐惧心理，同时减少医护人员的工作负担。同时 PCIA 给药途径起效快，疼痛控制稳定，处理爆发痛迅速，特别适用于癌痛控制不佳及爆发痛频繁患者。

（1）适应证：①癌痛患者阿片类药物的剂量滴定；②爆发痛频繁的癌痛患者；③无法通过消化道给药或胃肠道消化吸收功能障碍的患者，如吞咽困难、消化道梗阻、消化道出血、胃肠造瘘或抗肿瘤治疗引起的严重恶心、呕吐；④临终患者的镇痛治疗。

（2）禁忌证：①不愿意接受 PCA 技术镇痛的患者；②年龄过大或过小缺乏沟通评估能力者；③精神异常者；④活动受限无法控制按钮为相对禁忌证，必要时可由医护人员或者家属操作。

（3）并发症：局部出血、水肿、导管堵塞或留置针脱落及镇静过度等。

目前临床上我们推荐使用精确度较高的电子微量泵，以便于调整癌痛患者镇痛剂量的各项参数，现将其剂量参数及其常见计算介绍如下（图 9-6）。

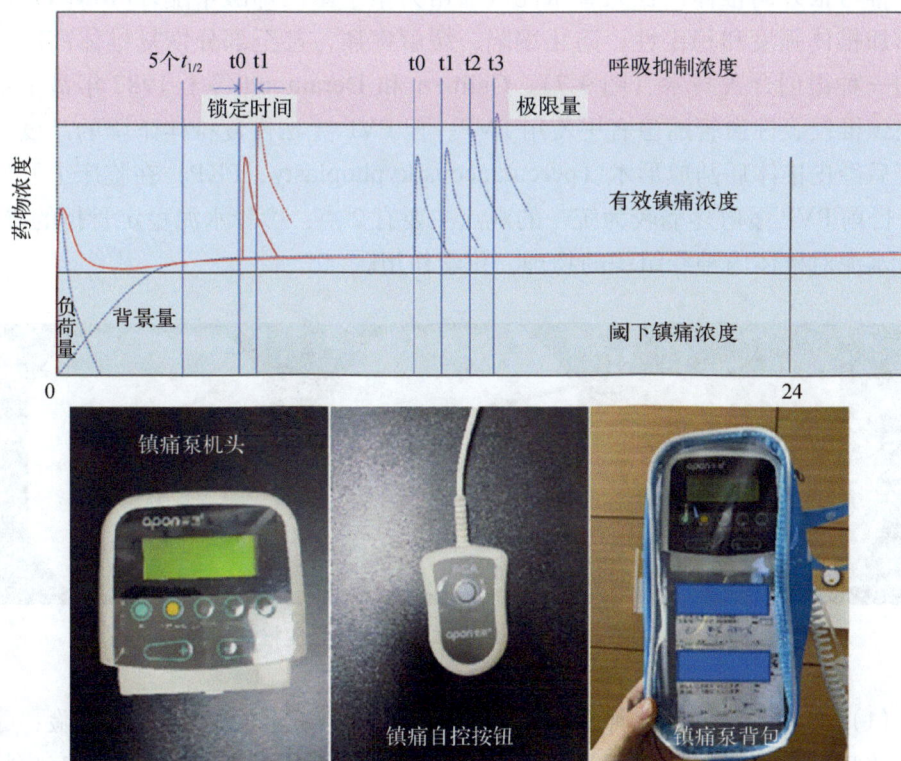

图 9-6　PCA 常见参数及 PCA 泵

（1）背景剂量：指持续输注的剂量，目的是维持最低有效血药浓度，减少患者自控给药次数，降低背景疼痛剂量。一般设置为前 24 小时所需阿片类药物总量 /24 小时，即每小时所需阿片类药物。

（2）自控剂量：指患者通过自控按钮单次给药剂量。即患者出现一次爆发痛（NRS ≥ 4 分）的解救剂量，一般设置为前 24 小时阿片类药物总量的 10% ～ 20%。

（3）锁定时间：指两次自控给药时间间隔，目的是防止用药过量。PCIA 的锁定时间通常为 5 ～ 15 分钟。

（4）负荷剂量：指开始使用 PCIA 时，为快速达到有效镇痛的血药浓度给与的剂量，一般设置为前 24 小时阿片类药物总量的 10% ～ 20%。

（5）最大用药剂量：指静脉输注 1 小时内可给予的最大药物剂量，为了防止药物过量。一般允许患者 1 小时内按压 4 ～ 6 次自控剂量，故 1 小时内最大给药剂量为 4 ～ 6 次自控剂量＋背景剂量。

6. 经皮椎体成形术（percutaneous vertebroplasty，PVP）　指经皮通过椎弓根或椎弓根外向椎体内注入骨水泥（通常为聚甲基丙烯酸甲酯，PMMA）以达到增加椎体强度和稳定性，防止塌陷，缓解疼痛，甚至部分恢复椎体高度为目的的一种微创介入技术（图 9-7）。Galibert 和 Deramond 等于 1987 年最早报道了在颈椎侵袭性血管瘤患者中使用 PVP。但 PVP 无法恢复椎体下降的高度，10 余年后经皮椎体后凸成形术（percutaneous kyphoplasty，PKP）在临床上开始应用。目前 PVP 缓解疼痛较为统一的观点主要有 2 点：①骨水泥稳定骨折的椎体；②骨水泥对椎体内神经组织的物理、化学作用。

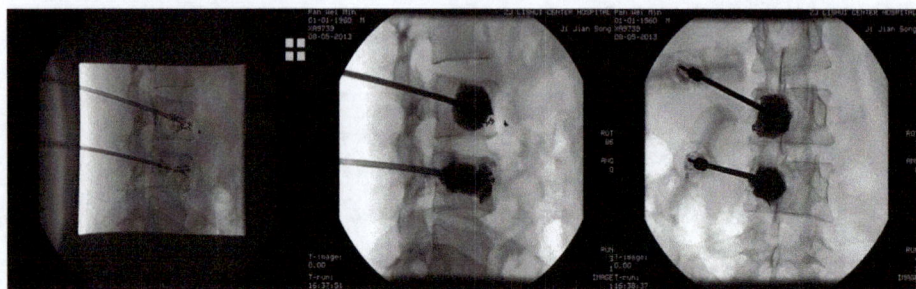

图 9-7　DSA 引导下胃癌椎体转移瘤行经皮椎体成形术

（1）适应证：①恶性肿瘤所致的椎体转移性疼痛；②存在骨折风险；③骨转移放疗后疼痛不能缓解的患者；④经磁共振成像或核素成像证实的有症状的椎体微骨折和（或）CT 提示溶骨性病变且椎体高度无明显缩小。

（2）禁忌证：①聚甲基丙烯酸甲酯或对比剂过敏；②椎体压缩性骨折高度＞ 70%；③存在脊髓压迫；④成骨性骨转移。

（3）并发症：局部出血、感染、椎弓根断裂、骨水泥泄漏。如骨水泥泄漏到椎旁、椎间隙、骨周围软组织，可能造成疼痛；泄漏到椎管，可加重疼痛，严重者会造成脊髓压迫，需紧急行外科手术；泄漏到椎旁静脉，有导致肺栓塞可能，严重者危及生命，故需要在实时 DSA 引导下观察注射骨水泥的过程。

近期有相关学者对于椎体转移瘤通过使用肿瘤射频消融术＋放射性粒子植入＋椎体成形术 3 种治疗联合的方法，通过射频消融术有效杀灭癌细胞，椎体成形术增加脊柱稳定性，放射性粒子植入在有效期内对肿瘤细胞起到持续的放疗杀伤作用，从而规避了单一使用的缺点，发挥了每种治疗方法优势，起到了令人满意的效果（图 9-8）。

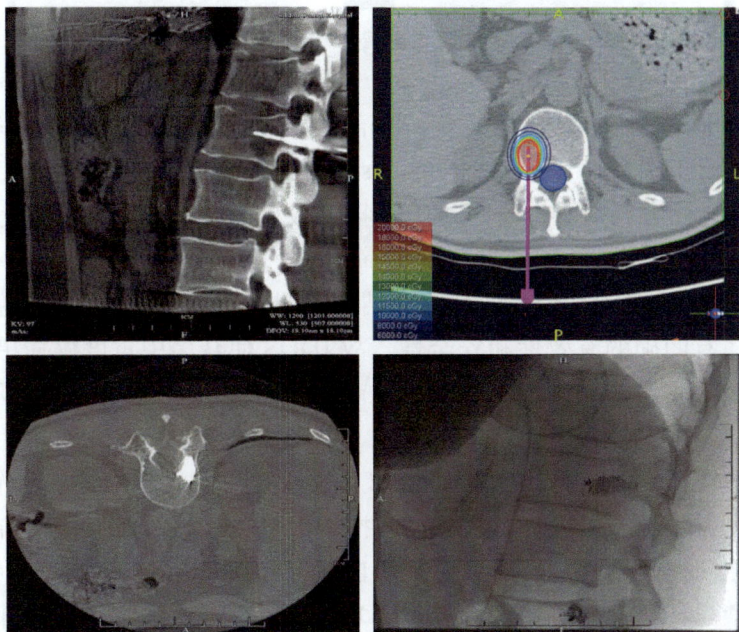

图 9-8　双平板 DSA 及 CBCT 引导下椎体成形术联合射频消融术及放射性粒子植入术治疗结肠癌腰椎转移瘤

7. 鞘内药物释放系统（implantable drug delivery system，IDDS）　指鞘内镇痛药物经脑脊液循环直接作用于中枢，从而产生镇痛作用，其作用效果为口服给药的 300 倍，可谓是癌痛治疗的"终极武器"（图 9-9）。吗啡作为鞘内一线用药，广泛应用于恶性肿瘤导致的癌性疼痛，其鞘内镇痛的有效性和长期使用的稳定性及优越的性价比，均已得到临床证实。但 Paice 等回顾性多中心研究显示，接受鞘内镇痛的患者中有 15%～20% 存在吗啡持续性药物不良反应或增加吗啡剂量无法有效缓解疼痛，故齐考诺肽、氢吗啡酮等新型鞘内镇痛药物可应用于临床。

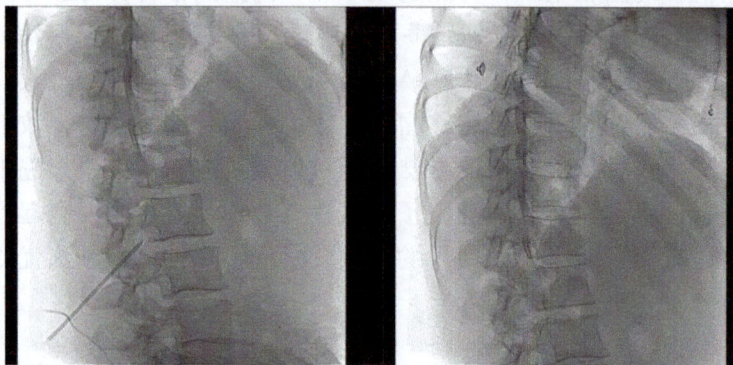

图 9-9　DSA 引导下胰腺癌多发骨转移行鞘内药物输注系统植入术

目前 IDDS 在临床上广泛应用于难治性癌痛的治疗。2017 年多学科鞘内镇痛专家小组第 1 次会议（the poly analgesic conference consensus，PACC）提出，不再将 IDDS 视为大剂量全身阿片类药物无效后的补救措施，应作为难治性癌痛的首选治疗方案之一。Gabriel Carvajal 等的一项随访观察研究，评估 11 年来 IDDS 治疗胰腺癌难治性癌痛的情况。结果表明，长期 IDDS 治疗胰腺癌引起的难治性癌痛有明确的有效性和安全性。故 IDDS 使众多中重度癌痛患者免受疼痛折磨，生活质量明显改善，且相关文献表明 IDDS 有效镇痛后能延长癌痛患者的生存期。

（1）适应证：①应用阿片类药物和（或）其他镇痛药物等规范治疗 1～2 周的癌痛患者，疼痛缓解仍不满意（即持续 NRS 评分≥ 4 分或爆发痛次数≥ 3 次 / 天）或出现不可耐受的不良反应；②自愿首选 IDDS 植入术治疗的癌痛患者。

（2）禁忌证：①患者不愿意接受 IDDS，全身感染或局部穿刺部位感染；②有严重的出血倾向、尚未纠正的凝血功能障碍；③已知对所植入的导管、泵及镇痛药物过敏。

（3）并发症：①手术操作相关并发症：低颅压头痛、出血和血肿、感染、输液港移位或翻转；②植入装置相关并发症：导管打折、渗漏等；③导管顶端炎性肉芽肿。

（吴　丹　华英杰）

参 考 文 献

冯智英，王昆，金毅，等．鞘内药物输注技术用于癌痛管理的中国专家共识 (2022 版)[J]. 中华疼痛学杂志，2022, 18(5): 579-589.

王骏臣，胡玮，余新林，等．经皮椎体成形术联合 (125) I 放射粒子植入术治疗椎体转移瘤的效果评价 [J]. 吉林大学学报 (医学版)，2017, 43(06): 1243-1247.

王昆，金毅．难治性癌痛专家共识 (2017 年版)[J]. 中国肿瘤临床，2017, 44(16): 787-793.

王昆，邵月娟，金毅，等．患者自控镇痛治疗癌痛专家共识 [J]. 中国肿瘤临床，2023, 50(15): 757-763.

王孝文，周华成，徐文坚，等．腹腔神经丛阻滞疗法中国专家共识 (2023 版)[J]. 中华疼痛学杂志，2023, 19(3): 356-372.

杨海　，孙远林，肖睿．射频消融联合经皮椎体成形术治疗脊柱转移瘤的疗效观察 [J]. 现代肿瘤医学，2022, 30(16): 2990-2994.

中国医师协会疼痛科医师分会癌痛与安宁疗护专家组，中华医学会疼痛学分会癌痛学组．癌痛患者静脉自控镇痛中国专家共识 [J]. 中华医学杂志，2023, 103(11): 793-802.

中华人民共和国国家卫生健康委员会．癌症疼痛诊疗规范 (2018 年版)[J]. 临床肿瘤学杂志，2018, 23(10): 937-944.

Aman MM, Mahmoud A, Deer T, et al. The american society of pain and neuroscience(ASPN)best practices and guidelines for the interventional management of cancer-associated pain[J]. J Pain Res, 2021, 14: 2139-2164.

Ashbell Ido, Agam Nadav, Chocron Yoel et al. surgical palliation for pancreatic cancer[J]. Harefuah, 2022, 161: 383-389.

Belverud S, Mogilner A, Schulder M. Intrathecal drug delivery by implanted pumps[J]. Neuromethods, 2009, 45: 137-153.

Bouhassira D, Luporsi E, Krakowski I. Prevalence and incidence of chronic pain with or without neuropathic characteristics in patients with cancer[J]. Pain, 2017, 158(6): 1118-1125.

Carvajal G, Dupoiron D, Seegers V, et al. Intrathecal drug delivery systems for refractory pancreatic cancer pain: observational follow-up study over an 11-Year period in a comprehensive cancer center[J]. Anesthesia & Analgesia, 2018, 126(6): 1.

Dupoiron Denis. Intrathecal therapy for pain in cancer patients[J]. Curr Opin Support Palliat Care, 2019, 13: 75-80.

Felden L, Walter C, Harder S, et al. Comparative clinical effects of hydromorphone and morphine: a meta-analysis[J]. Br J Anaesth, 2011, 107(3): 319-332.

Filippiadis Dimitrios K, Marcia Stefano, Masala Salvatore, et al. Percutaneous vertebroplasty and kyphoplasty: current status, new developments and old controversies[J]. Cardiovasc Intervent Radiol, 2017, 40: 1815-1823.

Galibert P, Deramond H, Rosat P, et al. Preliminary note on the treatment of vertebral angioma by percutaneous acrylic vertebroplasty[J]. Neurochirurgie, 1987, 33: 166-168.

Garfin SR, Yuan HA, Reiley MA. New technologies in spine: kyphoplasty and vertebroplasty for the treatment of painful osteoporotic compression fractures[J]. Spine(Phila Pa 1976), 2001,

26(14): 1511-1515.

Hou Saiyun, Novy Diane, Felice Francis, et al. Efficacy of Superior Hypogastric Plexus neurolysis for the treatment of cancer-related pelvic pain[J]. Pain Med, 2020, 21: 1255-1262.

Hua YJ, Wu D, Gao T, et al. Minimally invasive interventional therapy for pain[J]. J Interv Med, 2023, 6: 64-68.

Kambadakone Avinash, Thabet Ashraf, Gervais Debra A et al. CT-guided celiac plexus neurolysis: a review of anatomy, indications, technique, and tips for successful treatment[J]. Radiographics, 2011, 31: 1599-621.

National Comprehensive CancerNETwork. NCCN clinical practice guidelines in oncology: adult cancer pain(Version 1. 2023)[JD]. www. nccn. org.

Paice JA, Penn RD, Shott S. Intraspinal morphine for chronic pain: A retrospective, multicenter study[J]. J Pain Symptom Manage, 1996, 11(2): 71-80.

Scarborough Bethann M, Smith Cardinale B. Optimal pain management for patients with cancer in the modern era[J]. CA Cancer J Clin, 2018, 68: 182-196.

Smith T J, Coyne P J. Implantable drug delivery systems(IDDS)after failure of comprehensive medical management(CMM)can palliate symptoms in the most refractory cancer pain patients[J]. Journal of Palliative Medicine, 2005, 8(4): 736-742.

Sousa Correia Joana, Silva Manuel, Castro Clara, et al. The efficacy of the ganglion impar block in perineal and pelvic cancer pain[J]. Support Care Cancer, 2019, 27: 4327-4330.

Swarm RA, Abernethy AP, Anghelescu DL, et al. Adult cancer pain[J]. J Natl Compr CancNETw, 2013, 11(8): 992-1022.

Vayne Bossert P, Afsharimani B, Good P, et al. Interventional options for the management of refractory cancer pain—what is the evidence?[J]. Support Care Cancer, 2016, 24(3): 1429-1438.

第 10 章

胃肠胰腺神经内分泌肿瘤的中医治疗

神经内分泌肿瘤发病率低，约为 85.25/100 000 人，但近年来呈增长趋势。胃肠胰腺神经内分泌肿瘤（GEP-NEN）发病率约占所有神经内分泌肿瘤的 70%，其中，小肠、直肠和胰腺的 NEN 发病率居前 3 位。

大部分胃肠胰腺神经内分泌肿瘤生长缓慢，淋巴结和肝脏是最常见的转移部位。临床表现各异。

1. *内分泌症状*　神经内分泌肿瘤分为有功能性和无功能性肿瘤。胃肠胰腺神经内分泌肿瘤中均以无功能性 NEN 居多。胰腺神经内分泌肿瘤中无功能性占 45%～60%，功能性占 40%～55%。功能性的肿瘤释放激素或肽类，如胰岛素、胃泌素或 5- 羟色胺，引起相关症状，如潮红、腹泻、腹痛、溃疡、哮喘、低血糖、皮肤病等，其具体表现和肿瘤分泌激素相关。无功能的肿瘤无特异的临床表现。特殊患者可以表现为类癌综合征。类癌综合征是由于神经内分泌肿瘤分泌的激素所引起的综合征，临床上患者一般表现为皮肤潮红、腹泻和糙皮病。

2. *肿瘤所在部位的症状*　肿瘤可以出现占位性效应或侵犯周围的脏器，引起相应的症状。

GEP-NEN 的诊断依据上述的临床表现、生化检查、影像学检查、组织病理学诊断等，治疗原则上，手术仍然是早期病情局限的患者的主要治疗方式，也可用于能达到 R0 切除的肝转移灶。内科治疗一般用于不能手术和复发转移的患者，治疗方法包括化疗、生物治疗和靶向治疗，具体采用哪种方式和 NEN 分级有关。低级别 NEN 对化疗药物的敏感度不高。中低级别的 NEN 治疗以生物治疗和靶向治疗为主，部分中级别 NEN 也可联合应用化疗。高级别的 NEN 一般选择化疗，可在此基础上联合应用抗血管生成药物，也可用生物抑素类似物控制症状。

根据临床表现及体征，胃肠胰神经内分泌治疗归属于"积聚""腹泻""虚劳""胃痞"等范畴，中医药治疗是延长胃肠胰腺神经内分泌治疗患者生存期，控制其疾病发展，缓解临床症状，提高生活质量的重要手段之一。

一、病因病机

1. 外邪侵袭 《灵枢经·刺节真邪》曰:"虚邪之入于身也深,寒与热相搏,久留而内…邪气居其间而不反,发为筋瘤……为肠瘤……为昔瘤",说明虚邪、寒、热等均可以导致肿瘤。风、寒、暑、湿、燥、火,称为六气,正常的六气不致病,但当气候异常急骤变化或人体的抵抗力下降时,六气就有可能成为外界的致病因素,入侵人体,就可能产生包括肿瘤在内的各种疾病。《灵枢经·百病始生》曰:"积之所生,得寒乃生,厥乃成积也",提出积之所成与感受寒邪有关。《灵枢经·水胀》也认为肠覃的病因是由于"寒气客于肠外,与卫气相搏。"由此可见,六淫之邪侵袭人体,客于经络,扰及气血,使阴阳失调,气血逆乱,津液代谢失调而致气滞血瘀、痰湿凝聚,日久成积,变生肿瘤。

2. 饮食不节 包括饮食失节(饥饱无度、偏食、暴饮暴食)、饮食不洁等,均可导致脏腑功能失调及气血津液的紊乱,使邪自内生,导致津伤气结痰凝而变生肿块。如《医学统旨》在论述噎膈病因时指出:"酒面炙爝,黏滑难化之物,滞于中宫,损伤肠胃,渐成痞满吞酸,甚则噎膈反胃"。《外科正宗·茧唇》认为茧唇的成因:"因食煎炒,过餐炙博,又兼思虑暴急,痰随火行,留注于唇"。

3. 正气亏虚 古人言:"壮人无积,虚人则有之。"《外证医案汇编》亦说:"正虚则为岩。"指出了肿瘤的发生与体质虚弱有关。《灵枢经·五变》曰:"皮肤薄而不泽,肉不坚而淖泽,如此,则肠胃恶,恶则邪气留止,积聚乃伤。"陈藏器亦曰:"夫众病积聚,皆起于虚。"《景岳全书》明确指出:"脾胃不足及虚弱失调之人,多有积聚之病"。说明了肿瘤的发生与体质相关,肠胃恶、脾胃不足及虚弱失调是积聚发生的原因。正气不足的原因有先天不足或后天失调两种,其中与肾、脾、肺等内脏关系最为密切。

4. 内伤七情 中医学认为,人的情志变化过度会导致人体生理发生变化而生疾病。中医把人的情志概括为七情(喜、怒、忧、思、悲、恐、惊),这是人体对外界环境的生理反应。七情失调能引起体内气血运行失常及脏腑功能失调,导致疾病。七情内伤在肿瘤的发生发展中有着重要的作用,历代医家在分析肿瘤病因病机时,都很重视情志因素。

胃肠胰腺神经内分泌肿瘤的发病应是内外多种因素相互影响,导致中气升降失调,脾胃运化无权,痰气较阻,瘀热内结,积聚成块而发病。病位在中焦脾胃,与肝肾密切相关。胃主受纳,脾主运化,若因六淫外侵,七情受困,或饮食所伤,或素体不足,均致脾胃运化失常。肝主疏泄,肝郁气滞,影响脾胃气机的升降;疾病日久,脾肾阳虚,无法腐熟水谷,均致饮食停留。而气滞血瘀,痰湿内阻,是本病的主要病理特点。

二、中医治法

1. **扶正培本法**　是当前中医治疗肿瘤的最大特色。《内经》："虚者补之""损者益之"都是属于这个治则。肿瘤多为虚证，用扶正培本法，扶助人体正气，协调阴阳偏盛偏衰，补益人体虚弱状态，调整机体内环境，提高患者免疫功能，加强抵御和祛除病邪的能力，抑制癌细胞的生长，为进一步治疗创造条件，正如中医所言"养正积自除"。同时扶正培本还可增强机体对化疗的耐受性，减轻化疗的骨髓毒性，消除疲劳，抑制病灶发展、恶化，延长存活时间。因此，扶正培本法应贯穿于肿瘤的全程防治中，具体治疗方法包括益气补血、养阴生津、滋阴填精、温阳固肾、健脾养胃、养肝柔肝等，但在临床应用中应注意扶正与祛邪的辨证关系。

常用中药：天冬、麦冬、沙参、生地黄、龟甲、鳖甲、墨旱莲、女贞子、鸡血藤、当归、阿胶、熟地黄、黄芪、党参、人参、黄精、白术、怀山药、附子、淫羊藿、补骨脂、紫河车等。

2. **清热解毒法**　在治疗肿瘤中有重要的作用，热毒是恶性肿瘤的主要病因病机之一。恶性肿瘤，特别是中、晚期患者，在病情不断发展时，临床常有发热、疼痛、肿块增大、局部灼热疼痛、口渴、便秘、尿黄、脉数等症状。即毒热内蕴或邪热瘀毒表现，故应以清热解毒为大法治疗。热毒内蕴可形成肿瘤，即热灼血凝，凝结成块；热灼津伤，久积成块等。热邪可以直入，也可诸邪侵入，郁久化热；七情不舒，郁结成热等，同时癌症自身也生热成毒。抗癌中药多为清热解毒药，药理研究提示，清热解毒药如在体外、体内均有较好的抗癌作用，并且还有抗菌、抗病毒、消炎、保肝、利胆、降酶等效应，从而可退热、减轻肿瘤的炎症反应，改善肝功能，这些均有益于肿瘤的治疗。

常用中药：金银花、连翘、白花蛇舌草、半枝莲、半边莲、龙葵、七叶一枝花、山豆根、板蓝根、虎杖、紫花地丁、蒲公英、鱼腥草、夏枯草、败酱草、穿心莲、黄芩、黄柏、苦参、龙胆草、石上柏、土茯苓、大青叶、马齿苋、鸦胆子等。

3. **活血化瘀法**　气滞血瘀是发生癌症的主要病理机制，是发生肿瘤的病因。肿瘤多有形，历代医家多认为与瘀血有关，清代王清任《医林改错》曰："肚腹结块，必有形之血。"活血化瘀法是肿瘤临床常用治法，不但能祛邪消瘤，也可配伍其他方法对瘀血引起的发热、瘀血阻络引起的出血、血瘀经络所致的疼痛等证起到一定效果。

常用中药：丹参、赤芍、红花、郁金、延胡索、乳香、没药、五灵脂、王不留行、蒲黄、水蛭、全蝎、蜈蚣、斑蝥、穿山甲、三棱、莪术、桃仁、红花、水红花子、石见穿、血竭等。

4.软坚散结法　肿瘤古称石瘕、石疽、岩等，多为有形之物，坚硬如石。《内经》中早已指出："坚者削之……结者散之""客者除之"。肿瘤是从痰形成，"痰"包括湿、饮、痰，因痰成块者应化结、软坚、消之、散之。所以对于肿瘤多用软坚散结法治疗。

常用中药：龟甲、鳖甲、牡蛎、海浮石、海藻、地龙、瓦楞子、昆布、海蛤壳、夏枯草、莪术、半夏、胆南星、瓜蒌等。

三、治疗原则

胃肠胰腺神经内分泌肿瘤需手术、放射治疗、化学治疗、靶向治疗、介入治疗和中医药结合的综合治疗，中医药治疗可贯穿于整个治疗过程，以利于进一步提高疗效。治疗应紧扣"本虚标实"的病机，以攻补兼施为宜。攻法取调畅气机、化痰祛瘀、抗癌毒，补法主要扶助正气，促进正气恢复，通过补益脾胃，增补生化之源，提高机体的抗病能力，达到扶正祛邪的目的。

1.肝胃不和型

证候：胃脘胀满，时时隐痛，窜及两胁，呃逆呕吐，脉沉或弦细，舌质淡红，苔薄或薄黄。

治法：疏肝和胃，降逆止痛。

方药运用：逍遥散加减。

2.胃热伤阴型

证候：口干欲饮，胃脘嘈杂，食后脘痛，五心烦热，食欲缺乏，大便干燥，脉弦细数，舌红少苔或苔黄少津。

治法：清热养阴生津。

方药：麦门冬汤或竹叶石膏汤加减。

3.脾胃虚寒型

证候：胃脘隐痛，喜按喜温，或朝食暮吐，暮食朝吐，面色苍白，肢冷神疲，便溏，水肿，苔白滑润，脉沉缓。

治法：温中散寒，健脾和胃。

方药运用：理中汤为主加减。

4.痰瘀互结型

证候：胃脘刺痛，心下痞硬，呕吐痰涎，吐血、便血，痰核累累，皮肤甲错，腹胀便溏，舌紫暗，苔厚腻，脉沉细涩。

治法：化痰祛瘀，通络止痛。

方药运用：小半夏汤合膈下逐瘀汤加减。

5. 气血双亏型

证候：全身乏力，心悸气短，头晕目眩，面色无华，虚烦不寐，自汗盗汗，舌淡苔薄，脉细无力。

治法：补气养血。

方药运药：十全大补汤加减。

6. 脾肾阳虚型

证候：胃脘隐痛，喜温喜按，泛吐清水，宿谷不化，朝食暮吐，暮食朝吐，腹胀，腹大如鼓，消瘦，形寒肢冷，畏寒倦卧，水肿，大便稀薄，五更泄泻，舌质淡，苔白水滑，脉细弱或沉缓。

治疗：温补脾肾方合附子理中汤加减。

四、中医药与其他治疗相结合

中医药和其他治疗结合，主要目的是提高疗效，减轻其他治疗的不良反应，保证治疗的顺利进行，延长生存期并改善患者的生活质量。

1. **中医药与化疗结合**　化疗药物毒副作用较大，影响机体免疫功能，有的药物甚至还具有远期毒性。中医学认为，化疗主要损伤气血，使患者肝肾亏损，脾胃失调，累及骨髓。因此，化疗患者出现的中医证候主要为气血不足、脾胃不和、肝肾阴虚为主，治疗当以补益气血、健脾和胃、滋补肝肾为主。消化道反应是化疗最常见的不良反应，主要表现为化疗后胃脘饱胀、食欲减退、恶心呕吐、腹痛腹泻等症。中医辨证多属脾胃虚寒或肝胃不和，治宜健脾和胃、降逆止呕为主，常选用香砂六君子汤、旋复代赭汤加减。骨髓抑制主要表现为化疗后白细胞下降、血小板减少和贫血等症状。中医辨证一般属肝肾不足、气血双亏，治疗多以滋补肝肾、补气养血为主，常以八珍汤、十全大补汤加减治疗。

2. **中医药与放疗结合**　中医学认为，放射线属热毒之邪，易伤阴耗气，损伤脾胃运化功能，影响气血生化之源。中医辨证多以热毒伤阴为主，治疗原则宜清热解毒、益气养阴为主。全身反应主要表现为放疗中及放疗后干咳无痰或少痰，口干咽燥，食欲缺乏，低热乏力，大便干结。舌红苔少，脉细弱。辨证为热毒伤阴，治疗以清热解毒、益气养阴凉血为主，方以竹叶石膏汤合清营汤加减。局部反应主要包括放射性皮炎、放射性口腔炎、放射性肺炎、放射性食管炎等。

（1）中医药与手术结合：手术是目前治疗恶性肿瘤的主要手段，对于早期癌症，常可以达到根治的目的。但手术本身常给患者带来损伤，耗气伤血，使脏腑、经络、阴阳失调，故手术前和手术后均需要全身调理，以减轻手术的创伤。

(2) 中医药与生物、靶向治疗结合：分子靶向治疗是针对可能导致细胞癌变的环节进行治疗的一种全新的生物治疗模式，是肿瘤治疗中最有前景的方案之一，但其不良反应也不容忽视，最常见的主要为皮疹或皮肤干痒和腹泻。在这个方面，中医药与之结合的相关临床实践研究尚处于探索阶段，多在中医药理论的指导下，结合既往治疗皮疹、皮炎、腹泻的相关经验试之，也积累了一些经验。

五、肿瘤常见并发症的中医药治疗

1. 癌性胸腔积液、腹水　多由恶性肿瘤或转移癌引起的并发症，预示疾病已进入晚期。胸腔积液、腹水属于中医学"水饮"范畴，其发病之因，由于邪毒滞于体内，损伤脏腑，正气虚弱，脏腑功能失调，气血水湿运化失司，痰浊瘀毒聚结，邪毒流于胸胁，阻滞三焦，水饮积结而发。其形成主要根于肺、脾、肾三脏亏虚，故属本虚标实之证，治疗宜急则治标为主，兼顾本虚，宜攻补兼施、标本同治、软坚抑癌、实脾利水、温阳化气。胸腔积液多选用葶苈大枣泻肺汤、小陷胸汤加减。

2. 癌性发热　恶性肿瘤中、晚期常见症状。因癌灶生长过速，新陈代谢产物在体内瘀积，供血不足引起组织坏死、液化和溃烂导致。中医病机主要由气血亏损，阴阳失调，痰湿、瘀毒内聚，蕴结日久，化火化热引起。多表现为低热，迁绵难愈，身热每因劳累、烦躁加重，或口干咽干，五心烦热，午后夜间发热为主，舌红苔少，脉细数。辨证多属气虚或阴虚，治以益气养阴，清热解毒，方以补中益气汤或青蒿鳖甲汤、秦艽鳖甲散加减。

3. 癌性疼痛　晚期癌症疼痛发生率可达 80%，多由于肿瘤局部浸润或沿血行、淋巴道扩散转移引起区域神经受累或骨转移，或癌肿迅速生长，压迫或侵犯神经末梢或神经干，或并发梗阻、继发感染。中医学将其多分为毒邪蕴结、气滞血瘀、正虚不荣型。毒邪蕴结多表现为持续性锐痛，多伴发热便秘，治疗以清热解毒为法，方用仙方活命饮加减；气滞血瘀型多表现为刺痛或胀痛，痛有定处，或伴胸腹胀满，舌紫有瘀斑，治疗以理气活血、化瘀止痛为法；正虚不荣型疼痛多以隐痛，绵绵作痛为主，得温则缓，按之痛减，疗以健脾益气、缓急止痛为法，方以六君子汤、芍药甘草汤加减。

中药作为防治肿瘤的手段之一，已经引起了人们的极大关注和高度重视，并且也取得了一定成绩。胃肠胰腺神经内分泌肿瘤作为一类临床症状复杂、病情多变的一类疾病，只有以辨证论治为核心，及时准确把握疾病的发展动态，并结合患者的具体情况、身体强弱、病期早晚，注意瘤体局部与机体整体的辨证关系，根据疾病的标本缓急，结合不同疾病的病变规律，合理用药，辨病与辨证相结合，共性与个性统一，才能更加有效地防治肿瘤。

（叶忠伟）

参 考 文 献

郝捷，高树庚，石远凯，等 . 临床肿瘤学 [M]. 北京：人民卫生出版社，2009.

郝希山，魏于全 . 肿瘤学 [M]. 北京：人民卫生出版社，2020.

侯炜 . 中西医结合肿瘤学 [M]. 北京：人民卫生出版社，2022.

林洪生，张英 . 实用中医肿瘤病学 [M]. 北京：中国中医药出版社，2022.

林丽珠 . 肿瘤中西医结合 [M]. 北京：人民军医出版社，2013.

刘嘉湘 . 扶正治癌学 [M]. 上海：上海科学技术出版社，2004.

孙桂芝，李东涛，王逊 . 孙桂芝实用中医肿瘤学 [M]. 北京：中国中医药出版社，2009.

第 11 章

胃肠胰腺神经内分泌肿瘤的预后及随访

胃肠道神经内分泌肿瘤（GI-NEN）是一类起源于胃肠道神经内分泌细胞的异质性肿瘤。近年来，其发病率呈上升趋势。预后评估对于指导临床治疗和判断患者生存情况至关重要。本章通过综合分析相关文献，阐述 GI-NEN 的预后情况及其影响因素，为临床实践提供参考。GI-NEN 可发生于胃肠道的任何部位，其生物学行为和临床表现多样。虽然多数患者在确诊后可接受手术、药物等治疗，但预后差异较大。深入了解 GI-NEN 的预后情况及影响因素，有助于制订个性化治疗方案，改善患者生存结局。

不同位置的 NEN 预后也不同，胃 NEN：胃 NEN 相对少见，预后与肿瘤分级密切相关。低级别（G1）胃 NET 手术切除后 5 年生存率较高，可达 80%～90%；而高级别（G3）胃 NET 侵袭性强，预后较差，5 年生存率可能低于30%。例如，Ⅰ型胃 NEN 常因胃酸缺乏导致胃泌素升高，多为 G1 级，手术切除后长期生存良好；Ⅲ型胃 NEN 多为散发，分级较高，预后不佳。小肠 NEN：小肠是 NEN 的好发部位之一。早期小肠 NEN 经根治性手术切除后，5 年生存率为 60%～70%。但由于小肠 NEN 早期症状隐匿，确诊时 50%～70% 患者已发生转移，转移性小肠 NEN 的 5 年生存率降至 30% 左右。结直肠 NEN：结直肠 NEN 相对少见，占结直肠肿瘤的 1%～2%。其预后也与分级有关，G1 和 G2 级结直肠 NET 根治术后 5 年生存率可达 70%～80%，而 G3 级患者预后较差，5 年生存率低于 20%。TNM 分期是评估 GI-NEN 预后的重要指标。局限于原发部位（T1～T2，N0，M0）的早期肿瘤，手术切除后预后较好，5 年生存率较高；而发生区域淋巴结转移（N1）或远处转移（M1）的患者，生存率显著降低。例如，有研究表明 M1 期 GI-NET 患者的中位生存期仅为 1～3 年，明显短于局限期患者。

病理情况及肿瘤 TNM 分期、浸润深度等也会影响其预后。肿瘤分级：根据 2019 年版 WHO 消化系统神经内分泌肿瘤分类，将 NET 分为 G1（低级别）、G2（中级别）和 G3（高级别）。肿瘤分级越高，细胞增殖活性越强，预后越差。

G1 级肿瘤 Ki-67 指数＜ 3%，患者生存期相对较长；G3 级肿瘤 Ki-67 指数＞ 20%，常伴有更高的侵袭性和转移风险。肿瘤直径越大，预后越差。较大的肿瘤更容易侵犯周围组织、发生转移。例如，直径＞ 2cm 的小肠 NEN 发生转移的风险明显高于直径＜ 2cm 的肿瘤，预后也相对较差。肿瘤浸润深度与预后密切相关。侵犯至胃肠道肌层及以外的肿瘤，局部复发和远处转移风险增加，患者生存率降低。如结直肠 NEN 侵犯至浆膜层或浆膜外组织，5 年生存率显著低于局限在黏膜层和黏膜下层的肿瘤。

　　老年患者（一般年龄＞ 65 岁）由于身体功能下降，合并基础疾病较多，对手术及其他治疗的耐受性较差，预后相对年轻患者较差。有研究显示，年龄＞ 65 岁的 GI-NEN 患者总体生存期短于年轻患者。出现类癌综合征（如面部潮红、腹泻、哮喘等）的患者，提示肿瘤可能分泌生物活性物质，往往伴有更广泛的疾病和更高的分期，预后较差。此外，有腹痛、肠梗阻等症状的患者，可能肿瘤已进展至较晚期，影响预后。手术切除是可切除 GI-NEN 的主要治愈手段。根治性手术切除患者的预后明显优于姑息性手术或未手术患者。对于无法手术切除的患者，综合治疗（如生长抑素类似物、化疗、靶向治疗等）的合理应用也可改善预后。例如，生长抑素类似物治疗可控制激素相关症状，延长部分患者的生存期；靶向药物（如依维莫司、舒尼替尼）对于晚期患者也有一定的疗效，能改善无进展生存期。

　　特殊类型胃肠道神经内分泌肿瘤的预后情况可能更为复杂，混合腺癌 - 神经内分泌癌（MANEC）是一种少见的肿瘤，同时具有腺癌和神经内分泌癌的成分。其侵袭性强，预后差，5 年生存率低于 10%。一项多中心回顾性研究纳入了 50 例 MANEC 患者，发现其 3 年生存率仅为 5% 左右，中位生存期不足 12 个月。MANEC 中腺癌与神经内分泌癌成分的比例和分化程度影响预后。若神经内分泌癌成分占比高且分化差，往往预示更差的预后。同时，肿瘤的高分级（如 G3 级）、高 Ki-67 指数，均与不良预后相关。手术切除仍是主要治疗手段，但由于多数患者确诊时已处于晚期，根治性切除率低。术后辅助化疗方案的选择对预后也有影响，然而目前缺乏标准化疗方案，不同方案疗效差异较大。遗传性胃肠道神经内分泌肿瘤，如多发性内分泌肿瘤 1 型（MEN1）相关的 GI-NEN，MEN1 是一种常染色体显性遗传病，累及多个内分泌器官。MEN1 相关的 GI-NEN 多为多发性，且易复发。尽管胃和十二指肠的 MEN1 相关 NEN 多为低级别（G1），但因多发性和复发性，其长期预后仍受影响。有研究显示，MEN1 相关 GI-NEN 患者 10 年生存率为 60%～ 70%。这类患者往往有多发性肿瘤，且易复发。虽然 MEN1 相关胃的 NEN 多为 G1 级，但由于其多发性和复发性，总体预后仍受到一定影响。积极的监测和早期干预有助于改善患者的生存情况。发生于小肠的 MEN1 相关 NEN 预后较胃和十二指肠的更差，因小肠肿瘤更易转移。肿瘤数量越多，复发风险越高，预后越差。早期发现并手术切除肿瘤可改善预后。但由于肿瘤多发性，难以完全切除，术后需长期密切监测，及时发现并处理复发病灶对预后至关重要。药物治疗如生长抑素类似物，可控制激素相关症状，延缓肿瘤进展，影响患者预后。神经纤维瘤病 1 型（NF1）相关是一种由 NF1 基因突变导致的神经皮肤综合征。NF1 相关的 GI-NEN 相对少见，现有研究表明其预后相对较好，5 年生存率可能超过 70%。但具体预后因个体差异及肿瘤特征而异。

　　肿瘤较小、处于早期阶段的患者，手术切除后预后良好。而较大肿瘤或伴有转移者，预后较差。NF1 基因突变类型可能影响肿瘤的生物学行为和预后。特定的基因突变位点可能与肿瘤的侵袭性、生长速度相关，但相关研究尚不充分。胃肠道小细胞神经内分泌癌恶性程度高，预后不佳。患者 5 年生存率通常低于 20%。其生物学行为类似肺小细胞癌，生长迅速，早期即可发生广泛转移。确诊时分期是关键因素。局限期患者通过手术联合化疗，可能获得相对较好的生存，但多数患者确诊时已为晚期，广泛转移限制了治疗效果，预后极差。小细胞神经内分泌癌对化疗初始敏感，但易产生耐药性。化疗方案的选择及患者对化疗的敏感性和耐受性，影响患者的生存期。

　　特殊类型胃肠道神经内分泌肿瘤预后差异显著。MANEC 和小细胞神经内分泌癌恶性程度高，预后恶劣；而 MEN1 和 NF1 相关 GI-NEN 虽有各自挑战，但部分患者通过合理治疗和监测可获得相对较好的生存。未来需进一步深入研究特殊类型 GI-NEN 的分子机制，开发更有效的靶向治疗药物，优化综合治疗策略，以改善患者预后。同时，加强对遗传性相关 GI-NEN 的基因检测与遗传咨询，有助于早期发现和干预，提高患者生存率。

　　为了更准确地预测 GI-NEN 患者的预后，一些预后评估模型被开发出来。例如，美国国家癌症研究所的监测、流行病学和最终结果（SEER）分期系统结合肿瘤分级、分期等因素，可对患者的生存情况进行预测。此外，一些基于多因素分析建立的列线图模型，纳入了肿瘤部位、大小、分级、分期、治疗方式等多个变量，能为个体患者提供更精准的预后评估，有助于临床医师制订个性化治疗方案和判断患者的生存结局。基于 TNM 分期的模型的原理：TNM 分期系统（T：原发肿瘤大小与浸润深度，N：区域淋巴结转移情况，M：远处转移情况）是 GI-NEN 预后评估基础。如美国癌症联合委员会（AJCC）TNM 分期，根据肿瘤部位不同细化分期标准。小肠 NEN，T1 期肿瘤局限于黏膜层或黏膜下层，T4 期侵犯其他器官；有区域淋巴结转移为 N1，无则为 N0；有远处转移是 M1，无远处转移为 M0。分期越高，预后越差。目前基于 TNM 分期的模型广泛应用于临床，简洁明了反映肿瘤解剖学范围，助于判断预后。但未考虑肿瘤分级、分子特征等因素，对同分期患者预后区分能力有限。如部分同属Ⅲ期患者，生存期差异大，仅靠 TNM 分期难精准评估。结合肿瘤分级的模型原理分级反映细胞增殖活性与分化程度。2019 年版 WHO 消化系统神经内分泌肿瘤分类将 GI-NEN 分为 G1（Ki-67 指数＜3%）、G2（Ki-67 指数 3%～20%）、G3（Ki-67 指数＞20%）。结合 TNM 分期与肿瘤分级，如 AJCC 第 8 版分期，对不同部位 GI-NEN 按分级细化分期，更准确评估预后。如胃 NET，G1～G2 级 T1～T2 N0M0 为Ⅰ期，G3 级即使 T1～T2 N0M0 也归为Ⅲ期，因 G3 级侵袭性更强。较单纯 TNM 分期更准确评估预后，考虑肿瘤生物学特性。但仍有局限，未纳入基因变异、患者体能状态等因素，对个体预后预测不够精准。列线图模型的原理是整合多因素构建预测模型，以图形化展示。纳入临床病理特征（年龄、性别、肿瘤部位、大小、分期、分级），实验室指标（嗜铬粒蛋白 A、神经元特异性烯醇化酶水平）及基因变异等因素。通过多因素分析确定各因素权重，转化为列线图上刻度。如一项研究构建的小肠 NEN 列线图，纳入肿瘤大小、分级、分期、是否肝转移及 CgA 水平，患者各因素取值对应刻度相加得总分，预测生存概率。可个体化预测患者预后，较全面考虑影响因素，准确性高于传统分期系统。但列线图构建依赖特定人群数据，外部验证不足时，在其他人群应用受限。且部分因素获取困难，如基因检测费用高、耗时长，影响临床推广。基于基因表达谱的模型的原理是利用基因芯片、RNA 测序技术分析 GI-NEN 基因表达谱，筛选与预后相关基因构建模型。研究发现某些基因如 *MEN1*、*DAXX*、*ATRX* 突变与预后相关。通过分析大量样本基因表达数据，构建基因特征模型。如一组与增殖、侵袭相关基因组合，可预测患者生存期。从分子层面揭示肿瘤生物学行为，预测预后有潜在优势。但技术复杂、成本高，基因检测标准化与解读待完善，且目前相关研究多为探索性，未广泛应用于临床。

　　TNM 分期与结合分级模型简单实用，广泛应用，但精准度有限；列线图模型综合多因素，精准度高，但推广受限；基因表达谱模型具潜力，需更多研究验证与完善。临床实践中，初筛评估可选用 TNM 分期或结合分级模型。需精准个体化预后预测，且条件允许时，可考虑列线图模型。对研究探索基因层面预后机制，基因表达谱模型有重要价值。GI-NEN 预后模型不断发展，各有优劣。临床应根据实际情况选择合适模型。未来需多中心、大样本研究验证与完善现有模型，整合更多分子标志物与临床因素，开发更精准、实用的预后模型，为 GI-NEN 患者提供更优诊疗方案。胃肠道神经内分泌肿瘤预后受多种因素影响，不同部位、分期和分级的肿瘤预后差异较大。病理因素如肿瘤分级、大小、浸润深度，临床因素如年龄、症状、治疗方式等均在预后评估中起重要作用。特殊类型的 GI-NEN 有其独特的预后特点。预后评估模型的应用有助于更准确地判断患者预后。未来，需要进一步深入研究 GI-NEN 的生物学特性，优化治疗策略，以改善患者的预后情况。

胰腺神经内分泌肿瘤（p-NEN）被认为是一种相对罕见的肿瘤学实体。由于其相对较好的预后，手术不仅是局部疾病的标准治疗，也是转移性神经内分泌肿瘤的标准治疗。大多数患者是在转移的情况下被诊断的，在这种情况下，基于手术、化疗、介入和（或）分子靶向治疗的多学科方法被普遍使用。组织学分化决定了大多数 p-NEN 可以被归类为分化良好的肿瘤，其特征是维持典型的内分泌胰腺结构，低增殖率和单形细胞形式的小圆形细胞，每 10 个高倍视野不到 20 个有丝分裂。在大多数情况下，这种组织学分化与低或中等的组织学分级有关。只有不到 10% 的病例被认为是低分化的神经内分泌癌，其特征是大量坏死、高增殖指数和多形性细胞。低分化肿瘤可能被认为是一个独立的实体，因此，处理方式不同，因为这一组的预后比其他 p-NEN 更差。

根据 Ellison 等最近发表的结果，基于性别、年龄和 Ki-67 可作为影响胰腺神经内分泌肿瘤生存的独立预后因素，其系统的发展似乎优于 WHO 和神经内分泌的分类。同样，基于 WHO 分类和利用坏死分级和有丝分裂指数的分类的组合，也被认为可以很好的预测生存。其他不良预后因素还有缺乏根治性手术、组织病理学分级高、不能切除的原发肿瘤、肿瘤大小、年龄 > 60 岁、神经血管侵犯和Ⅳ期疾病等。与其他恶性肿瘤类似，转移灶的存在也会影响胰腺的存活率。转移性疾病患者的中位生存期约为 23 个月，而局部疾病患者的中位生存期为 70 ～ 124 个月。然而，单纯肝脏受累患者的 5 年和 10 年存活率估计分别为 46% 和 38%。

在胃肠道神经内分泌肿瘤中，Ki-67 在神经内分泌肿瘤中的作用非常突出，因为不同级别的疾病在生物学行为上存在着巨大差异。它存在于经历细胞分裂周期的所有部分（G1 期、S 期、G2 期和有丝分裂）的细胞中，但不存在于 G0 期中。因此，Ki-67 抗原阳性的细胞百分比（也称 Ki-67 指数，有时简称为"Ki-67"）反映了细胞群体的生长比例。虽然 Ki-67 的确切功能尚不清楚，但 Ki-67 蛋白似乎在细胞增殖中发挥了功能作用，这一点从针对 Ki-67 蛋白的注射抗体的抗增殖特性中得到了证明。最近的一项研究表明，Ki-67 是一种蛋白磷酸酶 -1 结合蛋白，参与核仁蛋白 B23（也称核磷蛋白）的磷调节，核仁蛋白 B23 是组装人类细胞染色体周室所必需的。

Ki-67 指数预测预后并不是没有缺陷的。首先，目前已经使用和评估了许多方法用来测量 Ki-67 指数，但对于金标准仍没有达成共识。目前测量准确度最高的方法是统计 2000 个细胞的分化程度从而计算 Ki-67 指数，但这显然取决于病理科医师的技能和专业知识。另一种计算方法，如"眼球"估计，已被证明是不可靠的，虽然自动计数器是准确的，但这将增加分析的成本，并降低其广泛的适用性。其次，考虑到肿瘤中 Ki-67 表达的异质性，组织量不足在某些情况下也可能影响 Ki-67 的评估。肝转移灶的病理学活检已被证明与 G1 NEN 有很好的相关性，但与 G2 疾病的相关性不是很好，活组织检查和手术切除标本之间检测到显著的不一致。这可能是由于在 G2 肿瘤中存在显著的肿瘤内异质性（即存在 G2 "热点"和混合的 G1 疾病），需要借助功能成像判断，例如在同一患者中进行 ^{68}Ga 和 FDGPET 扫描，可能有助于识别不一致的增殖区域，并在生物学行为方面提供比 Ki-67 更具预测性的信息。

在过去的 10 年中，关于 NEN 中基因突变的证据——它们的频率、功能影响和预后影响 - 稳步增加。在 Capdevila 等中对现有证据进行了审查。随着测序的增加和最近的全外显子组测序，参与网络癌发生的基因如 PTEN、DAXX/ATRX 和 TSC2 及那些在 mTOR/ 血管生成通路中的基因已经被研究。PI3K/Akt/mTOR 通路参与了遗传性和散发性 NEN 中 PTEN、TSC 和 MEN1 等基因缺失的发病过程。定量聚合酶链式反应显示大多数散发性胰岛细胞 TSC2 和 PTEN 表达降低，这些因素与较差的 OS/DFS 有关。一组较小的 23 名患者也表明，PTEN 和 p-AKT 可能与使用生长抑素类似物（SSA）治疗的患者的无进展生存有关。

MicroRNA-RNA 的片段—已被研究为 NEN 的潜在生物标志物。MicroRNA（MiRNA）是一小段约 22 个核苷酸的非编码 RNA 片段，它通过信使 RNA 切割、翻译抑制或转录沉默 99 下调基因的表达。不同的 NEN 根据解剖原发部位表达不同的 miRNA 模式（例如，在回肠 NEN 中 miR-133a 的下调与转移性疾病有关）。此外，对净转移的分析表明，与同一患者的原发肿瘤相比，miRNA 的表达有所不同。胃肠道网络一般表现为一些 miRNA（miR-133a，145，146，222，10b）上调，另一些（miR-183，488，19a，19b）下调。

除此之外，还有一些基于血液或尿液的生物标志物也被证实与预后相关。5-羟基吲哚乙酸（5-HIAA）是 5- 羟色胺的代谢物，在分泌 5- 羟色胺的肿瘤中随尿液排泄的，它是最早用于诊断网络和监测治疗反应的标志物之一。尿中 5-HIAA 作为预后标志物已被研究，但结果仍没有达成共识。虽然一些作者得出结论，尿中 5-HIAA 升高与总生存率密切相关，但一些系列研究表明，在多变量分析中，5-HIAA 不是一个重要的生物标志物。然而，分泌 5- 羟色胺的肿瘤只占所有 GEP-NEN 的一小部分，特别是随着横断面成像的增加，导致对无功能 NEN 的检测增加。

对更灵敏和方便的检测的需要导致了将嗜铬粒蛋白 A（CgA）作为生物标志物的研究。CgA 是一种由神经内分泌细胞分泌的 439 个氨基酸的糖蛋白，是一种前体分子，可被裂解形成其他多肽，如血管抑素和胰岛抑素。与 5-HIAA 不同，CGA 在功能和非功能神经内分泌肿瘤中都有表达。CGA 在转移网络中的敏感度为 76% ~ 87%。在多个回顾系列中，基线 CGA 升高已被证明预测较差的总存活率。

中性粒细胞 / 淋巴细胞比率和其他全身炎症标志物（如 C 反应蛋白和淋巴细胞 / 单核细胞比率）可能与局部免疫反应下调有关，尽管确切的机制很复杂，而且还不完全清楚。这些标志物已被证明可以预测结直肠癌、肾细胞癌、非小细胞肺癌等肿瘤的预后。循环肿瘤细胞 CTC 来源于原发肿瘤中的细胞，这些细胞经历了表皮间充质转化并导致转移性疾病。因此，CTC 的存在可能意味着正在进行的转移种植，导致较差的预后。CTC 也被认为是影响预后的因素之一，在 175 例前瞻性收集的转移性网络患者中，循环肿瘤细胞的存在与较差的 PFS（HR 6.6）和 OS（HR 8.0）相关。CTC ≥ 1 的患者无进展存活率约为 40%，而 CTC < 1 的患者无进展存活率为 68%。治疗开始后 3 ~ 5 周重复 CTC 的减少预示着存活率的提高。

除了血液学及组织学以外，放射性核素的成像也在一定程度上反映了预后情况，在临床上广泛使用的 SRS 的两种形式是放射性标记的 PET [最常见的是 ^{68}Ga-DOTATE/TOC/NOC PET-（^{68}GaPET）] 和 Octreoscan。^{68}GaPET 使神经内分泌肿瘤的成像发生了革命性的变化，在可获得的情况下，通常被认为优于 Octreoscan，因为它大大提高了成像分辨率，减少了实施扫描所需的时间，并降低了放射性药物的成本。^{68}Ga 已被证明在净成像中具有高度的敏感度和特异度，并在 Octreoscan 阴性或可疑的患者中识别额外的病变。大多数 GI-NEN 细胞表面高表达生长抑素受体（SSTR），尤其是 SSTR2。SRS 通过使用放射性核素标记的生长抑素类似物（如 ^{111}In- 奥曲肽、^{68}Ga-DOTATATE、^{68}Ga-DOTANOC 和 ^{68}Ga-DOTATOC 等），这些标志物能够与肿瘤细胞表面的 SSTR 特异性结合，通过单光子发射计算机断层扫描（SPECT）或正电子发射断层扫描（PET）设备进行成像，从而检测出肿瘤病灶。SRS 对 GI-NEN 具有较高的敏感度和特异度，能够检测出其他传统影像学检查（如 CT、MRI）难以发现的微小病灶，特别是对于隐匿性转移灶的检测具有重要价值。一项研究表明，在初诊的 GI-NEN 患者中，SRS 发现的病灶数量比 CT 多 30% ~ 50%，有助于更准确地进行肿瘤分期。^{18}F-DOPA 是一种放射性标记的氨基酸，GI-NEN 细胞具有摄取和代谢氨基酸的能力，因此 ^{18}F-DOPA 能够被肿瘤细胞摄取，通过 PET 成像显示肿瘤部位。^{18}F-DOPA PET 显像在检测高分化的 GI-NEN 方面具有较高的敏感度，尤其适用于小肠和胰腺的 NEN。与 SRS 相比，^{18}F-DOPA PET 显像对某些部位的肿瘤检测具有更高的分辨率，能够更清晰地显示肿瘤的边界和内部结构，有助于准确评估肿瘤的大小和范围。

放射性核素成像对 GI-NEN 可以准确分期与预后判断,发现隐匿性转移灶:放射性核素成像能够发现传统影像学检查遗漏的隐匿性转移灶,使肿瘤分期更加准确。准确的分期是预后评估的重要基础,例如,对于原本认为是局限性的 GI-NEN 患者,若通过 SRS 发现了远处转移灶,分期将从早期变为晚期,预后也会相应变差。研究表明,准确分期后的患者,其生存预测的准确性显著提高,为临床制订合理的治疗方案提供了关键依据。通过放射性核素成像所显示的肿瘤病灶数量、大小及分布,可以直观地评估肿瘤负荷。肿瘤负荷与患者预后密切相关,高肿瘤负荷往往预示着较差的预后。例如,在接受治疗前,通过 SRS 或 ^{18}F-DOPA PET 显像评估肿瘤负荷,可预测患者对治疗的反应和生存时间。肿瘤负荷高的患者,其无进展生存期和总生存期通常较短。放射性核素成像不仅用于诊断和分期,还可指导靶向治疗。由于多数 GI-NEN 表达 SSTR,基于 SRS 结果,可选择生长抑素类似物进行治疗,如奥曲肽、兰瑞肽等。研究显示,SRS 阳性的患者接受生长抑素类似物治疗后,部分患者的肿瘤生长得到有效控制,症状缓解,生存期延长。此外,对于一些晚期 GI-NEN 患者,若 SRS 显示肿瘤细胞高表达 SSTR,可考虑采用放射性核素治疗(如 ^{177}Lu-DOTATATE),这种靶向放射性核素治疗能够显著提高患者的无进展生存期和总生存期。在手术治疗方面,放射性核素成像有助于确定手术范围。对于一些多发的 GI-NEN 病灶,通过 SRS 或 ^{18}F-DOPA PET 显像能够清晰显示肿瘤的分布,帮助外科医师制订更精确的手术方案,尽可能切除所有肿瘤病灶,减少术后复发风险,从而改善患者预后。例如,对于小肠 NEN 患者,通过术前放射性核素成像,可明确小肠系膜淋巴结转移情况,决定是否进行扩大淋巴结清扫,提高手术治疗效果。

在 GI-NEN 的治疗过程中,定期进行放射性核素成像检查可动态监测肿瘤对治疗的反应。例如,在生长抑素类似物治疗或化疗后,通过对比治疗前后的 SRS 或 ^{18}F-DOPA PET 显像结果,观察肿瘤病灶的放射性摄取变化、大小改变等,判断治疗是否有效。若治疗后肿瘤病灶的放射性摄取降低、范围缩小,提示治疗有效,患者预后可能较好;反之,若病灶无变化或进展,则可能需要调整治疗方案。放射性核素成像的结果还可用于预测疾病进展和患者的生存期。研究发现,治疗后 SRS 或 ^{18}F-DOPA PET 显像持续阳性且肿瘤代谢活性高的患者,疾病进展风险较高,生存期较短。而治疗后显像结果转为阴性或肿瘤代谢活性明显降低的患者,其无进展生存期和总生存期往往较长。

放射性核素成像在 GI-NEN 的预后评估中发挥着重要作用。它通过准确分期、指导治疗方案选择及监测治疗反应等多个方面,对患者的预后产生积极影响。随着放射性核素成像技术的不断发展和新型示踪剂的研发,其在 GI-NEN

预后评估中的应用将更加广泛和深入，有望进一步提高患者的治疗效果和生存质量。未来，需要更多的前瞻性研究来进一步明确放射性核素成像在不同亚型GI-NEN 预后评估中的最佳应用模式，为临床实践提供更精准的指导。患者的 ^{68}Ga-DOTATOC/NOC PET 的 SUVmax 与其病理上 SSTR2 的表达相关。由于高分化、低级别肿瘤和良好预后之间的联系，对 ^{68}Ga-DOTANOC PET 的亲和力强的 NEN 的总存活率会提高。在调整了分期和组织学的单变量和多变量分析中，这种相关性仍然显著。虽然各个中心可能使用不同的 ^{68}Ga 放射性多肽进行成像（^{68}Ga-DOTATE、DOTATOC 或 DOTANOC），但一项比较 DOTATOC 和 DOTATE PET 的小型研究表明，没有显著的定量成像差异。虽然系列 ^{68}Ga-DOTATOC/NOC PET 的 SUV 在治疗过程中可能会发生变化，但这种变化的临床意义到目前为止还不确定。病灶的 SUVmax 值的降低可以代表对治疗的反应或肿瘤的去分化为高级别 NEN，但目前几乎没有放射学参数的证实。核成像可以显示全身网状细胞生长抑素受体的表达密度。因此，在理论上，它可以预测特定患者对生长抑素类似物的摄取，从而预测该患者临床受益的可能性。类似的逻辑也适用于使用核成像作为 PRRT 的预测性生物标志物。随机的 Netter-1 试验的初步报告显示，在230 名胃肠道神经内分泌肿瘤患者的 PFS（HR 0.21）和 OS 的潜在改善后，PRRT特别是基于锶的治疗将在神经内分泌肿瘤治疗中取得进一步的发展。鉴于 PRRT需要生长抑素受体的存在来内化放射性核素，因此使用生长抑素成像（无论是Octreoscan 还是基于 DOTA 的 PET）来预测 PRRT 在个体患者中的反应（从而预测其疗效）是合乎逻辑的。一项对 33 名接受 PRRT 的患者的研究表明，第一周期后肿瘤 SUV 比率的下降预示着更长的无进展生存期。

虽然有些生物标志物（如有丝分裂计数和 Ki-67 指数）已被证实是神经内分泌肿瘤的预后因素，但大多数并未用于临床实践。即使是已被证实的预后生物标志物通常也没有被证明是可预测的，因为它们没有得到足够的随机临床试验证据以证明它们的预测价值。这些研究包括对预测生物标志物的预先指定分析，到目前为止还没有发现新的候选对象，就像结直肠癌的 RAS 检测、肺癌的EGFR 检测和乳腺癌的 HER2/ 激素状态检测已经彻底改变了这些领域一样。考虑到目前患者经历的不同病程，系统治疗的高昂价格和重大不良反应的风险，迫切需要预测性标记来优化治疗。CgA 是一种酸性分泌蛋白，由神经内分泌细胞分泌，广泛存在于 GI-NEN 细胞中。生理状态下，CgA 调节神经内分泌颗粒释放及生物活性胺类物质合成。多数研究表明，血清 CgA 水平与 GI-NEN 预后紧密相关。高 CgA 水平常提示肿瘤负荷大、分期晚及预后差。一项大型回顾性研究发现，治疗前 CgA 水平超过正常上限 2 倍的患者，无进展生存期（PFS）和总生存期（OS）显著短于 CgA 水平正常或轻度升高者。治疗过程中，CgA

水平动态变化可反映治疗效果，持续升高预示疾病进展，下降则提示治疗有效。不过，胃酸抑制剂等因素会干扰 CgA 检测，解读结果时需综合考虑。神经元特异性烯醇化酶（NSE）是糖酵解酶，在神经内分泌细胞及神经来源肿瘤细胞中高表达。它参与糖代谢，为细胞活动提供能量。在 GI-NEN 中，NSE 水平升高与不良预后相关。尤其在高级别、转移性 GI-NEN 中，NSE 升高常见。研究显示，NSE 水平超过特定阈值的患者，肿瘤侵袭性更强，远处转移风险增加，生存期缩短。联合 CgA 检测，可提高对疾病预后判断的准确性。例如，CgA 与 NSE 同时升高的患者，预后较仅一项指标升高者更差。Ki-67 是一种与细胞增殖相关的核蛋白，在细胞周期的 G1 后期、S 期、G2 期及 M 期均有表达，静止期（G0 期）不表达。其表达水平反映细胞增殖活性。Ki-67 增殖指数是 GI-NEN 分级及预后评估的重要指标。2019 版 WHO 消化系统神经内分泌肿瘤分类中，Ki-67 指数 < 3% 为 G1 级，3% ～ 20% 为 G2 级，> 20% 为 G3 级。分级越高，肿瘤增殖活性越强，预后越差。G3 级患者的 PFS 和 OS 明显短于 G1、G2 级患者。临床研究表明，Ki-67 指数每增加 1%，患者死亡风险相应增加。染色体 18q 包含多个抑癌基因，如 DCC（结直肠癌缺失基因）和 SMAD4 等。18q 缺失导致这些抑癌基因失活，影响细胞增殖、分化和凋亡调控。研究发现，存在染色体 18q 缺失的 GI-NEN 患者，肿瘤侵袭性更高，更易发生转移，预后较差。一项针对结直肠 NEN 的研究显示，18q 缺失患者的 5 年生存率显著低于无缺失患者，且复发风险更高。该生物标志物可作为独立预后因素，辅助判断疾病进展和患者生存情况。Menin 蛋白由 MEN1 基因编码，参与细胞周期调控、基因转录及 DNA 损伤修复等过程。在多发性内分泌肿瘤 1 型（MEN1）相关的 GI-NEN 中，Menin 蛋白表达缺失常见。研究表明，Menin 蛋白表达缺失与肿瘤多灶性、更高的分级及侵袭性相关，患者预后较差。即使在散发性 GI-NEN 中，Menin 蛋白表达缺失也与不良预后相关，提示其在评估预后中的潜在价值。

　　单一生物标志物预测预后有局限性，联合多个生物标志物可提高预测准确性。例如，CgA 结合 Ki-67 指数，既能反映肿瘤负荷，又能体现细胞增殖活性，更准确评估预后。研究显示，CgA 升高且 Ki-67 指数 > 10% 的患者，生存期明显短于 CgA 正常且 Ki-67 指数低的患者。此外，联合染色体 18q 缺失、Menin 蛋白表达缺失等标志物，可从基因、蛋白水平全面评估肿瘤生物学特性，为预后判断和治疗决策提供更有力依据。生物标志物在 GI-NEN 预后评估中意义重大。CgA、NSE、Ki-67 增殖指数等常见生物标志物，以及染色体 18q 缺失、Menin 蛋白表达缺失等分子标志物，从不同层面反映肿瘤生物学行为和预后。联合检测多个生物标志物，可更准确预测患者预后，指导个体化治疗。未来需深入研究生物标志物作用机制，开发更多有效标志物，完善预后评估体系，提高 GI-

NEN 患者治疗效果和生存质量。

鉴于疾病的异质性，将多种疾病的患者汇集在一起的研究对于建立新的治疗类别效应可能是重要的。然而，可能很难描述特定亚群的真正受益程度，而优化治疗可能需要更多的创新设计，以考虑到疾病的罕见和在神经内分泌肿瘤中积累大量患者的时间。前瞻性篮子 / 扩展试验可能有助于减少评估新疗法所需的启动时间，但设计良好的回顾研究（病例匹配的回顾分析和大型国际数据库）也可能有所帮助。核成像的兴起，尤其是针对生长抑素受体导向的 PET 和 PRRT 令人兴奋，并为研究创造了新的机会。也有机会在单个数据集中综合评估上述突出的预后因素（有丝分裂指数 /Ki-67 指数、嗜铬粒蛋白 A/ 尿 5-HIAA、TNM 分期和核成像）。最终，识别有效的、可重复的、可预测的生物标志物将是有效利用网络患者的系统治疗和优化这些患者的结果的关键。

根据 2010 年 WHO 新的分类进行分层，有关于原发性神经内分泌肿瘤患者预后的数据有限。有报道显示，神经内分泌肿瘤的总体预后良好，5 年生存率范围为 75% ～ 85%。除行 R0 切除且无不良组织学特征的 G1 级直肠或阑尾的小肿瘤（最大径＜ 1cm）患者可不进行长期随访外，大部分患者需终身随访。随访间隔取决于患者的肿瘤分级、分期、有无功能及预后相关危险因素。G1 级和 Ki-67 增殖指数＜ 5% 的 G2 级患者建议每 6 ～ 12 个月复查一次，Ki-67 增殖指数＞ 5% 的 G2 级患者每 3 ～ 6 个月复查一次，G3 级和 NEC 患者建议每 2 ～ 3 个月复查一次。类癌与 AC 患者建议根据肿瘤分类、生长速度及激素症状控制情况，每 3 ～ 12 个月随访一次。尤其是胸腺神经内分泌肿瘤，预后较差，即使肿瘤分化好、分级低、R0 切除后也建议密切定期随访。随访主要观察肿瘤进展及功能性肿瘤激素相关症状的控制，同时对有遗传相关综合征的患者需警惕其他部位病变，对长期服用抗肿瘤药物的患者需监测药物不良反应。随访内容包括临床症状观察、生化指标检测及胸腹盆增强 CT 或 MRI 等常规影像学检查。根据临床需要可加做生长抑素显像 PET-CT 或 PET/MRI 及 FDG-PET-CT。如在随访过程中出现新发转移，同时肿瘤生物学行为发生变化（如短时间快速进展或 FDG 代谢和 SSTR 表达较前改变），需要重新进行活组织病理学检查再评估。

胃肠道神经内分泌肿瘤（GI-NEN）因其生物学行为多样，随访对监测病情、及时发现复发转移及调整治疗策略至关重要。GI-NEN 可发生于胃肠道各部位，其病程进展差异大，部分呈惰性，部分具侵袭性。规范随访有助于早期发现肿瘤复发、转移，及时干预，改善患者预后。不同类型、分期的 GI-NEN，随访方式和周期有所不同。

随访方式包括：①影像学检查，CT 和 MRI 能够清晰显示肿瘤的部位、大小、形态及与周围组织的关系，对于判断肿瘤复发、转移灶的位置和范围具有重要价值。CT 扫描速度快，对肺部、肝脏等器官的转移灶检测敏感性较高；MRI 则对软组织分辨率高，在评估肿瘤对胃肠道壁及周围软组织侵犯方面更具优势。多项研究表明，CT 和 MRI 是 GI-NEN 随访的常用影像学手段。对于小肠 NEN，CT 小肠造影（CTE）或 MRI 小肠造影（MRE）有助于发现小肠原发肿瘤及系膜淋巴结转移。在肝转移监测方面，CT 和 MRI 可准确检测出肝脏内转移灶的大小、数量变化，为治疗方案调整提供依据。大部分 GI-NEN 细胞表面表达生长抑素受体，SRS 通过放射性标记的生长抑素类似物与肿瘤细胞表面受体结合，从而实现肿瘤的定位和功能显像。常用的显像剂如 ^{68}Ga-DOTATATE、^{111}In-Octreotide 等。SRS 对 GI-NEN 的诊断和分期具有较高的敏感度和特异度，尤其在检测小的转移灶及隐匿性病灶方面优于传统解剖学成像。对于血清嗜铬粒蛋白 A（CgA）升高但常规影像学检查阴性的患者，SRS 有助于发现潜在的肿瘤病灶，指导后续随访和治疗。②实验室检查，CgA 是一种由神经内分泌细胞分泌的酸性蛋白，在 GI-NEN 患者中，血清 CgA 水平常升高。其水平变化与肿瘤负荷、疾病进展相关。CgA 是 GI-NEN 随访中最常用的血清标志物。研究显示，治疗后 CgA 水平下降提示治疗有效，而 CgA 水平持续升高或进行性升高，可能预示肿瘤复发、转移或疾病进展。但需注意，胃酸抑制剂等药物可能影响 CgA 检测结果，临床解读时需综合考虑。神经元特异性烯醇化酶（NSE）是一种糖酵解酶，在神经内分泌细胞中广泛表达。在部分 GI-NEN 患者中，NSE 水平会升高，可作为肿瘤监测的辅助指标。虽然 NSE 对 GI-NEN 的特异性不如 CgA，但在某些情况下，如与 CgA 联合检测，可提高对疾病监测的准确性。尤其在高级别 GI-NEN 或伴有神经内分泌分化的肿瘤中，NSE 水平变化可能反映肿瘤的活性。③内镜检查，对于胃、结直肠 NEN，内镜检查可直接观察肿瘤部位、形态，还能取组织进行病理检查，明确肿瘤的病理类型、分级等信息，判断是否有局部复发。对于根治性切除术后的胃、结直肠 NEN 患者，内镜检查有助于早期发现吻合口复发或残胃、残余结直肠内的新发病灶。对于无法手术切除而接受内镜下治疗 [（如内镜黏膜下剥离术（ESD）、内镜黏膜切除术（EMR）] 的患者，内镜随访可评估治疗效果及监测肿瘤复发情况。

其随访周期根据肿瘤分期的不同也略有差异。对于根治性切除的局限性 GI-NEN 患者，术后 2 年内建议每 3～6 个月进行一次全面评估，包括病史询问、体格检查、CgA 检测、腹部 CT 或 MRI 检查。2～5 年每 6～12 个月复查一次；5 年后每年复查一次。如患者术后病理提示高危因素（如肿瘤分级 G3、脉管浸润、切缘阳性等），随访间隔应适当缩短。接受内镜下治疗（如 EMR、ESD）的患者，术后 1～3 个月需进行首次内镜复查，以评估创面愈合情况及有无残留肿瘤。

之后，根据肿瘤病理特征，每 3 ～ 6 个月进行内镜及影像学检查，随访周期与根治术后类似，但需更密切关注局部复发情况。对于经治疗后病情稳定的转移性 GI-NEN 患者，每 3 ～ 6 个月进行一次随访。随访项目包括病史询问、体格检查、CgA 和 NSE 检测、影像学检查（CT、MRI 或 SRS），以评估肿瘤对治疗的反应及有无新的转移灶出现。若患者出现症状加重或血清标志物进行性升高，提示病情可能进展，应及时进行全面检查，缩短随访间隔，必要时调整治疗方案。

　　GI-NEN 的随访需综合运用影像学检查、实验室检查及内镜检查等多种方式，并根据肿瘤的初始状态（局限性或转移性）、治疗方式及患者个体情况制订个性化的随访周期。规范的随访有助于及时发现肿瘤复发、转移，为临床治疗决策提供依据，最终改善患者的生存质量和预后。未来，随着新型检查技术和肿瘤标志物的不断发展，有望进一步优化 GI-NEN 的随访策略。

（王子婕　谢艳茹　毛剑婷）

参 考 文 献

Bajetta E, Ferrari L,Martinetti AM, et al.Chromogranin A, neuron specific enolase, carcinoembryonic antigen, and hydroxyindole acetic acid evaluation in patients with neuroendocrine tumors[J]. Cancer, 1999, 86(5):858-865.

Baudin E,Gigliotti A, Ducreux ME,et al.Neuron-specific enolase and chromogranin A as markers of neuroendocrine tumours[J]. Br J Cancer, 1998, 78(8):1102-1107.

Boy C,Heusner TA, Poeppel TD,et al.68Ga-DOTATOC PET/CT and somatostatin receptor(sst1-sst5) expression in normal human tissue: correlation of sst2 mRNA and SUVmax[J].Eur J Nucl Med Mol Imaging, 2011,38(7):1224-1236.

Campana D,Ambrosini V,Pezzilli R,et al.Standardized uptake values of(68)Ga-DOTANOC PET: a promising prognostic tool in neuroendocrine tumors[J]. J Nucl Med, 2010, 51(3):353-359 .

Capdevila J, Meeker A, García-Carbonero R, et al.Molecular biology of neuroendocrine tumors: from pathways to biomarkers and targets[J]. Cancer Metastasis Rev, 2014, 33(1):345-351.

Caterina V,Matteo F, Edoardo DA, et al.Clinical application of microRNA testing in neuroendocrine tumors of the gastrointestinal tract[J]. Molecules, 2014, 19(2):2458-2468 .

Chan JC, Chan DL, Diakos CI, et al.The Lymphocyte-to-Monocyte Ratio is a Superior Predictor of Overall Survival in Comparison to Established Biomarkers of Resectable Colorectal Cancer[J]. Ann Surg, 2017, 265(3):539-546 .

Chereau E,Durand L,Frati A,et al.Correlation of immunohistopathological expression of somatostatin receptor 2 in breast cancer and tumor detection with 68Ga-DOTATOC and 18F-FDG PET imaging in an animal model[J]. Anticancer Res, 2013, 33(8):3015-3019.

David PB.MicroRNAs: target recognition and regulatory functions[J]. Cell, 2009, 136(2):215-233.

Edoardo M, Irene D, Stefano B, et al.Pancreatic endocrine tumors: expression profiling evidences a role for AKT-mTOR pathway[J]. J Clin Oncol,2010,28(2):245-255.

Ekeblad S,Skogseid B,Dunder K,et al.Prognostic Factors and Survival in 324 Patients with

Pancreatic Endocrine Tumor Treated at a Single Institution[J]. Clin Cancer Res, 2008, 14: 7798-7803.

Faggiano A,Mansueto G,Ferolla P,et al.Diagnostic and prognostic implications of the World Health Organization classification of neuroendocrine tumors[J]. J Endocrinol Invest, 2008, 31(3):216-223 .

Garcia-Carbonero R,Capdevila T,Crespo-Herrero G,et al.Incidence, patterns of care and prognostic factors for outcome of gastroenteropancreatic neuroendocrine tumors(GEP-NETs): results from the National Cancer Registry of Spain(RGETNE)[J]. Ann Oncol, 2010, 21:1794-1803.

Hentic O,Couvelard A, Rebours V, et al.Ki-67 index, tumor differentiation, and extent of liver involvement are independent prognostic factors in patients with liver metastases of digestive endocrine carcinomas[J]. Endocr Relat Cancer, 2011,18(1):51-59.

Hofman MS,Kong G,Neels OC,et al.High management impact of Ga-68 DOTATATE(GaTate)PET/CT for imaging neurocndocrine and other somatostatin expressing tumours[J].J Med Imaging Radiat Oncol, 2012, 56(1):40-47 .

Isabel F,Teresa RP, Adilia C, et al.Prognostic significance of AKT/mTOR signaling in advanced neuroendocrine tumors treated with somatostatin analogs[J]. Onco Targets Ther, 2012, 5(0):409-416.

Janson ET,Holmberg L, Stridsberg M,et al.Carcinoid tumors: analysis of prognostic factors and survival in 301 patients from a referral center[J]. Ann Oncol, 1997, 8(7):685-690.

Jonathan RS, Aejaz N, Pamela H, et al. Biology and treatment of metastatic gastrointestinal neuroendocrine tumors[J]. Gastrointest Cancer Res 2008, 2(3):113-125.

Kaemmerer D,Peter L,Lupp A,et al.Molecular imaging with 68Ga-SSTR PET/CT and correlation to immunohistochemistry of somatostatin receptors in neuroendocrine tumours[J].Eur J Nucl Med Mol Imaging, 2011, 38(9):1659-1668.

Karpathakis A,Dibra H, Thirlwell C.Neuroendocrine tumours: cracking the epigenetic code[J]. Endocr Relat Cancer, 2013, 20(3):R65-82.

Katharina R,Alexey AL, Gail AS, et al.MicroRNA expression in ileal carcinoid tumors:downregulation of microRNA-133a with tumor progression[J]. Mod Pathol, 2010, 23(3):367-375.

Khan MS, Kirkwood A,Tsigani T, et al.Circulating tumor cells as prognostic markers in neuroendocrine tumors[J]. J Clin Oncol, 2013, 31(3):365-372.

Korse CM,Taal BG,de Groot CA,et al.Chromogranin-A and N-terminal pro-brain natriuretic peptide: an excellent pair of biomarkers for diagnostics in patients with neuroendocrine tumor[J]. J Clin Oncol, 2009, 27(26):4293-4299 .

La Rosa S, Sessa F, Capella C, et al. Prognostic criteria in nonfunctioning pancreatic endocrine tumours[J]. Virchows Arch, 1996, 429(6):323-333.

Laura HT, Mithat G, Cyrus H, et al.Objective quantification of the Ki-67 proliferative index in neuroendoc rine tumors of the gastroenteropancreatic system: a comparison of digital image analysis with manual methods[J]. Am J Surg Pathol, 2012, 36(12):1761-1770.

Mathieu L, David MS. mTOR signaling in growth control and disease[J]. Cell, 2012, 149(2):274-

293.

Matthew HK, Lillian LS, Joel ET, et al. Future directions in the treatment of neuroendocrine tumors: conse nsus report of the National Cancer Institute Neuroendocrine Tumor clinical trials planning meeting[J]. J ClinOncol, 2011, 9(7):934-943.

Michelle DR, Pelin B, Nobuyuki O, et al.Calculation of the Ki-67 index in pancreatic neuroendocrine tumors: a comparative analysis of four counting methodologies[J]. Mod Pathol, 2015, 28(5):686-694.

Nikou GC, Marinou K, Thomakos P, et al.Chromogranin a levels in diagnosis, treatment and follow-up of 42 patients with non-functioning pancreatic endocrine tumours[J]. Pancreatology, 2008, 8:510-519.

Panzuto F, Boninsegna L, Fazio N,et al.Metastatic and locally advanced pancreatic endocrine carcinomas: analysis of factors associated with disease progression[J]. J Clin Oncol, 2011, 29(17):2372-2377.

Pape UF,Berndt U,Müller-Nordhorn J, et al.Prognostic factors of long-term outcome in gastroenteropancreatic neuroendocrine tumours[J].Endocr Relat Cancer,2008,15(4):1083-1097 .

Pine JK,Morris E, Hutchins GG, et al.Systemic neutrophil-to-lymphocyte ratio in colorectal cancer: the relationship to patient survival, tumour biology and local lymphocytic response to tumour[J]. Br J Cancer, 2015, 113(2):204-211.

Portela-Gomes GM,Grimelius L,Wilander E,et al.Granins and granin-related peptides in neuroendocrine tumours[J]. Regul Pept, 2010, 165(1):12-20.

Rigaud G, Missiaglia E, Moore PS,et al.High resolution allelotype of nonfunctional pancreatic endocrine tumors: identification of two molecular subgroups with clinical implications[J]. Cancer Res, 2001, 61(1):285-292 .

Rindi G, Klöppel G, Alhman H, et al.TNM staging of foregut(neuro)endocrine tumors: a consensus proposa l including a grading system[J].Virchows Arch, 449(4):395-401.

Rindi G, Klöppel G, Couvelard A, et al.TNM staging of midgut and hindgut(neuro)endocrine tumors: a con sensus proposal including a grading system[J].Virchows Arch,2007,451(4):757-762 .

Rindi G,Falconi M, Klersy C,et al.TNM staging of neoplasms of the endocrine pancreas: results from a large international cohort study[J].J Natl Cancer Inst,2012,104(10):764-777.

Sadowski SM, Neychev V,Millo C,et al.Prospective Study of 68Ga-DOTATATE Positron Emission Tomography/Computed Tomography for Detecting Gastro-Entero-Pancreatic Neuroendocrine Tumors and Unknown Primary Sites[J]. J Clin Oncol, 2016, 34(6):588-596 .

Scarpa A,Mantovani W,Capelli P,et al.Pancreatic endocrine tumors: improved TNM staging and histopathological grading permit a clinically efficient prognostic stratification of patients[J]. Mod Pathol, 2010, 23(6):824-833.

Scholzen T, Gerdes J.The Ki-67 protein: from the known and the unknown[J]. J Cell Physiol,2000,182(3):311-322.

Schreiter NF,Brenner W,Nogami M, et al.Cost comparison of 111In-DTPA-octreotide scintigraphy and 68Ga-DOTATOC PET/CT for staging enteropancreatic neuroendocrine tumours[J]. Eur J

Nucl Med MolImaging, 2012, 39(1):72-82 .

Ta-Chiang L, Nicholas H, William H, et al.Comparison of WHO Classifications(2004, 2010), the Hochwald grading system, and AJCC and ENETS staging systems in predicting prognosis in locoregional well-differentiated pancreatic neuroendocrine tumors[J].Am J Surg Pathol, 2013, 37(6):853-859.

Templeton AJ, McNamara MG,Šeruga B,et al.Prognostic role of neutrophil-to-lymphocyte ratio in solid tumors: a systematic review and meta-analysis[J]. J Natl Cancer Inst, 2014, 106(6):dju124.

Turner GB,Johnston BT, McCance DR,et al.Circulating markers of prognosis and response to treatment in patients with midgut carcinoid tumours[J]. Gut, 2006, 55(11):1586-1591.

Velikyan I,Sundin A,Sörensen J, et al.Quantitative and qualitative intrapatient comparison of 68Ga-DOTATOC and 68Ga-DOTATATE: net uptake rate for accurate quantification[J]. J Nucl Med, 2014, 55(2):204-210.

Vincenzo C, Irene D, Maria S, et al.MEN1 in pancreatic endocrine tumors: analysis of gene and protein status in 169 sporadic neoplasms reveals alterations in the vast majority of cases[J]. Endocr Relat Cancer, 2010, 17(3):771-783.

Wang H, Unternaehrer JJ.Epithelial-mesenchymal Transition and Cancer Stem Cells: At the Crossroads of Differentiation and Dedifferentiation[J]. Dev Dyn, 2019, 248(1):10-20.

Wei Y, Jiang YZ, Qian WH.Prognostic role of NLR in urinary cancers: a meta-analysis[J].PLoS One, 2014, 9(3):e92079.

Yuchen J, Chanjuan S, Barish HE, et al.DAXX/ATRX, MEN1, and mTOR pathway genes are frequently altered in pancreatic neuroendocrine tumors[J]. Science, 2011, 331(6021):1199-1203.

第 12 章

胃肠胰腺神经内分泌肿瘤的展望

神经内分泌肿瘤是起源于弥散性神经内分泌系统中具备胺前体摄取与脱羧基功能的一类神经内分泌细胞，其为一组高度异质性的肿瘤，具有缓慢生长、惰性、低度恶性、显著恶性、高侵袭性和转移性等一系列生物学行为。1907 年，Obern Dorfer 首次将于胰腺处形成的一类肿瘤界定成类癌，特别指明其区别于癌，并且具有良性属性。目前对胃肠道（不包括胰腺）神经内分泌肿瘤的治疗包括手术、药物治疗、局部消融措施、PRRT，在某些情况下还包括外照射。手术切除既是早期神经内分泌肿瘤患者的一种治疗方法，也是疾病的一线治疗方法。局限性 G1 和 G2 级神经内分泌肿瘤最主要的治疗方式是根治性手术治疗。远处转移并不是神经内分泌肿瘤手术治疗的绝对禁忌证。在选择治疗手段时应综合考虑以下因素：肿瘤病理分级、功能状态、远处转移部位、肝转移类型、肿瘤原发灶及转移灶的可切除性等。对于仅伴有肝转移的 G1、G2 级胃肠 NEN，手术切除原发灶和转移灶或能使患者生存获益。晚期 NEC 是行积极手术治疗的禁忌证，但是功能性 NEN 会分泌多种激素并导致相应的综合征出现，此时可行姑息性减瘤手术，其可降低肿瘤负荷，减少激素分泌。

胃肠胰腺神经内分泌肿瘤（GEP-NEN）相对少见，但因其独特的生物学行为和临床表现，诊断与治疗颇具挑战。随着对该肿瘤研究深入，其诊治理念和技术不断更新。GEP-NEN 起源于神经内分泌细胞，这些细胞分布于胃肠道和胰腺，具有摄取胺前体、脱羧产生生物活性胺或肽类激素的能力。肿瘤细胞形态多样，典型者呈巢状、小梁状排列，免疫组化标志物如嗜铬粒蛋白 A（CgA）、突触素（Syn）常用于诊断。目前多采用 2017 年版 WHO 分级标准，依据核分裂象计数和 Ki-67 增殖指数分为 G1（低级别）、G2（中级别）、G3（高级别）。G1 级：核分裂象 < 2 个 /10 高倍视野（HPF）且 Ki-67 指数 ≤ 2%；G2 级：核分裂象 2 ～ 20 个 /10HPF 或 Ki-67 指数 3% ～ 20%；G3 级：核分裂象 > 20 个 /10HPF 或 Ki-67 指数 > 20%。分级与肿瘤预后密切相关。常用分期系统有美国癌症联合委员会（AJCC）TNM 分期等。T 代表原发肿瘤大小和浸润深度，

N 指区域淋巴结转移情况，M 表示远处转移。如胰腺 NEN，T1 期肿瘤直径≤2cm 且局限于胰腺实质内，T4 期肿瘤侵犯邻近大血管；N0 表示无区域淋巴结转移，N1 表示有区域淋巴结转移；M0 无远处转移，M1 有远处转移。准确分期有助于选择合适治疗方案。GEP-NEN 症状多样且无特异性。功能性肿瘤因分泌激素引发相关症状，如胰岛素瘤导致低血糖发作，胃泌素瘤引起难治性消化性溃疡和腹泻。无功能性肿瘤早期常无症状，随肿瘤增大，可出现腹痛、腹胀、腹部肿块、消化道出血等。CgA 是常用血清学标志物，敏感度较高，但特异度欠佳，肾功能不全、胃酸缺乏等可致其升高。其他标志物如神经元特异性烯醇化酶（NSE）、胰多肽等，在特定类型 GEP-NEN 中也有一定诊断价值。影像学检查包括：①超声内镜（EUS），对胃肠道壁内肿瘤及胰腺小肿瘤诊断价值高，可清晰显示肿瘤大小、边界、回声特点及与周围组织关系，还能引导细针穿刺活检获取病理诊断。② CT 和 MRI，有助于评估肿瘤大小、部位、形态、与周围器官关系及有无转移。增强 CT 或 MRI 可显示肿瘤强化特征，对判断肿瘤性质和分期意义重大。③生长抑素受体显像（SRS），多数 GEP-NEN 表达生长抑素受体，SRS 利用放射性核素标记的生长抑素类似物，与肿瘤细胞表面受体结合，进行肿瘤定位和分期，尤其对发现隐匿性转移灶有优势。获取肿瘤组织进行病理检查是确诊金标准。可通过内镜活检、手术切除标本或影像引导下穿刺活检获取组织。结合组织形态学、免疫组化结果明确肿瘤类型、分级等，为治疗提供关键依据。内镜治疗适用于早期、局限于黏膜层或黏膜下层的胃肠道 NEN。内镜黏膜下切除术（EMR）用于切除直径 < 2cm 的病变；内镜黏膜下剥离术（ESD）可完整切除较大、累及范围广的病变，实现治愈性切除，且创伤小、恢复快。但需严格把握适应证，术后密切随访。药物治疗包括生长抑素类似物（SSA），主要用于不能手术切除、存在功能性症状或 Ki-67 指数≤ 10% 的患者。通过与生长抑素受体结合，抑制肿瘤细胞增殖和激素分泌，控制症状，延缓疾病进展。奥曲肽、兰瑞肽是常用药物，长效制剂可减少给药频率。对于进展期 GEP-NEN，靶向药物依维莫司和舒尼替尼显示出良好疗效。依维莫司是 mTOR 抑制剂，抑制细胞生长、增殖和血管生成；舒尼替尼为多靶点酪氨酸激酶抑制剂，阻断肿瘤血管生成和细胞增殖信号通路。化疗适用于 G3 级或对 SSA 及靶向治疗耐药的患者。常用方案有替莫唑胺联合卡培他滨等，对部分患者可缩小肿瘤体积，改善症状，但化疗不良反应相对较大。神经内分泌肿瘤是一种低级别、通常无功能的恶性肿瘤，其特点是患者的生存时间长，预后取决于分级和分期。尽管以低度恶性为主，但管状胃肠道的肿瘤，尤其是肠道的肿瘤，在诊断时一般分期偏晚。这一证据与在大多数身体系统的癌症中一贯观察到的高级别和（或）高阶段规则相矛盾，

并标志着消化系统肿瘤的实质生物学单一性。尽管神经内分泌肿瘤的发病率和流行率似乎在增加，但通过适当的手术和（或）药物干预是有可能延长生存期的。手术切除原发恶性肿瘤和（或）局部淋巴结是目前唯一可能的治疗方法，如果可行，通常是神经内分泌肿瘤患者的首选治疗方案。依维莫司和舒尼替尼是分子靶向治疗的二线药物，可用于局部晚期、不可切除或生长抑素类似物失效后的转移性疾病。依维莫司和替西莫司是 mTOR 抑制剂（雷帕霉素抑制剂的哺乳动物靶点）。而舒尼替尼是一种双重 VEGF/PDGF 受体抑制剂，属于多靶点酪氨酸激酶抑制剂。依维莫司或舒尼替尼可作为 SSTR 表达降低的晚期胰腺 G1/G2 级神经内分泌肿瘤患者的一线药物，或作为生长抑素受体（SSTR）表达正常的患者的二线药物。目前指南推荐依维莫司可用于胃肠胰神经内分泌肿瘤，而舒尼替尼只用于胰腺神经内分泌肿瘤中。生长抑素类似物奥曲肽已成为缓解类癌综合征症状的主要治疗药物，并可能缓解与激素高分泌相关的一些不良心脏变化。PROMID 研究的结果还表明，奥曲肽除了对新诊断的、功能活跃或不活跃、分化良好的转移性胃肠道神经内分泌患者的症状控制外，还可能具有抗肿瘤作用。

新的靶向生物制剂，如已被美国食品药品监督管理局批准的埃维洛莫斯和舒尼替尼，已经显示出改善了神经内分泌肿瘤患者的疾病进展时间，评估伊波利莫斯和奥曲肽的组合的结果表明，对于晚期转移性低到中等级别神经内分泌肿瘤的患者有益。这些管理神经内分泌肿瘤的新治疗方案为在未来几年进一步改善患者的生存结果提供了潜力。在过去的 20 年里，胃肠道神经内分泌肿瘤的领域已经扩大，不仅在发病率增加方面，在生物学和临床多样性方面也进行了研究。个性化管理和治疗的需求是临床科学家研究神经内分泌疾病最具挑战性和迫切性的任务。鉴于个性化医疗的当前重要性，这些挑战尤其突出，即根据个别患者的具体特征量身定做医疗治疗，目前已广泛扩展到涵盖癌症的所有分子特征，以便为诊断、治疗、治疗反应和预后提供信息。

除此之外还可进行放射治疗。传统放疗受限于周围正常组织耐受性，应用受限。近年精准放疗技术如立体定向放射治疗（SRT）和调强放射治疗（IMRT）发展，为 GEP-NEN 治疗带来新机遇。SRT 可给予肿瘤高剂量照射，局部控制率较高，适用于寡转移灶；IMRT 能更好地保护周围正常组织，降低放疗相关不良反应。放射性核素治疗是使用放射性核素进行精准靶向治疗，在使用生长抑素类似物和（或）干扰素治疗后，肿瘤继续生长的患者通常需要额外的治疗，可能包括化疗。全身放射性核素肽受体介导治疗（PRRT）是一种可选择的方案，适用于有症状的不可切除转移瘤患者，在诊断成像期间有证据表明肿瘤部位都摄取了 ^{123}I-MIBG 或 ^{111}In- 奥曲肽，尽管神经内分泌肿瘤对外照射的反应有限，但 PRRT 的引入已经显示出对不能切除的生长抑素受体阳性的神经内分泌肿瘤患者的潜在益处。GI-NEN 细胞通常高表达生长抑素受体（SSTR），尤其是 SSTR2。放射性核素治疗正是利用这一特性，将放射性核素与生长抑素类似物相结合，形成放射性配体。这些放射性配体能够特异性地与肿瘤细胞表面的 SSTR 结合，通过内化作用进入细胞内，随后放射性核素释放出 β 粒子或 α 粒子，对肿瘤细胞进行近距离辐射，导致 DNA 双链断裂，进而诱导肿瘤细胞凋亡或抑制其增殖。β 粒子具有中等射程（数毫米），可对周围肿瘤细胞产生杀伤作用，同时相对减少对周围正常组织的损伤；α 粒子则具有高能量、短射程（数微米）的特点，能更精准地破坏肿瘤细胞，尤其适用于对 β 粒子治疗反应不佳或肿瘤细胞分布较为局限的情况。镥 -177 标记的奥曲肽（^{177}Lu-DOTATATE）是目前临床上应用最为广泛的放射性核素治疗药物之一。多项临床试验证实了其在治疗 GI-NEN 方面的有效性。在 NETTER-1 试验中，与长效奥曲肽相比，^{177}Lu-DOTATATE 显著延长了患者的无进展生存期（PFS），中位 PFS 分别为 28 个月和 11 个月，疾病进展或死亡风险降低了 79%。同时，部分患者的肿瘤体积明显缩小，症状得到缓解。此外，该药物安全性较好，常见的不良反应主要包括血液学毒性（如血小板减少、贫血）、肾脏毒性，但大多为轻至中度，通过适当的支持治疗可以得到控制。钇 -90 标记的奥曲肽（^{90}Y-DOTATOC）也是一种基于生长抑素受体靶向的放射性核素药物。其发射的 β 粒子能量较高，在肿瘤组织内具有相对较长的射程，能够对较大体积的肿瘤或肿瘤细胞分布较为弥散的病灶产生较好的杀伤效果。早期研究显示，^{90}Y-DOTATOC 治疗可使部分 GI-NEN 患者的肿瘤得到控制，症状改善。然而，与 ^{177}Lu-DOTATATE 相比，^{90}Y-DOTATOC 的肾脏毒性相对较高，这在一定程度上限制了其临床应用。目前，^{90}Y-DOTATOC 更多地应用于特定患者群体，如对 ^{177}Lu-DOTATATE 治疗耐药或不适合使用 ^{177}Lu-DOTATATE 的患者。

　　放射性核素治疗能够为 GI-NEN 患者带来显著的生存获益。NETTER-1 试验展示了 ^{177}Lu-DOTATATE 治疗对患者无进展生存期的显著延长。长期随访数据还显示，接受放射性核素治疗的患者总体生存期（OS）也有所提高。对于一些无法手术切除或转移性 GI-NEN 患者，放射性核素治疗作为一种有效的姑息治疗手段，在控制肿瘤进展的同时，还能改善患者的生活质量，延长患者的生存时间。对于功能性 GI-NEN 患者，放射性核素治疗不仅能够控制肿瘤生长，还能有效缓解因激素分泌过多导致的相关症状。例如，对于分泌 5- 羟色胺的类癌患者，治疗后腹泻、潮红等症状可得到明显改善；对于胃泌素瘤患者，胃酸分泌过多引起的消化性溃疡、腹痛等症状也能得到缓解。这主要是由于放射性核素治疗在破坏肿瘤细胞的同时，抑制了激素的合成和分泌。肿瘤细胞表面

SSTR 的表达水平是影响放射性核素治疗效果的关键因素之一。高表达 SSTR 的肿瘤对放射性配体具有更高的亲和力和摄取能力，从而能够摄取更多的放射性核素，增强治疗效果。通过 SRS 或免疫组化等方法检测肿瘤的 SSTR 表达水平，有助于筛选出更适合接受放射性核素治疗的患者，并预测治疗效果。一般来说，SSTR 高表达（如 SSTR2 阳性率高）的患者可能从治疗中获得更好的疗效。患者的个体差异，如年龄、身体状况、基础疾病等，也会对放射性核素治疗效果产生影响。一般来说，年轻、身体状况较好、无严重基础疾病的患者对治疗的耐受性相对较高，能够更好地接受足剂量的治疗，从而可能获得更好的治疗效果。而老年患者或合并多种基础疾病的患者，可能由于身体耐受性较差，在治疗过程中需要调整治疗剂量或采取更积极的支持治疗措施，这在一定程度上可能影响治疗效果。为了进一步提高放射性核素治疗的效果，联合治疗策略逐渐成为研究热点。与生长抑素类似物联合，不仅能够通过与 SSTR 结合抑制肿瘤细胞的生长和激素分泌，还能通过调节肿瘤微环境，增加肿瘤细胞对放射性核素的摄取。临床研究表明，放射性核素治疗联合 SSA 治疗 GI-NEN，可进一步延长患者的无进展生存期，提高疾病控制率，且安全性良好。这种联合治疗模式可能通过协同作用，从不同层面抑制肿瘤细胞的增殖和生长，为患者带来更好的治疗效果。与靶向药物联合可以通过抑制肿瘤细胞的信号传导通路或血管生成，发挥抗肿瘤作用。将放射性核素治疗与靶向药物联合应用，有可能产生协同效应。例如，依维莫司可以抑制 mTOR 信号通路，增强肿瘤细胞对辐射的敏感度；舒尼替尼则通过抑制肿瘤血管生成，使肿瘤组织内的血流分布改变，有利于放射性核素更好地到达肿瘤细胞。初步的临床研究显示，这种联合治疗方案在部分患者中取得了较好的疗效，但仍需要更多大规模、前瞻性的临床试验进一步验证。与化疗药物联合，理论上可以增强对肿瘤的杀伤效果。然而，由于化疗药物的不良反应相对较大，联合治疗可能会增加患者的毒副作用。因此，在选择化疗药物和制订联合治疗方案时，需要充分考虑患者的耐受性和安全性。目前，一些研究正在探索低剂量化疗药物与放射性核素治疗联合的可行性和疗效，以期在提高治疗效果的同时，尽量减少不良反应。未来发展方向包括：①新型放射性核素与配体研发，是提高放射性核素治疗效果的重要方向。例如，新型 α 粒子放射性核素如镭-223、锕-225 等，具有更高的能量和更短的射程，能够更精准地杀伤肿瘤细胞，同时减少对周围正常组织的损伤。②设计具有更高肿瘤特异性和亲和力的配体，有望进一步提高放射性核素在肿瘤组织中的摄取和滞留，增强治疗效果。③基于患者的基因特征、肿瘤分子标志物等多组学信息，制订更加精准的个性化治疗策略是未来的发展趋势。通过对患者肿瘤组织进行基因测序、蛋白质组学分析等，深入了解肿瘤的生物学特性，筛选出最适合每个患者的放射性核素治疗方案，包括选择最佳的放射性核素药物、确定合适的治疗剂量和疗程等。此外，利用先进的影像学技术，如 PET-CT 融合显像，实时监测肿瘤对放射性核素的摄取和分布情况，动态调整治疗方案，以实现真正意义上的个性化治疗。目前，放射性核素治疗主要应用于中晚期、无法手术切除或转移性的 GI-NEN 患者。未来，有望通过进一步研究，拓展其治疗适应证，例如将其应用于早期 GI-NEN 患者的辅助治疗，或与其他治疗手段联合用于术前新辅助治疗，以提高手术切除率和患者的长期生存率。此外，探索放射性核素治疗在不同亚型 GI-NEN（如不同分级、不同功能状态）中的应用，也将为更多患者带来治疗机会。放射性核素治疗作为胃肠道神经内分泌肿瘤综合治疗的重要组成部分，具有独特的作用机制和较好的治疗效果，为无法手术切除或转移性 GI-NEN 患者提供了一种有效的治疗选择。尽管目前在治疗过程中还存在一些不良反应和需要进一步优化的方面，但随着新型放射性核素与配体的研发、联合治疗策略的不断探索及个性化治疗理念的深入发展，放射性核素治疗有望在 GI-NEN 的治疗中发挥更为重要的作用，为患者带来更好的预后和生活质量。

手术治疗也是根治 GEP-NEN 的主要方法。对于局限性肿瘤，完整切除肿瘤及周围可能受累组织可获较好预后。胰腺 NEN，根据肿瘤大小、部位、分期等选择胰十二指肠切除术、胰体尾切除术等；胃肠道 NEN，行局部切除或根治性切除。对于伴有肝转移的患者，若原发灶和转移灶可切除，应积极手术，改善生存。传统开腹手术包括：①局部切除术，适用于肿瘤较小、位置适宜、未侵犯周围重要结构的 GI-NEN。如位于胃肠道壁的较小肿瘤，可直接切除肿瘤及周围部分正常组织，保留胃肠道的完整性和功能。该术式创伤相对较小，术后恢复较快，能较好地维持患者的消化功能。②根治性切除术，对于肿瘤较大、侵犯肌层或周围组织，或存在区域淋巴结转移风险的患者，常采用根治性切除术。手术需切除肿瘤原发灶、区域淋巴结及可能受侵犯的周围组织器官。如胃癌根治术、结直肠癌根治术等，通过彻底清除肿瘤组织，降低复发风险，提高患者生存率。近年来，腹腔镜技术在 GI-NEN 手术治疗中应用逐渐增多。其具有创伤小、术后疼痛轻、恢复快、住院时间短等优点。对于符合适应证的患者，腹腔镜下局部切除或根治性切除与开腹手术疗效相当。尤其对于早期肿瘤，腹腔镜手术能在保证根治效果的同时，显著改善患者术后生活质量。但腹腔镜手术操作空间有限，对术者技术要求高，在处理复杂病例或与周围组织紧密粘连的肿瘤时，可能存在一定局限性。对于直径较小（一般 < 2cm）、局限于黏膜层或黏膜下层、无淋巴结转移迹象的早期 GI-NEN，内镜下手术或局部切除术是主要治疗手段。准确的术前评估至关重要，需结合内镜检查、超声内镜（EUS）、影像学检查等，判断肿瘤大小、位置、浸润深度及与周围组织关系，以确定合

适的手术方式。当肿瘤侵犯肌层、浆膜层或出现区域淋巴结转移时，根治性切除术是主要选择。若患者身体状况允许，应尽可能切除原发肿瘤及转移淋巴结，以提高患者生存率。对于部分局部进展期肿瘤，术前新辅助治疗（如化疗、靶向治疗）可能使肿瘤降期，增加手术切除机会。对于同时性或异时性肝转移的 GI-NEN 患者，若原发灶和转移灶可切除，应积极进行手术治疗。肝转移灶的切除方式包括肝部分切除术、肝段切除术等，根据转移灶数量、大小及位置而定。手术联合其他辅助治疗，可改善患者预后。对于寡转移患者（如转移灶数量≤ 3 个），手术切除转移灶可能带来生存获益。早期 GI-NEN 患者接受内镜下手术或局部切除术后，5 年生存率较高，可达 80% ～ 90% 或以上。这主要得益于早期肿瘤未侵犯深层组织和淋巴结，手术能够完整切除肿瘤，实现根治目的。但术后仍需密切随访，监测肿瘤复发情况。进展期 GI-NEN 患者行根治性切除术后，5 年生存率有所降低，为 40% ～ 60%。影响疗效的因素包括肿瘤分期、分级、淋巴结转移情况及手术切缘是否阴性等。术后辅助治疗（如化疗、放疗、靶向治疗）对改善患者预后具有重要作用，可降低复发风险，延长生存期。对于转移性 GI-NEN 患者，手术切除原发灶和转移灶可改善生存。研究表明，肝转移灶完全切除的患者，5 年生存率可达 30% ～ 50%。但由于转移性患者病情复杂，术后复发风险较高，常需联合多种辅助治疗手段，以提高治疗效果。内镜下手术常见并发症包括出血、穿孔等。出血多因术中损伤血管或术后创面渗血所致，小量出血可通过内镜下止血治疗，如喷洒止血药物、电凝止血等；大量出血则可能需要外科手术干预。穿孔是较为严重的并发症，一旦发生，需及时手术修补，同时给予抗感染等治疗。传统开腹手术和腹腔镜手术常见并发症包括切口感染、吻合口漏、肠梗阻等。切口感染与手术切口大小、手术时间、患者自身状况等因素有关，通过严格的无菌操作、合理使用抗生素等措施可降低发病率。吻合口漏多发生于胃肠道重建术后，与吻合技术、局部血供、患者营养状况等有关，严重时可导致腹腔感染、败血症等，需再次手术治疗。肠梗阻可由术后肠粘连、吻合口狭窄等原因引起，保守治疗无效时可能需要手术解除梗阻。肿瘤的大小、部位、分期、分级及病理类型等对手术疗效影响显著。肿瘤直径越大、分期越晚、分级越高，手术根治难度越大，预后越差。例如，位于胃肠道特殊部位（如贲门、幽门等）的肿瘤，手术操作难度大，且易影响胃肠道功能。神经内分泌癌等恶性程度较高的病理类型，术后复发转移风险也较高。患者的年龄、身体状况、基础疾病等影响手术耐受性和预后。老年患者或合并心、肺、肝、肾等重要脏器功能障碍的患者，手术风险增加，术后恢复慢，且可能无法耐受术后辅助治疗，从而影响治疗效果。患者的营养状况也很关键，营养不良会削弱机体免疫力，影响伤口愈合和术后康复。

　　手术方式的选择、手术切缘情况及淋巴结清扫范围等与手术疗效密切相关。合适的手术方式可保证肿瘤完整切除，减少复发风险。手术切缘阳性是术后复发的重要危险因素，因此术中应确保足够的切缘距离。规范的淋巴结清扫有助于准确分期和降低局部复发风险，提高患者生存率。

　　随着影像学技术（如高分辨率 CT、MRI、PET-CT 等）和内镜技术的不断发展，术前对 GI-NEN 的评估将更加精准，有助于制订更个体化的手术方案。例如，通过多模态影像学融合技术，可更清晰地显示肿瘤与周围组织的关系，为手术入路和切除范围提供更准确的指导。同时，术中实时导航技术和荧光显像技术的应用，可提高手术的精准性，减少对正常组织的损伤。GI-NEN 的治疗已进入多学科综合治疗时代。手术与化疗、放疗、靶向治疗、免疫治疗等多种治疗手段的联合应用将更加优化。术前新辅助治疗可使肿瘤降期，提高手术切除率；术后辅助治疗可清除残留肿瘤细胞，降低复发风险。多学科团队（MDT）的协作将更加紧密，共同为患者制订最佳治疗方案，进一步提高手术疗效和患者生存率。微创理念在 GI-NEN 手术治疗中将进一步深化。除传统腹腔镜手术外，机器人手术系统凭借其操作精准、灵活等优势，在 GI-NEN 手术中的应用有望增加。机器人手术可在狭小空间内完成复杂操作，尤其适用于解剖结构复杂部位的肿瘤切除。此外，单孔腹腔镜手术、经自然腔道内镜手术（NOTES）等新兴微创技术也在不断探索和发展，有望为患者带来更小的创伤和更好的康复效果。

　　外科手术在胃肠道神经内分泌肿瘤的治疗中占据重要地位，不同手术方式适用于不同阶段的肿瘤患者。准确把握手术适应证、选择合适的手术方式、降低手术并发症，以及与其他治疗手段合理联合应用，是提高手术疗效和改善患者预后的关键。随着技术的不断进步和多学科综合治疗模式的完善，GI-NEN 的外科手术治疗将更加精准、微创，为患者带来更好的生存获益和生活质量。

　　介入治疗包括：①肝动脉栓塞术（TAE）和经导管动脉栓塞化疗（TACE），适用于肝转移灶无法手术切除的患者。HAE 通过阻塞肝动脉减少肿瘤血供，使肿瘤缺血坏死；TACE 在栓塞基础上注入化疗药物，增强抗肿瘤效果，可有效控制肝转移灶生长，缓解症状。②射频消融术（RFA）和微波消融术（MWA），对较小肝转移灶，在影像引导下将消融针插入肿瘤内，通过热效应使肿瘤组织凝固坏死。具有创伤小、恢复快等优点，可作为手术切除或其他局部治疗的补充。TAE 的原理是通过导管将栓塞材料注入肿瘤供血动脉，阻断肿瘤的血液供应，使肿瘤组织缺血坏死。常用的栓塞材料包括明胶海绵、聚乙烯醇颗粒、弹簧圈等。对于富血供的胃肠道神经内分泌肿瘤，TAE 可有效减少肿瘤血供，控制肿瘤生长，缓解症状。例如，在肝转移瘤的治疗中，TAE 可作为一种姑息治疗手段，改善患者的生活质量和延长生存期。多项研究表明，TAE 治疗后肿瘤体积可缩小，部分患者的激素相关症状如类癌综合征等也能得到缓解。介入治疗可能导致栓塞后综合征，如发热、腹痛、恶心、呕吐等，一般为自限性，但严重时可能影响患者生活质量。此外，多次 TAE 可能导致肝功能损害，对于肝功能较差的患者需谨慎使用。经导管动脉栓塞化疗（TACE）的原理是在 TAE 的基础上，将化疗药物与栓塞材料混合后注入肿瘤供血动脉，一方面通过栓塞阻断肿瘤血供，另一方面使肿瘤局部化疗药物浓度升高，发挥化疗作用，增强对肿瘤细胞的杀伤效果。常用的化疗药物有奥沙利铂、伊立替康、5-氟尿嘧啶等。TACE 在胃肠道神经内分泌肿瘤肝转移的治疗中应用较为广泛。研究显示，对于不可切除的肝转移瘤，TACE 可显著提高患者的客观缓解率，部分患者的肿瘤标志物水平下降，生存期延长。例如，一项多中心回顾性研究表明，接受 TACE 治疗的胃肠道神经内分泌肿瘤肝转移患者，中位无进展生存期可达数月至 1 年以上。其并发症除了栓塞后综合征外，还可能出现化疗相关的不良反应，如骨髓抑制、胃肠道反应等。长期多次 TACE 治疗可能对肝脏造成不可逆的损伤，影响肝功能储备。射频消融术（RFA）的原理是通过射频电流产生的热量使肿瘤组织发生凝固性坏死。一般在超声或 CT 引导下将射频电极针经皮穿刺插入肿瘤组织内，通过电极针尖端发出的射频电流使周围组织离子振荡产热，局部温度可达 60 ~ 100℃，导致肿瘤细胞蛋白质变性、细胞膜崩解，从而达到杀死肿瘤细胞的目的。适用于直径较小（一般≤ 5cm）的孤立性肿瘤或数量较少的转移瘤。对于无法手术切除的胃肠道神经内分泌肿瘤肝转移灶，RFA 可作为一种有效的局部治疗手段。多项临床研究证实，RFA 治疗后肿瘤局部控制率较高，部分患者可获得长期生存。例如，对于直径≤ 3cm 的肝转移瘤，RFA 治疗后的局部复发率相对较低。并发症包括出血、感染、肝功能损害、邻近器官损伤等，但总体发病率相对较低。对于靠近大血管、胆管或重要脏器的肿瘤，RFA 治疗可能存在一定风险，需谨慎操作。微波消融术（MWA）的原理：利用微波的热效应使肿瘤组织凝固坏死。微波是一种高频电磁波，可使肿瘤组织内的水分子振动摩擦产热，导致肿瘤细胞死亡。与 RFA 相比，MWA 升温速度更快，热场分布更均匀，消融范围更大。在胃肠道神经内分泌肿瘤的局部治疗中也逐渐得到应用，尤其适用于较大体积的肿瘤。临床研究显示，对于一些不适合手术切除的肝转移瘤，MWA 治疗后肿瘤控制效果良好，可改善患者的生存状况。例如，对于直径＞ 3cm 的肝转移瘤，MWA 可能比 RFA 更具优势，能更有效地覆盖肿瘤组织。其并发症与 RFA 类似，可能出现出血、感染等并发症，但随着技术的不断成熟，发病率逐渐降低。同时，MWA 对周围组织的热损伤相对较小，有利于保护邻近重要器官。

介入治疗后，通过影像学检查（如 CT、MRI 等）测量肿瘤大小是评估疗效的重要指标之一。大部分介入治疗方法（如 TAE、TACE、RFA、MWA）可使肿瘤体积缩小，部分患者可达部分缓解（PR）或疾病稳定（SD）。例如，在 TACE 治疗后，一般在 1～3 个月复查影像学，可观察到肿瘤坏死区域扩大，强化程度降低，对于一些分泌特定肿瘤标志物的胃肠道神经内分泌肿瘤，如嗜铬粒蛋白 A（CgA）、神经元特异性烯醇化酶（NSE）等，治疗后肿瘤标志物水平的下降可反映治疗效果。若治疗有效，肿瘤标志物水平通常会逐渐降低，提示肿瘤细胞活性受到抑制。对于有激素相关症状（如类癌综合征）的患者，介入治疗后症状的改善也是疗效评估的重要方面。例如，TAE 或 TACE 治疗后，部分患者的面部潮红、腹泻等症状可得到缓解，提高患者的生活质量。多项研究表明，合理应用介入治疗可延长胃肠道神经内分泌肿瘤患者的生存期，尤其是对于无法手术切除的患者。不同介入治疗方法的生存获益有所差异，联合治疗（如 TACE 联合靶向治疗等）可能进一步提高患者的生存期。例如，一些回顾性研究显示，接受综合介入治疗的肝转移患者，中位总生存期较单纯支持治疗有显著延长。

介入治疗在胃肠道神经内分泌肿瘤的治疗中具有重要地位，为无法手术切除或术后复发转移的患者提供了有效的治疗手段。不同的介入治疗方法各有优缺点，临床应根据患者的具体情况（如肿瘤部位、大小、数量、血供情况、肝功能等）选择合适的治疗方法，也可采用多种介入方法联合或与其他治疗手段（如药物治疗）相结合的综合治疗策略，以提高治疗效果，改善患者的生存质量和延长生存期。未来，随着介入技术的不断创新和发展，以及对胃肠道神经内分泌肿瘤生物学特性的深入了解，介入治疗有望在 GI-NEN 的治疗中发挥更大的作用。

GEP-NEN 的诊治取得显著进展，病理、分级、分期系统不断完善，为精准诊断和治疗奠定基础。诊断方法多样化，提高早期诊断率。治疗手段从单一走向综合，多种治疗方式有机结合，显著改善患者预后。未来，需进一步深入研究肿瘤生物学行为，探索新的治疗靶点和药物，优化综合治疗方案，提高 GEP-NEN 整体诊治水平。

胃肠道神经内分泌肿瘤的治疗药物包括：①生长抑素类似物，醋酸兰瑞肽缓释注射液于 2024 年 3 月 29 日在中国获批用于不可切除、高分化或中分化、局部晚期或转移性胃肠胰腺神经内分泌肿瘤的成年患者，可显著延长患者的无进展生存期达 38.5 个月，疾病复发风险降低 53%。②靶向药物，放射性核素肽受体介导治疗。镥氧奥曲肽 -177（lutathera）是一种放射性标记的生长抑素类似物，在 Netter-1 试验中，采用 lutathera 治疗的患者 20 个月无进展生存率为

65.2%，对照组仅为 10.8%；总缓解率为 18%，对照组仅为 3%。此外，全球创新放射性核素偶联药物 ITM-11 已获得美国食品药品监督管理局和欧洲药品管理局的孤儿药资格，正在进行Ⅲ期临床研究。除此之外还包括多靶点酪氨酸激酶抑制剂，索凡替尼在国内的临床应用中，对胰腺神经内分泌肿瘤及胰腺外的胃肠道神经内分泌肿瘤等都有较好的疗效，常见不良反应有高血压、腹泻、蛋白尿等。③化疗药物，对于 G3 级或对 SSA 及靶向治疗耐药的患者，替莫唑胺联合卡培他滨等方案对部分患者可缩小肿瘤体积，改善症状，但化疗不良反应相对较大。此外，CAPOX 方案联合贝伐单抗治疗晚期神经内分泌肿瘤，在临床实验中也取得了良好的疗效。④免疫治疗药物，PD-1/PD-L1 和 CTLA4 等单抗免疫治疗药物通过激活患者自身的免疫系统来攻击癌细胞，为神经内分泌肿瘤的治疗提供了新的选择，但目前仍处于研究阶段，尚未广泛应用于临床。目前主要的用药方式：使用 SSA 和干扰素 α 的生物疗法是皮下或肌内给药，而新的靶向药物，包括伊维莫司和舒尼替尼，则是口服给药。许多临床试验目前正在进行中，正在招募 1 级或 2 级 NEN。更多的研究已经完成，但最终结果还有待完整地公布。值得注意的是，还有正在进行的随机、对照、前瞻性试验，例如，在美国 304 个研究地点进行的安慰剂控制的Ⅲ期试验，该试验正在评估卡波赞替尼在 395 名使用伊维莫司治疗无效后出现进展的患者中的抗肿瘤增殖作用。在化疗方面，广泛使用口服替莫唑胺和卡培他滨等药物，或使用以铂为基础的药物和（或）抗体的经典静脉输注方案。如上一章所述，放射性配体和放射性核素正在紧锣密鼓地开发中。而免疫治疗时代的背景下，在神经内分泌肿瘤细胞 142 中选择性复制的肿瘤性腺病毒 AdVince 正在进行治疗 NELMS 的 1/2 期 RadNet 试验（NCT02749331）。检查点抑制剂已被开发为一种免疫治疗策略，用于重新激活 T 细胞对肿瘤细胞的反应。CTLA-4 抑制剂（ipilimumab, temlimumab），PD-1 受体抑制剂（nivolumab, pembrolizumab），以及 PD-L1 抑制剂（duvalumab, atezolizumab, avvelumab）是肿瘤学免疫治疗的既定靶点。GI-NEN 免疫微环境复杂，包含肿瘤细胞、免疫细胞（如 T 细胞、B 细胞、巨噬细胞、树突状细胞等）及细胞外基质等。肿瘤细胞可通过多种机制逃避免疫监视，如表达免疫检查点分子 [如程序性死亡受体 -1（PD-1）及其配体（PD-L1）] 抑制 T 细胞活性，分泌细胞因子改变免疫细胞功能等。同时，免疫微环境中免疫细胞浸润情况与患者预后相关，肿瘤浸润淋巴细胞（TIL）增多与较好预后相关。目前多项研究探索其在 GI-NEN 中的疗效。部分晚期 GI-NEN 患者使用 PD-1 抑制剂（如帕博利珠单抗、纳武利尤单抗）后，疾病得到一定控制。但总体而言，单药治疗有效率有限，可能与 GI-NEN 肿瘤突变负荷（TMB）较低、微卫星稳定性（MSS）等因素有关。有研究发现，高 TMB 或微卫星高度不稳定（MSI-H）

的 GI-NEN 患者对 PD-1 抑制剂反应更好。联合治疗策略成为研究热点，如与化疗、靶向治疗联合。KEYNOTE-158 研究中，帕博利珠单抗联合化疗对 MSI-H/dMMR（错配修复缺陷）的 GI-NEN 患者显示出较好疗效，客观缓解率有所提高。除 PD-1、PD-L1 以外，细胞毒性 T 淋巴细胞相关抗原 -4（CTLA-4）抑制剂也在胃肠道神经内分泌肿瘤中进行了相关的研究，伊匹木单抗是常用 CTLA-4 抑制剂，单独使用或与其他免疫治疗药物联合用于 GI-NEN 治疗。其作用机制是阻断 CTLA-4 信号，增强 T 细胞活化和增殖。不过，在 GI-NEN 中的研究相对较少，且不良反应较常见，如免疫相关性肠炎、内分泌功能紊乱等。肿瘤浸润淋巴细胞（TIL）治疗：从患者肿瘤组织中分离 TIL，体外扩增后回输到患者体内。在黑色素瘤等肿瘤中取得较好疗效，但在 GI-NEN 中应用处于探索阶段。GI-NEN 肿瘤微环境复杂，TIL 获取和扩增技术难度大，且 TIL 在肿瘤微环境中的存活和功能发挥受多种因素影响。嵌合抗原受体 T 细胞（CAR-T）治疗：针对特定肿瘤抗原设计 CAR-T 细胞。目前在血液系统肿瘤中疗效显著，但 GI-NEN 缺乏特异性高、肿瘤限制性抗原，使得 CAR-T 治疗靶点选择困难。研究尝试针对神经内分泌肿瘤相关抗原如 CgA 等开发 CAR-T 细胞，但面临肿瘤异质性、脱靶效应等挑战。多肽疫苗：选取与 GI-NEN 相关的抗原多肽，如某些肿瘤特异性抗原或过表达抗原的多肽片段，刺激机体产生免疫反应。然而，GI-NEN 抗原复杂性和异质性导致单一多肽疫苗难以激发全面有效的免疫应答，联合多种多肽或与免疫佐剂联用可能提高疗效，目前相关研究多处于临床前或早期临床试验阶段。树突状细胞（DC）疫苗：DC 是最强的抗原呈递细胞，将 DC 与肿瘤抗原在体外孵育，使其负载抗原后回输患者，激活 T 细胞免疫反应。在 GI-NEN 动物模型研究中显示出一定抗肿瘤效果，但临床转化过程中面临 DC 来源、抗原负载效率及个体化差异等问题。目前胃肠道神经内分泌肿瘤的免疫治疗仍面临比较多的困境，比如：①预测标志物缺乏，目前缺乏可靠标志物精准预测免疫治疗疗效，难以筛选最可能从免疫治疗中的获益患者，导致治疗盲目性和资源浪费。②肿瘤异质性，GI-NEN 在不同患者甚至同一患者不同肿瘤部位间存在高度异质性，免疫治疗反应差异大，制订统一有效治疗方案困难。③免疫相关不良反应，免疫治疗可引发多种免疫相关不良反应，如免疫性肺炎、肝炎、肾炎等，严重时危及生命，需密切监测和及时处理。目前仍需要进一步揭示 GI-NEN 免疫微环境调控机制，发现新免疫治疗靶点和生物标志物，为精准治疗提供依据。探索不同免疫治疗方式联合，以及免疫治疗与传统治疗（手术、化疗、靶向治疗）的最佳联合模式，提高疗效，降低不良反应。依据患者基因特征、免疫状态等制订个体化免疫治疗方案，克服肿瘤异质性问题，提升整体治疗效果。免疫治疗为 GI-NEN 治疗带来新曙光，虽取得一定进展，但仍面临诸多挑战。未来需深入研究免疫治疗机制，开发有效预测标志物，优化联合治疗方案，推动免疫治疗在 GI-NEN 治疗中广泛应用，改善患者预后。肿瘤学免疫治疗的新领域是否也可以治疗 NEN 仍有待研究。

胃肠道神经内分泌肿瘤的生物学行为多样，从惰性生长到高度侵袭性，准确评估预后对制订个性化治疗方案意义重大。肿瘤突变负荷（TMB）定义为肿瘤基因组中体细胞非同义突变的总数，已在黑色素瘤、肺癌等多种肿瘤中证实与免疫治疗疗效及预后相关。随着对 GI-NEN 分子生物学研究深入，TMB 在 GI-NEN 预后评估中的作用逐渐受到关注。TMB 检测主要基于二代测序（NGS）技术。通过对肿瘤组织或血液样本进行测序，分析肿瘤基因组中非同义突变数量。组织检测是金标准，可获取肿瘤细胞丰富遗传信息，但为侵入性操作，且部分患者无法获取足够组织样本。液体活检检测外周血循环肿瘤 DNA（ctDNA），具有无创、可动态监测优点，但 ctDNA 含量低，检测技术要求高，可能出现假阴性。目前 TMB 检测尚无统一标准，不同检测平台、测序深度及分析算法会导致结果差异，限制 TMB 在临床广泛应用。部分研究表明，TMB 与 GI-NEN 分级、分期可能存在关联。高级别（G3）GI-NET 的 TMB 水平可能高于低级别（G1、G2）肿瘤。分期较晚的 GI-NEN 也可能具有较高 TMB，但结果存在争议，不同研究因样本量、检测方法差异得出不同结论。此外，TMB 与 GI-NEN 功能性之间关系尚不明确，需更多研究探索。多项研究探讨 TMB 在 GI-NEN 预后评估中的作用。一些回顾性研究发现，高 TMB 的 GI-NEN 患者总生存期（OS）和无进展生存期（PFS）较短，提示高 TMB 可能是不良预后因素。高 TMB 反映肿瘤基因组不稳定性高，肿瘤细胞更具侵袭性和转移潜能。然而，也有研究未发现 TMB 与 GI-NEN 预后显著相关性，可能因样本选择偏倚、检测方法差异及 GI-NEN 异质性导致。免疫治疗在 p-NEN 中探索逐渐增多，TMB 作为免疫治疗潜在预测标志物备受关注。理论上，高 TMB 肿瘤细胞产生更多新抗原，更易激活机体免疫系统，对免疫治疗反应更好。在黑色素瘤、肺癌等肿瘤中已证实高 TMB 与免疫检查点抑制剂疗效相关。但在 GI-NEN 中，免疫治疗相关研究尚处于早期阶段，TMB 能否预测免疫治疗疗效有待更多临床试验验证。目前研究显示，部分高 TMB 的 GI-NEN 患者对免疫治疗有一定反应，但整体有效率仍需提高。目前所面临的挑战包括：①检测标准化，建立统一 TMB 检测标准，包括样本采集、处理、测序平台及数据分析方法，确保不同实验室检测结果一致性和可比性，是 TMB 在临床应用面临的首要问题。②样本异质性，GI-NEN 具有高度异质性，不同部位肿瘤细胞突变情况可能不同。单一组织样本检测 TMB 可能无法准确反映肿瘤全貌，液体活检虽可一定程度解决此问题，但检测准确性仍需提升。③多因素影响，p-NEN 后受多种因素综合影响，TMB 只是其中之一。如何将 TMB 与传统临床病理因素结合，构建更精准预后模型，是临床应用面临的挑战。未来仍需要积极联合生物标志物，探索 TMB 与其他生物标志物（如微卫星不稳定性、PD-L1 表达等）联合应用，提高预后预测和治疗疗效预测准确性。多种生物标志物互补，可能更全面反映肿瘤免疫微环境和生物学行为。开展大规模前瞻性临床试验，进一步验证 TMB 在 p-NEN 预后评估和治疗指导中的价值。明确 TMB 在不同亚组 p-NEN 患者中的作用，为个性化治疗提供更可靠依据。研发更精准、便捷 TMB 检测技术，如优化液体活检技术，提高 ctDNA 检测灵敏度和特异度；开发新检测平台，降低检测成本和时间，推动 TMB 在临床广泛应用。肿瘤突变负荷（TMB）作为潜在生物标志物，在胃肠道神经内分泌肿瘤预后评估中具有一定研究价值。尽管目前研究结果存在争议，且面临诸多挑战，但随着检测技术标准化、多生物标志物联合应用及前瞻性研究开展，TMB 有望在胃肠道神经内分泌肿瘤的精准诊疗中发挥重要作用，为改善患者预后提供新途径。

　　胃肠道神经内分泌肿瘤必须与腺癌清楚地分开。目前，我们知道胃和直肠神经的诊断和治疗不同于相应的腺癌。除不同的成像方法外，不同解剖部位的分子图谱暗示了不同的基因组学、蛋白质组学和代谢组学，而这些基因组学、蛋白质组学和代谢组学反过来又必须整合到当前最先进的病理工作中。这一病理研究还可能包括未来的免疫组织化学标志物如胰岛素瘤相关蛋白 1（INSM1）、可溶性 *N*-乙基马来酰亚胺敏感融合蛋白附着蛋白受体（SNARE）、细胞色素 b-561 和 NEN 细胞分泌机制的其他分子成员。未来的治疗选择可能利用分子靶点，如 G 蛋白偶联受体，包括多巴胺受体、GIP 受体和生长抑素受体，以及通过激动剂或拮抗剂配体可以到达的各种通道蛋白。基于目前 PRRT 的成功，联合化疗、放射增敏剂甚至免疫疗法也可能开辟新的治疗选择。最值得关注和努力的领域是那些在所有给定的组学水平上将管理和治疗与概况分析联系起来的领域。这种方法只能通过广泛应用高通量技术来实现，这些技术简单，可以在床边使用。对于临床医师来说，目前特别重要的是需要一种满足每位患者的分子规格和分子特征的方法。

　　到目前为止，在更大的散发性神经病患者群体中对 NEN 的遗传易感性知之甚少。同样，需要更多的研究来了解长期存活的侵袭性神经内分泌肿瘤（3 级 NEN 和 NEC）患者背景下的保护分子机制。目前，手术仍然是治愈胃肠道神经内分泌的唯一方法，常可获得满意的治疗效果。针对疾病进展、无手术指征患者，全身药物治疗与局部介入治疗能够发挥重要的作用。鉴于胃肠道神经病变的临床病程多变且往往持续时间较长，临床医师在作出任何治疗决定之前，需要与神经营养专家组成的 MDT 小组讨论所有的治疗方案，以便为每位患者提供最佳的治疗方案。单一学科治疗难以满足患者复杂的诊疗需求，MDT 模式应运而生，为 GI-NEN 的精准治疗提供保障。MDT 团队通常由胃肠外科、肿瘤科、消化内科、影像科、病理科、放疗科等多学科专家组成。工作模式为定期举行病例讨论会，各学科专家基于患者的临床症状、影像学检查、病理结果等资料，共同制订治疗策略。通过多学科的交流与协作，避免单一学科的局限性，确保治疗方案的科学性和合理性。病理科医师是诊断 GI-NEN 的关键。然而，准确的病理诊断需结合临床和影像学信息。在 MDT 模式下，病理科医师与临床医师沟通，了解患者症状、体征及肿瘤部位等信息，有助于准确判断肿瘤类型、分级和分期。例如，对于形态学不典型的神经内分泌肿瘤，临床信息可提示病理医师关注特殊的免疫组化指标，避免误诊。影像科医师通过超声、CT、MRI、生长抑素受体显像（SRS）等检查，为肿瘤定位、评估大小及转移情况提供重要依据。在 MDT 讨论中，影像科医师与临床医师共同解读影像结果，可提高诊断准确性。如在判断肝脏转移灶时，影像科医师结合临床病史及其他检查，能更准确区分转移瘤与其他肝脏病变。MDT 团队可优化诊断流程，缩短患者确诊时间。通过多学科协作，合理安排各项检查顺序，避免不必要的重复检查。例如，对于疑似 GI-NEN 患者，MDT 团队可根据初步症状和体征，先安排针对性的血清学标志物检测及无创影像学检查，如高度怀疑则及时进行内镜检查及病理活检，提高诊断效率。胃肠外科医师在 MDT 中主导手术方案制订，但手术决策需综合多学科意见。对于早期局限性肿瘤，外科医师需结合病理分级判断肿瘤侵袭性，决定是进行局部切除还是根治性手术。如对于低级别且局限于黏膜层的 GI-NEN，内镜下切除可能已足够，而对于高级别或侵犯肌层的肿瘤，可能需开腹或腹腔镜根治术。内科医师可评估患者全身状况及合并症，判断患者能否耐受手术。对于存在严重基础疾病的患者，内科医师先进行预处理，改善患者身体条件，为手术创造时机。此外，若患者存在远处转移，MDT 团队需讨论是否先进行术前新辅助治疗，待肿瘤降期后再行手术。肿瘤科医师根据患者病理特征、基因检测结果及临床分期选择合适的药物治疗方案。在 MDT 讨论中，结合病理科提供的肿瘤分级、增殖指数等信息，确定是选择生长抑素类似物、靶向药物还是化疗药物。例如，对于低级别、生长抑素受体阳性的患者，优先考虑生长抑素类似物；而对于高级别、基因检测揭示特定基因突变的患者，选择相应靶向药物。MDT 团队探讨药物联合治疗的可行性。如化疗与靶向治疗联合、免疫治疗与其他治疗方式联合等。通过多学科分析药物作用机制及不良反应，制订合理联合方案，提高治疗效果同时降低不良反应。放疗科医师参与 MDT，评估放射治疗在 GI-NEN 治疗中的作用。对于无法手术切除的局部晚期肿瘤或寡转移灶，放疗可作为局部控制手段。MDT 团队根据肿瘤部位、周围正常组织耐受情况及患者整体治疗策略，确定放疗的时机、剂量和方式。例如，对于靠近重要器官且手术难以完全切除的肿瘤，可在术前或术后联合放疗，提高局部控制率。介入科医师在 MDT 中对适合介入治疗的患者进行评估。对于肝脏转移瘤，介入治疗如肝动脉栓塞术（TAE）、经导管动脉栓塞化疗（TACE）等可有效控制肿瘤生长。MDT 团队根据患者肝功能、肿瘤负荷及全身状况，决定是否采用介入治疗及介入治疗的时机和频率。MDT 团队中各学科医师共同关注患者治疗过程中的不良反应。内科医师擅长处理药物治疗引起的不良反应，如生长抑素类似物导致的胃肠道反应、化疗药物引起的骨髓抑制等。外科医师则处理手术相关并发症，如术后出血、感染等。放疗科医师应对放疗导致的放射性损伤。通过多学科协作，及时发现并处理不良反应，提高患者治疗耐受性和生活质量。患者治疗后的随访和康复同样重要。MDT 团队制订个性化随访计划，包括定期复查血清学标志物、影像学检查等，及时发现肿瘤复发或转移。同时，各学科医师根据自身专业为患者提供康复指导，如营养科医师为术后患者制订营养方案，促进患者恢复。MDT 模式需要投入更多医疗资源，包括人力、物力和时间成本。在一些医疗资源有限的地区，开展 MDT 存在实际困难。可以利用信息化技术搭建 MDT 线上协作平台，方便各学科医师随时沟通交流患者信息，打破时间和空间限制，提高 MDT 工作效率。加强 MDT 相关人才培养，开展多学科联合培训课程，提高医师跨学科知识和沟通能力，促进 MDT 团队协作。多学科讨论模式在胃肠道神经内分泌肿瘤的治疗中具有不可替代的重要性。从诊断的准确性提升、治疗方案的优化制订到患者治疗过程中的全面管理，MDT 整合了多学科优势，为患者提供了更优质、个体化的医疗服务。尽管面临一些挑战，但通过信息化建设和人才培养等措施，MDT 模式有望在 GI-NEN 治疗中发挥更大作用，进一步改善患者预后。

（王子婕）

参 考 文 献

侯建芳, 任京龙, 张艳晓. 胰腺神经内分泌肿瘤 41 例诊治分析 [J]. 中国现代普通外科进展, 2018, 21(6): 459-462.

Abstracts Presented at the 7th Annual Meeting of the North American NeuroEndocrine Tumor Society, October 10-11, 2014, Nashville, Tennessee[J]. Pancreas, 2015, 2: 347-362.

Arrigoni MG, Woolner LB, Bernatz PE.Atypical carcinoid tumors of the lung[J].J Thorac Cardiovasc Surg, 1972, 64: 413-421.

Avcu S, Özen Ö,Bulut MD, et al.Hepatic metastases of primary jejunal carcinoid tumor: a case report with radiological findings[J]. N Am J Med Sci, 2009, 1(6): 305-308.

Axiotis CA.The neuroendocrine lung.In: Li Volsi V, Asa SL, editors.Endocrine Pathology[J]. New

York: Churchill Livingstone, 2002: 261-296.

Berber E, Flesher N, Siperstein AE.Laparoscopic radiofrequency ablation of neuroendocrine liver metastases[J]. World J Surg, 2002, 26: 985-990.

Biesma B,Willemse PH, Mulder NH, et al.Recombinant interferon alpha-2b in patients with metastatic apudomas: effect on tumours and tumour markers[J]. Br J Cancer, 1992, 66: 850-855.

Boy C,Heusner TA, Poeppel TD,et al.68Ga-DOTATOC PET/CT and somatostatin receptor (sst1-sst5) expression in normal human tissue: correlation of sst2 mRNA and SUVmax[J]. Eur J Nucl Med Mol Imaging, 2011, 38(7):1224-1236 .

Boyce M , Thomsen L.Gastric neuroendocrine tumors: prevalence in Europe, USA, and Japan, and rationale for treatment with a gastrin/CCK2 receptor antagonist[J]. Scand J Gastroenterol, 2015, 50(5): 550-559.

Carbone DP, Reck M, Paz-Ares L, et al.First-line nivolumab in stage Ⅳ or recurrent non small-cell lung cancer[J]. N Engl J Med, 2017, 376(25): 2415-2426.

Chan TA,Yarchoan M, Jaffee E, et al.Development of tumor mutation burden as an immunotherapy biomarker: utility for the oncology clinic[J]. Ann Oncol, 2019, 30(1): 44-56.

Chang S,Choi D, Lee SJ,et al.Neuroendocrine neoplasms of the gastrointestinal tract: classification, pathologic basis, and imaging features[J]. Radiographics, 2007, 27(6): 1667-1679.

Ciardiello F,Arnold D,Casali PG,et al.Delivering precision medicine in oncology today and in future-the promise and challenges of personalised cancer medicine: a position paper by the European Society for Medical Oncology(ESMO)[J].Ann Oncol, 2014, 25(9):1673-1678.

Creutzfeldt W.Carcinoid tumors: development of our knowledge[J]. World J Surg, 1996, 20(2): 126-131.

Eric R,Laetitia D, Jean-Luc R, et al.Sunitinib malate for the treatment of pancreatic neuroendocrine tumors [J]. N Engl J Med, 2011, 364(6):501-513.

Fink G, Krelbaum T, Yellin A, et al.Pulmonary carcinoid: presentation, diagnosis, and outcome in 142 cases in Israel and review of 640 cases from the literature[J]. Chest, 2001, 119(6): 1647-1651.

Hugo W, Zaretsky JM, Sun L, et al.Genomic and transcriptomic fea-tures of response to anti-PD-1 therapy in metastatic melanoma[J]. Cell, 2016, 165(1): 35-44.

James CY,Manisha HS,Tetsuhide I, et al. Everolimus for advanced pancreatic neuroendocrine tumors[J]. N Engl J Med, 2011, 364(6):514-523.

Janson ET, Ronnblom L,Ahlstrom H, et al.Treatment with alphainterferon versus alpha-interferon in combination with streptozocin and doxorubicin in patients with malignant carcinoid tumors: a randomized trial[J]. Ann Oncol, 1992, 3: 635-638.

Kloppel G.Classification and pathology of gastroenter opancreatic neuroendocrine neoplasms[J]. Endocr Relat Cancer , 2011, 18(Suppl 1): S1-S16.

Kulke MH, Lenz HJ, Meropol NJ, et al.Activity of sunitinib in patients with advanced neuroendocrine tumors[J]. Official Journal of the American Society of Clinical Oncology, 2008,

26(20):3403-3410.

Kulke MH, Shah MH, Benson AB, et al. Neuroendocrine tumors, version 1.2015[J]. J Natl Compr CancNETw, 2015, 13(1): 78-108.

McEntee GP,Nagorney DM, Kvols LK, et al.Cytoreductive hepatic surgery for neuroendocrine tumors[J]. Surgery, 1990, 108: 1091-1096.

Modlin IM, Latich I, Kidd M, et al. Therapeutic options for gastrointestinal carcinoids[J]. Clin Gastroenterol Hepatol, 2006, 4: 526-547.

Moertel CG.Treatment of the carcinoid tumor and the malignant carcinoid syndrome[J]. J Clin Oncol, 1983, 1: 727-740.

Mukherji R, Debnath D, Hartley ML, et al.The Role of Immunotherapy in Pancreatic Cancer [J]. Curr Oncol,2022, 29(10):6864-6892.

Pusceddu S, Catena L,Valente M,et al.Long-term follow up of patients affected by pulmonary carcinoid at the Istituto Nazionale Tumori of Milan: a retrospective analysis[J]. J Thorac Dis, 2010, 2(1): 16-20.

Rindi G, Bordi C, Rappel S, et al.Gastric carcinoids and neuroendocrine carcinomas: pathogenesis, pathology, and behavior[J].World J Surg, 1996, 20(2): 168-172.

Sackstein PE, O'Neil DS, Neugut AI, et al. Epidemiologic trends in neuroendocrine tumors: An examination of incidence rates and sur-vival of specific patient subgroups over the past 20 years[J]. Semin Oncol, 2018, 45(4): 249-258.

Sorbye H, Strosberg J, Baudin E, et al. Gastroenteropancreatic high-grade neuroendocrine carcinoma[J]. Cancer, 2014, 120(18): 2814-2823.

Steinmuller T, Kianmanesh R, Falconi M, et al.Consensus guidelines for the management of patients with liver metastases from digestive(neuro)endocrine tumors: foregut, midgut, hindgut, and unknown primary[J]. Neuroendocrinology, 2008, 87: 47-62.

Templeton AJ, McNamara MG, Šeruga B, et al.Prognostic role of neutrophil-tolymphocyte ratio in solid tumors: a systematic review and meta-analysis[J]. J Natl Cancer Inst, 2014, 106(6):dju124.

Travis WD.The concept of pulmonary neuroendocrine tumours.In: Travis WD, Brambilla E,Muller-Hermelink HK, Harris CC, editors.Pathology and Genetics of Tumours of the Lung, Pleura, Thymus and Heart[M]. Lyon, France: IARC Press, 2004.

Vinik A , Chaya C.Clinical presentation and diagnosis of neuroendocrine tumors[J]. Hematol Oncol Clin North Am, 2016, 30(1): 21-48.

Wang H; Unternaehrer JJ. Epithelial-mesenchymal Transition and Cancer Stem Cells: At the Crossroads of Differentiation and Dedifferentiation[J]. Dev Dyn, 2019, 248(1):10-20.

Zhang CJ,Li ZT,Qi F,et al.Exploration of the relationships between tumor mutation burden with immune infiltrates in clear cell renal cell carcinoma[J]. Ann Transl Med, 2019, 7(22): 648.